「十三五」国家重点图书出版规划项目

中医古籍名家点评丛书

总主编◎吴少祯

注解伤寒论

金·成无己◎撰

于俊生◎点评

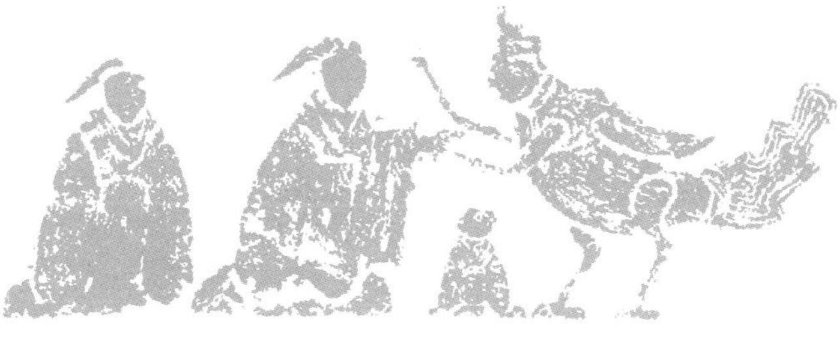

中国健康传媒集团

中国医药科技出版社

图书在版编目（CIP）数据

注解伤寒论/（金）成无己撰；于俊生点评．—北京：中国医药科技出版社，2018.12

（中医古籍名家点评丛书）

ISBN 978-7-5214-0542-2

Ⅰ.①注… Ⅱ.①成… ②于… Ⅲ.①《伤寒论》-注释 Ⅳ.①R222.22

中国版本图书馆 CIP 数据核字（2018）第 246907 号

美术编辑 陈君杞

版式设计 南博文化

出版 **中国健康传媒集团**｜中国医药科技出版社

地址 北京市海淀区文慧园北路甲 22 号

邮编 100082

电话 发行：010-62227427 邮购：010-62236938

网址 www.cmstp.com

规格 710×1000mm $^{1}/_{16}$

印张 20

字数 239 千字

版次 2018 年 12 月第 1 版

印次 2018 年 12 月第 1 次印刷

印刷 三河市航远印刷有限公司

经销 全国各地新华书店

书号 ISBN 978-7-5214-0542-2

定价 49.00 元

《中医古籍名家点评丛书》
编委会

出版者的话

中医药是中国优秀传统文化的重要组成部分之一。中医药古籍中蕴藏着历代名家的思维智慧与实践经验。温故而知新，熟读精研中医古籍是当代中医继承、创新的基石。新中国成立以来，中医界对古籍整理工作十分重视，因此在经典、重点中医古籍的校勘注释，常用、实用中医古籍的遴选、整理等方面，成果斐然。这些工作对帮助读者精选版本，校准文字，读懂原文方面发挥了良好的作用。

习总书记指示，要“切实把中医药这一祖先留给我们的宝贵财富继承好、发展好、利用好”，从而对弘扬中医药学、更进一步继承利用好中医药古籍提出了更高的要求。为此我们策划组织了《中医古籍名家点评丛书》，试图在前人整理工作的基础上，通过名家点评的方式，更进一步凸显中医古代要籍的学术精华，为现代中医药的发展提供借鉴。

本丛书遴选历代名医名著百余种，分批出版。所收医药书多为传世、实用，且在校勘整理方面已比较成熟的中医古籍。其中包括常用经典著作、历代各科名著，以及古今临证、案头常备的中医读物。本丛书致力于将现有相关的最新研究成果集于一体，使之具备版本精良、校勘细致、内容实用、点评精深的特点。

参与点评的学者，多为对所点评古籍研究有素的专家。他们学验俱丰，或精于临床，或文献功底深厚，均熟谙该古籍所涉学术领域的整体状况，又对其书内容精要揣摩日久，多有心得。本丛书的“点评”，并非单一的内容提要、词语注释、串讲阐发，而是抓住书中的主旨精论、蕴含深义、疑惑谬误之处，予以点拨评议，或考证比堪，溯源寻流。由于点评学者各有专擅，因此点评的形式风格也或有不同。但其共同之点是有益于读者掌握、鉴识所论医籍或名家的学术精华，领会临床运用关键点，解疑破惑，举一反三，启迪后人，不断创新。

我们对中医药古籍点评工作还在不断探索之中，本丛书可能会有诸多不足之处，亟盼中医各科专家及广大读者给予批评指正。

中国医药科技出版社

2017年8月

余序

作为毕生研读整理、编纂古今中医临床文献的一员，前不久，我有幸看到张同君编审和全国诸多相关教授专家们合作编撰《中医古籍名家点评丛书》的部分样稿。感到他们在总体设计、精选医籍、订正校注，特别是名家点评等方面卓有建树，并能将这些名著和近现代相关研究成果予以提示说明，使古籍的整理探索深研，呈现了崭新的面貌。我认为特别能让读者在系统、全面传承中，有利于加强对丛书所选名著学验主旨的认识。

在我国优秀、靓丽的文化中，岐黄医学的软实力十分强劲。特别是名著中的学术经验，是体现“医道”最关键的文字表述。

《礼记·中庸》说："道也者，不可须臾离也。"清代徽州名儒程瑶田说："文存则道存，道存则教存。"这部丛书在很大程度上，使医道和医教获得较为集中的“文存”。丛书的多位编集者在精选名著的基础上，着重“点评”，让读者认识到中医药学是我国优秀传统文化中的瑰宝，有利于读者在系统、全面的传承中，予以创新、发展。

清代名医程芝田在《医约》中曾说："百艺之中，惟医最难。"特别是在一万多种古籍中选取精品，有一定难度。但清代造诣精深的名医尤在泾在《医学读书记》中告诫读者说："盖未有不师古而有济于今者，亦未有言之无文而能行之远者。”这套丛书的“师古济今”十分昭著。中国医药科技出版社重视此编的刊行，使读者如获宝璐，今将上述感言以为序。

中国中医科学院

余瀛鳌

2017年8月

目录 | Contents

已上十卷，内计方一百一十三道。

此经方剂，并按古法，锱铢分两，与今不同。谓如㕮咀者，即今之剉如麻豆大是也；云一升者，即今之大白盏也；云铢者，六铢为一分，即二钱半也，二十四铢为一两也；云三两者，即今之一两；二两即今之六钱半也。料例大者，只合三分之一足矣。

全书点评

《注解伤寒论》为我国金代医学家成无己所著，约成书于1144年。成无己在医学方面的主要贡献是对张仲景《伤寒论》进行注释和发挥，著成《注解伤寒论》10卷、《伤寒明理论》4卷（《明理论》3卷，《药方论》1卷）。为全面注解《伤寒论》的第一家，也是伤寒学派的代表人物。诚如汪琥所说："成无己注解《伤寒论》，犹王太仆之注《内经》。"成氏其学术思想对后世产生了深远的影响。

一、成书背景

张仲景《伤寒论》为医门之规绳，治病之宗本，方书之祖，临床圭臬。成书之后，历经魏、晋、唐、宋，研究伤寒病者有数十家，各有著述。其中魏、晋两朝太医令王叔和整理编次《伤寒论》10卷；后经宋代校正医书局林亿等对《伤寒论》的校定与刊行，在宋代当朝就培养了一大批名医，出现了一大批研究《伤寒论》的著作，如韩祗和撰《伤寒微旨论》、庞安时著《伤寒总病论》、朱肱撰《类证活人书》等。在此阶段，由于受宋代经学学风的重大影响，伤寒研究明显表现出宋学经典辨疑思潮的学术特点。以韩祗和的《伤寒微旨论》为发端，大多数《伤寒论》研究著作脱离《伤寒论》篇章结构和原文，采用"以己意解经""议论解经"的方法，发挥仲景未尽之意，补未备之方。但至此尚无人对《伤寒论》进行全面注释，不能不为一大缺憾。正如严器之在《伤寒明理论》序中所言“虽皆互有阐明之义，然而未能尽张长沙之深意。”成无己“家世儒医，性识明敏，议论该博”（《医林列传》），对经典医籍研究颇深，精通伤寒学，钻研数十年，于1142年著成《伤寒明理论》《药方论》，其后又于金皇统四年（1144）著成《注解伤寒论》。《伤寒明理论》《药方论》《注解伤寒论》三种伤寒书，有注解，有论证，有论方，鼎足而立，相得益彰，浑然一体，构成成氏伤寒医书三种，是我国现存最早的《伤寒论》全注本，自问世以来，一直为医学界所推崇。

二、主要学术思想

1. “以经释论”，阐发仲景伤寒之学。

仲景学术思想渊源于《内经》《难经》等书，正如《伤寒论》自序中说：“撰用《素问》《九卷》《八十一难》”等。成氏以《内经》《难经》等理论为指导思想，注解《伤寒论》中的条文方证，以探本求源之法，穷伤寒之理，以经注论之同时，也是以论证经。因此后世医家对此有“以经释论、以论证经”之评说。

“以经释论”，即引用《内经》《难经》等书来释《伤寒论》。如《伤寒论·平脉法》：“问曰：人病恐怖者，其脉何状？师曰：脉形如循丝，累累然，其面白脱色也。”对这段原文的注解，成氏云：“《内经》曰：血气者，人之神。恐怖者，血气不足，而神气弱也，脉形似循丝，累累然，面白脱色者。《针经》曰：血夺者，色夭然不泽。其脉空虚，是知恐怖，为血气不足。”除《内经》《难经》外，其书还大量引用了宋以前其他文献，如少阳病提纲“少阳之为病，口苦，咽干，目眩也”，成氏注释时先引《内经》文：“《内经》曰：有病口苦者，名曰胆瘅”，又引《针灸甲乙经》文：“胆者中精之府，五脏取决于胆，咽为之使。”

对于方药，成氏大都根据《内经》四气五味理论作指导，进行分析、阐释。如在注解大黄黄连泻心汤时云："《内经》曰：火热受邪，心病生焉。苦入心，寒除热。大黄、黄连之苦寒，以导泻心下之虚热。治以麻沸汤渍服者，取其气薄而泄虚热。"又如注解小建中汤云："建中者，建脾也。《内经》曰：脾欲缓，急食甘以缓之。胶饴、大枣、甘草之甘以缓中也。辛润散也，荣卫不足，润而散之，桂枝、生姜之辛，以行荣卫。酸收也、泄也，正气虚弱，收而行之，芍药之酸，以收正气。"可见，成氏注解《伤寒论》可谓"皆引《内经》，旁牵众说，方法之辨，莫不允当，实前贤所未言，后学所未识，是得仲景之深意者也"（严器之《注解伤寒论》序）。

2. 总结六经辨证论治思想体系，揭示和丰富了《伤寒论》的辨证方法。

《伤寒论》奠定了中医辨证学的基础，创立了六经辨证论治的理论体系。成氏在《注解伤寒论》阐释病机、分析病证时，不仅运用六经辨证理论，而且十分注意分辨病情的阴阳寒热、虚实表里，进一步揭示和丰富了《伤寒论》的辨证方法。如对《伤寒论》29条注曰："脉浮，自汗出，小便数而恶寒者，阳气不足也。心烦，脚挛急者，阴气不足也。阴阳血气俱虚，则不可发汗……"此为辨证之阴阳虚实。如对306条桃花汤，注曰："阳明病下利便脓血者，协热也；少阴病下利便脓血者，下焦不约而里寒也。"于此，便脓血之阴阳寒热虚实所属清晰明辨。若结合成氏在《伤寒明理论》对五十症的总结和析理，其六经辨证与八纲辨证有机结合的辨证论治思想更加显现。如"烦躁"症，谓烦躁之由，"有邪气在表而烦躁者，有邪气在里而烦躁者，有因火劫而烦躁者，有阳虚而烦躁者，有阴盛而烦躁者，皆不同也"，并一一举例分析，提纲挈领，重点突出。大青龙汤证之烦躁，是邪气在表，阳郁为热所致；阳明热实，不大便，绕脐痛，烦躁，是邪气在里，热结腑实所致；太阳病，火劫令大汗出，火热入胃，烦躁者，是火劫迫津阳盛所发；干姜附子汤、茯苓四逆汤证之烦躁，是阳虚而致；吴茱萸汤证之烦躁欲死，是阴盛所发等等。诸此，可以看作是成氏对《伤寒论》辨证论治方法中“八纲辨证”的精准提炼和发挥。

3. 遵古而不泥古，提出个人创见，丰富和发展了仲景学说的内容。

如“半表半里”概念首先由成无己所提出。对《伤寒论》96条注释为：“病有在表者，有在里者，有在表里之间者。此邪气在表里之间，谓之半表半里证。”“小柴胡汤，以解半表半里之邪。”在之后的诸多条文中，成氏也多用半表半里以概括少阳病位，这为后世少阳病位为半表半里学说的形成和发展奠定了基础。如清·程钟龄在《医学心悟》言：“伤寒在表者可汗，在里者可下，其在半表半里者唯有和之一法焉，仲景用小柴胡汤加减是已。”明清温病学家更是由此开创了足少阳胆、手少阳三焦、膜原等一系列以半表半里学说为根基的系统学说。再如对经病、腑病以及“风伤卫，寒伤营”等的论述，颇具创见。他的这些论点引起了后世许多研究伤寒的学者关注。

三、学习要点

1. 掌握本书的学术特点

成氏《注解伤寒论》一书开注释、阐发《伤寒论》之先河。该书忠实原著，依文注释，这既保持了《伤寒论》的原貌，又对条文做到了深入清晰的诠解。“以经释论、以论证经”是《注解伤寒论》最主要的学术特点。成氏引用的经典著作，除了《内经》《难经》外，还包括《金匮要略》《脉经》《针灸甲乙经》《诸病源候论》《备急千金要方》《千金翼方》《外台秘要》《圣济总录》等，运用这些经典著作来解释《伤寒论》之方证，最容易接近仲景本意。而把《伤寒论》与《内经》《难经》等理论结合起来理解，进一步融会贯通，收益会更大。

2. 注意全书的结构特点

《注解伤寒论》是以宋·林亿等校订本《伤寒论》为蓝本，从

“辨脉法”起至“辨发汗吐下后脉证并治法”止，共十卷，二十二篇，成氏将其全面注解，无一缺遗。后世医家对此做出高度评价，如王肯堂云：“解释仲景书者，惟成无己最为详明”。需要指出的是，首卷内容，包括论脉的“南政”“北政”和运气“加临”“转移”图解等。不少医家认为这一部分内容与全书内容不相关联，非成无己所作，系后人羼入《注解伤寒论》之中。此说可供参考。

3. 了解本书的写作特点

本书在写作上重视注音释义训伤寒。于每卷之后均设“释音”，为在此卷中出现的生僻字注音，有时于注音后进行释意。文中释义也比比皆是，如《伤寒论·平脉法第二》：“荣卫流行，不失衡铨。”成氏解释说：“衡铨者，称也，可以称量轻重。《内经》曰：春应中规，夏应中矩，秋应中衡，冬应中权。荣行脉中，卫行脉外，荣卫与脉相随，上下应四时，不失其常度。”这些释义对研习《伤寒论》，准确领会和把握原文的旨意显得十分必要。

成无己对《伤寒论》的全面注解，除了《注解伤寒论》外，还有《伤寒明理论》3卷，《药方论》1卷。三种伤寒书，有注解，有论证，有论方，鼎足而立，相得益彰，浑然一体，构成成氏伤寒医书三种。所以，在学习《注解伤寒论》时，应结合《伤寒明理论》互相参读，有助于领会和把握其真谛。

4. 了解本书的版本

现在比较通行的《注解伤寒论》版本主要是明·汪济川刻本（简称“汪本”）和赵开美《仲景全书》刻本（简称“赵本”）。汪本成书比赵本早54年。本书点评以汪本为蓝本。在点评中，汪本书中内容有误者，在注释时多参考赵本。此外，在《注解伤寒论》汪本正文前有“治平二年二月四日高保衡……”等二十人的官职及署名，因与学术无关，且记载琐细，在本书整理时一并略去。

在学习过程中，对书中某些论述需要进行具体的分析和独立思考。由于受历史条件限制，有些解释存在着一定的片面和欠妥之处，需要正确判断。明·张遂辰在《张卿子伤寒论·凡例》指出："成氏引经析义，尤称详洽，虽抵牾附会间或时有，然注家莫能胜之。初学不能舍此索途也。"诚如斯言。

于俊生

2018 年 5 月

新刻伤寒论序

《伤寒论》为文简严而寓意渊奥，虽为六经，法有详略，详者义例甄明，非长余也；略者指趣该洽，非缺落也。散之若截然殊科，融之则约于一贯。顾读而用之者何如耳？儒者既不暇读，医流又鲜能读，是以微辞要义，秘而不宣。至谓此非全书，直欲分门平叙，续臆说以为奇，杂群方而云备，使矿镠①合冶，貂犬同裘。如《活人》《杀车》等书，皆仲景之螟螣②也。余观成氏注，盖能独究遗经，与之终始，多所发明，间虽依文顺释，如传大将之令于三军，不敢妄为增易，听者惟谨行自得之，其有功于是书不浅也。顾世未有遗其声而徒逐其响者。于是论注同淹，惜哉！夫医流相沿如是，则无望其出神奇，以上契千载之妙用，不幸有得是疾而能逃医僇于喉吻者，其几人哉？余里人汪君处敬③，为是愍恻，务购善本，反复校雠，惧其传之不远也，则遂锓刻以为公。噫！医之《素问》《灵枢》，视儒之六经，若《伤寒论》，可视《语》《孟》，六经《语》《孟》之书具存，非读之不能晓析，而司活民之寄者。顾有舍之而忍其沟壑之盈？至如此书，世既罕见，卒读而通之不易，矧非有活人之寄，而务好之以杜夫医僇之冤。斯二者用心之为异，岂不远哉？余故窃有感焉，而为之序。

嘉靖二十四年岁在乙巳夏六月望歙岩镇吕滨郑佐书

---

① 镠(liú 流)：纯美的黄金。比喻指《伤寒论》。

② 螟螣(tè 特)：此指蛀虫。

③ 处敬：指汪济川，字为“处敬”。

刻伤寒论序

新安篁南江瓘撰

序曰：医自轩岐之学不传，惟《素》《难》二书，犹多舛缺。遗文奥旨，代寡玄参。末学昧于原本，任疑用独，而经乃樊乱，逮后汉张长沙氏始因《素问·热论》广伊尹《汤液》，肆为论说，发其疑义，而经复一明。既而撰次于王叔和，注释于成无已，厥后庞、朱、韩、许之流因亦互有开发，提纲揭要，无越乎吐、汗、下、温四法而已。盖一证一方，万选万中。回生起死，千载合符。陶隐居称为群方之祖，孙真人叹其特有神功，岂无征哉？然方土异宜，古今殊运，阴阳虚实之交错，其候至微。发汗、吐、下之相反，其祸至速，无以庸工固滞，迷误弗省。致微疴成膏肓之变，沉痼绝苏起之望，有由然矣。大都此书条贯虽明，词旨雅奥，时俗难入，具眼几何？故医门罕读，鬻[①]者莫售，矧张经王传，又往往反覆后先，鲁鱼相杂，版本漫缺，好古者致憾干[②]斯，嗟乎！《脉诀》出而《脉经》隐，《百问》行而《伤寒论》乖。譬之俗儒，专诵时文而昧经传，其失均也。汪子希说氏，以愽[③]雅名家，慨俗学之昏迷，愍烝民之夭札，出其家藏善本，视汪处

① 鬻（yù 玉）：卖。

② 干：疑当作"于"。

③ 愽：疑当作"博"。"愽"是"博"的异体字。

敬氏，三复雠校，乃命入梓，而问序于余。余故以多病好医而未能也，然耽味仲景之论有年矣。辄援古炤[①]今。溯其流委于卷后，且以嘉二子之有功于长沙也。学者诚能潜精斯籍，讨其旨归，斯可以凌驾前贤，仁寿当代矣。

嘉靖乙巳之吉

① 炤(zhāo 招)：古同“昭”。明显，彰显之意。

注解伤寒论序

夫前圣有作，后必有继而述之者，则其教乃得著于世矣。医之道源自炎黄，以至神之妙，始兴经方；继而伊尹以元圣之才，撰成汤液，俾黎庶之疾疢，咸遂蠲除，使万代之生灵，普蒙拯济；后汉张仲景，又广《汤液》为《伤寒卒病论》十数卷，然后医方大备，兹先圣后圣，若合符节。至晋太医令王叔和，以仲景之书，撰次成叙，得以完秩。昔人以仲景方一部为众方之祖，盖能继述先圣之所作，迄今千有余年，不坠于地者，又得王氏阐明之力也。《伤寒论》十卷，其言精而奥，其法简而详，非寡闻浅见所能赜[①]究。后虽有学者，又各自名家，未见发明。仆忝[②]医业，自幼徂老，耽味仲景之书五十余年矣，虽粗得其门而近升乎堂，然未入于室，常为之慊然。昨者，解后[③]聊摄成公，议论赅博，术业精通，而有家学，注成《伤寒》十卷，出以示仆，其三百九十七法之内，分析异同，彰明隐奥，调陈脉理，区别阴阳，使表里以昭然，俾汗下而灼见；百一十二方之后，通明名号之由，彰显药性之主，十剂轻重之攸分，七精[④]制用之斯见，别气味之所宜，明补泻之所适，又皆引《内经》，旁牵众说，方法之辨，莫不允当，实前贤所未言，后学所未识，是得仲景之深意者也。昔所谓

① 赜（zé 择）：深奥。

② 忝（tiǎn 舔）：辱，有愧于。

③ 解后：赵本作“邂逅”。

④ 七精：“精”当作“情”。

慊然者，今悉达其奥矣！亲觌[①]其书，诚难默默，不揆荒芜，聊序其略。

时甲子中秋日洛阳严器之序

【点评】这是严器之为《注解伤寒论》写的序言，序文回顾了仲景著《伤寒杂病论》，叔和撰次的历史，继而对成氏和《注解伤寒论》作了很高的评价。该序既为研究《注解伤寒论》的成书年代，以及成无己的生平提供了依据，又对《注解伤寒论》的主要内容和学术特点作了高度概括，给读者以重点启示。

① 觌（dí 笛）：见，睹。

伤寒论序

夫《伤寒论》，盖祖述大圣人之意，诸家莫其伦拟。故晋·皇甫谧序《甲乙针经》云：伊尹以元圣之才，撰用神农本草，以为《汤液》；汉·张仲景论广汤液，为十数卷，用之多验；近世太医令王叔和，撰次仲景遗论甚精，皆可施用。是仲景本伊尹之法，伊尹本神农之经，得不谓祖述大圣人之意乎。张仲景，汉书无传，见《名医录》云：南阳人，名机，仲景乃其字也。举孝廉，官至长沙太守。始受术于同郡张伯祖，时人言，识用精微过其师。所著论，言其精而奥，其法简而详，非浅闻寡见者所能及。自仲景于今八百余年，惟王叔和能学之，其间如葛洪、陶景、胡洽、徐之才、孙思邈辈，非不才也，但各自名家，而不能修明之。开宝中，节度使高继冲，曾编录进上，其文理舛错，未尝考正；历代虽藏之书府，亦阙于雠校，是使治病之流，举天下无或知者。国家诏儒臣校正医书，臣奇续被其选。以为百病之急，无急于伤寒。今先校定张仲景《伤寒论》十卷，总二十二篇，证外合三百九十七法，除复重，定有一百一十二方。今请颁行。

太子右赞善大夫臣高保衡、尚书屯田员外郎臣孙奇、
尚书司封郎中秘阁校理臣林亿等谨上

论曰：余每览越人入虢之诊，望齐侯之色，未尝不慨然叹其才秀也。怪当今居世之士，曾不留神医药，精究方术，上以疗君亲之疾，下以救贫贱之厄，中以保身长全，以养其生。但竞逐荣势，企踵权豪，孜孜汲汲，惟名利是务，崇饰其末，忽弃其本，华其外，而悴其内，皮之不存，毛将安附焉。卒然遭邪风之气，婴非常之疾，患及祸至，而方震栗，降志屈节，钦望巫祝，告穷归天，束手受败。赍百年之寿命，持至贵之重器，委付凡医，恣其所措。咄嗟呜呼！厥身已毙，神明消灭，变为异物，幽潜重泉，徒为啼泣。痛夫！举世昏迷，莫能觉悟，不惜其命，若是轻生，彼何荣势之云哉？而进不能爱人知人，退不能爱身知己，遇灾值祸，身居厄地，蒙蒙昧昧，蠢若游魂。哀乎！趋世之士，驰竞浮华，不固根本，忘躯徇物，危若冰谷，至于是也。余宗族素多，向余二百，建安纪年以来，犹未十稔，其死亡者，三分有二，伤寒十居其七。感往昔之沦丧，伤横夭之莫救，乃勤求古训，博采众方，撰用《素问》《九卷》《八十一难》《阴阳大论》《胎胪药录》，并平脉辨证，为《伤寒杂病论》合十六卷，虽未能尽愈诸病，庶可以见病知源，若能寻余所集，思过半矣。夫天布五行，以运万类，人禀五常，以有五脏，经络府俞，阴阳会通，玄冥幽微，变化难极，自非才高识妙，岂能探其理致哉！上古有神农、黄帝、岐伯、伯高、雷公、少俞、少师、仲文，中世有长桑、扁鹊，汉有公乘阳庆及仓公，下此以往，未之闻也。观今之医，不念思求经旨，以演其所知，各承家技，终始顺旧。省疾问病，务在口给，相对斯须，便处汤药，按寸不及尺，握手不及足，人迎趺阳，三部不参，动数发息，不满五十，短期未知决诊，九候曾无仿佛，明堂阙庭，尽不见察，所谓窥管而已。夫欲视死别生，实为难矣。孔子云：生而知之者上，学则亚之。多闻博识，知之次也。余宿尚方术，请事斯语。

首　卷

图解运气图

经曰：夫天地之气，胜复之作，不形于证。诊脉法曰：天地之变，无以脉诊，此之谓也。右曰：随其气所在，期于左右。从其气则和，违其气则病，迭移其位者病，失守其位者危，寸尺交反者死，阴阳交者死。经曰：夫阴阳交者，谓岁当阳在左，而反于右；谓岁当阴在右，而反于左，左交者死。若左右独然非交，是谓不应，惟寅申巳亥辰戌丑未，八年有应也。谓寸尺反者死。谓岁当阴在寸，而反见于尺，谓岁当阳在尺，而反见于寸，若寸尺反者死。若寸尺独然非反见，谓不应。唯子午卯酉，四年应之。今依夫《素问》正经，直言图局，又言脉法，先立其年，以知其气。左右应见，然后乃言死生也。凡三阴司天在泉，上下南北二政。或右两手寸尺不相应，皆为脉沉下者，仰手而沉，覆手则沉，为浮细大者也。若不明此法，如过渊海问津，岂不愚乎？区区白首，不能晓明也。况因旬月邪仆，亦留入式之法，加临五运六气，三阴三阳，标本南北之政，司天在泉主病，立成图局，易晓其义，又何不达于圣意哉？

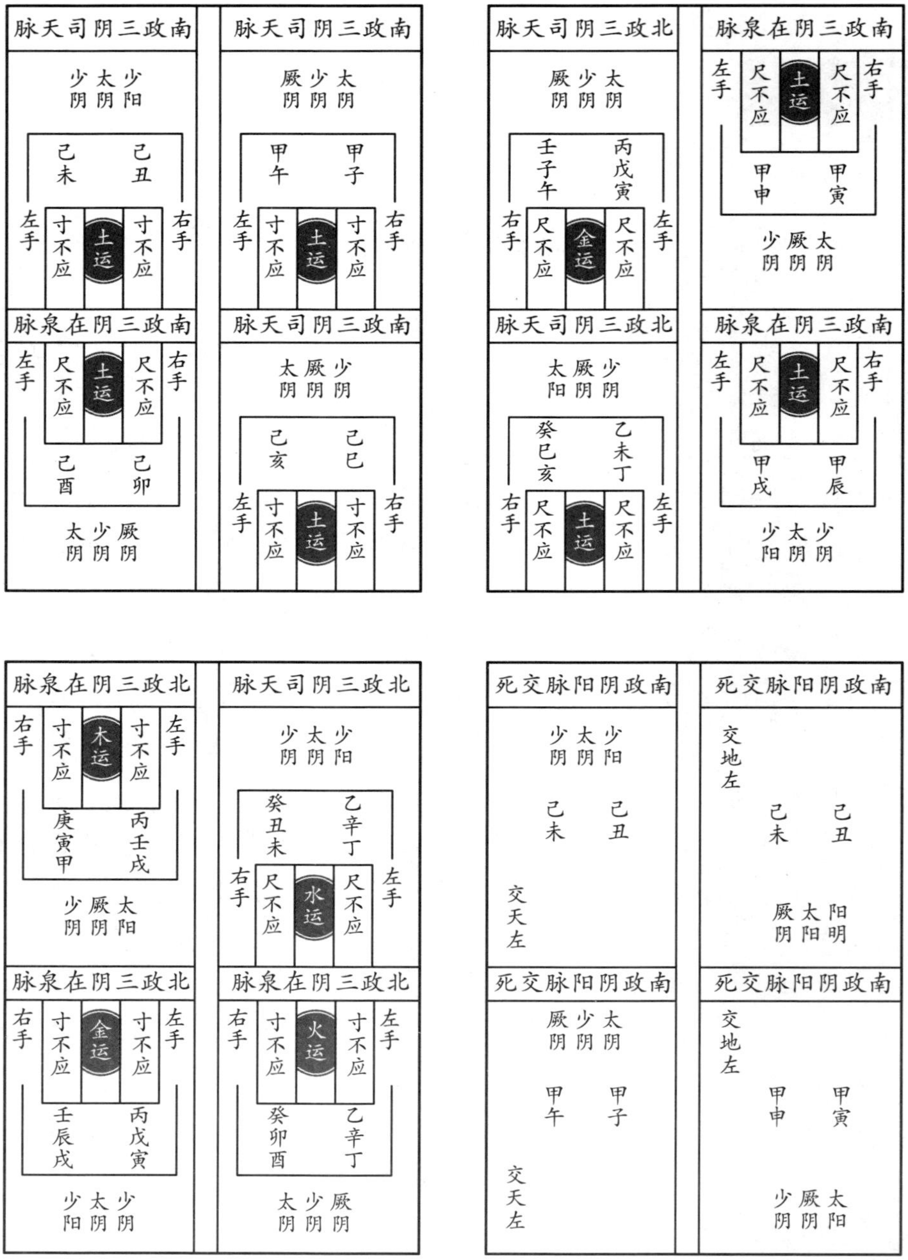
南政三阴司天脉
少阴 太阴 少阳
己未 己丑
左手 寸不应 土运 寸不应 右手
南政三阴司天脉
厥阴 少阴 太阴
甲午 甲子
左手 寸不应 土运 寸不应 右手
北政三阴司天脉
厥阴 少阴 太阴
壬子午 丙戌寅
右手 尺不应 金运 尺不应 左手
南政三阴在泉脉
左手 尺不应 土运 尺不应 右手
甲申 甲寅
少阴 厥阴 太阴
南政三阴在泉脉
左手 尺不应 土运 尺不应 右手
己酉 己卯
太阴 少阴 厥阴
南政三阴司天脉
太阴 厥阴 少阴
己亥 己巳
左手 寸不应 土运 寸不应 右手
北政三阴司天脉
太阳 厥阴 少阴
癸巳亥 乙未丁
右手 尺不应 土运 尺不应 左手
南政三阴在泉脉
左手 尺不应 土运 尺不应 右手
甲戌 甲辰
少阳 太阴 少阴
北政三阴在泉脉
右手 寸不应 木运 寸不应 左手
庚寅甲 丙壬戌
少阴 厥阴 太阳
北政三阴司天脉
少阴 太阴 少阳
癸丑未 乙辛丁
右手 尺不应 水运 尺不应 左手
南政阴阳交脉死
少阴 太阴 少阳
己未 己丑
交天左
南政阴阳交脉死
交地左
己未 己丑
厥阴 太阳 阳明
北政三阴在泉脉
右手 寸不应 金运 寸不应 左手
壬辰戌 丙戌寅
少阳 太阴 少阴
北政三阴在泉脉
右手 寸不应 火运 寸不应 左手
癸卯酉 乙辛丁
太阴 少阴 厥阴
南政阴阳交脉死
厥阴 少阴 太阴
甲午 甲子
交天左
南政阴阳交脉死
交地左
甲申 甲寅
少阴 厥阴 太阳

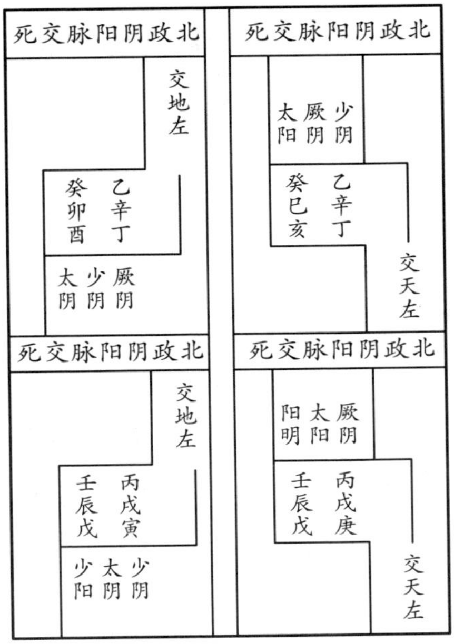

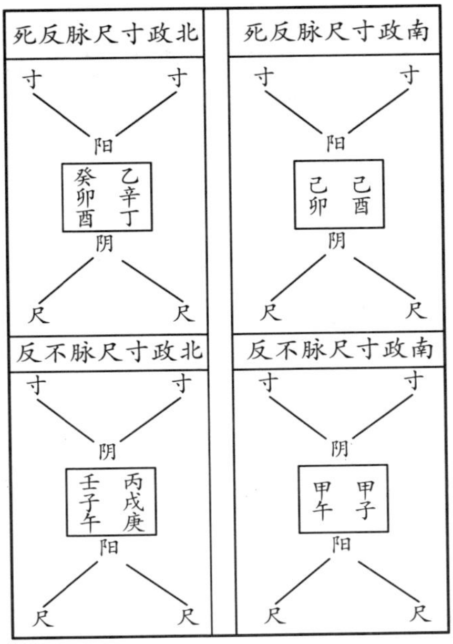

差汗临加气运
图之掌指经手

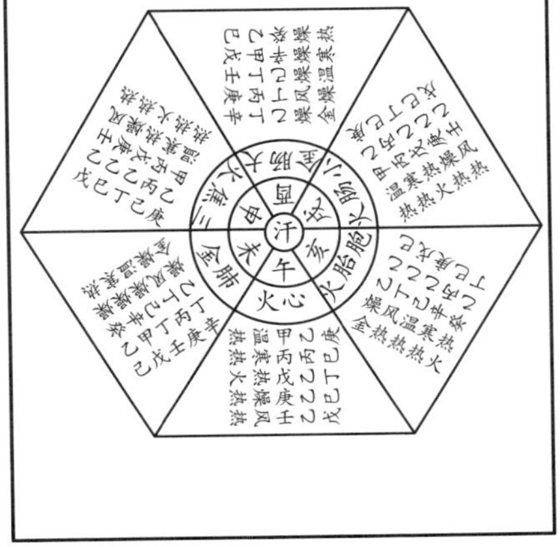

差汗临加气运
图之掌指经足

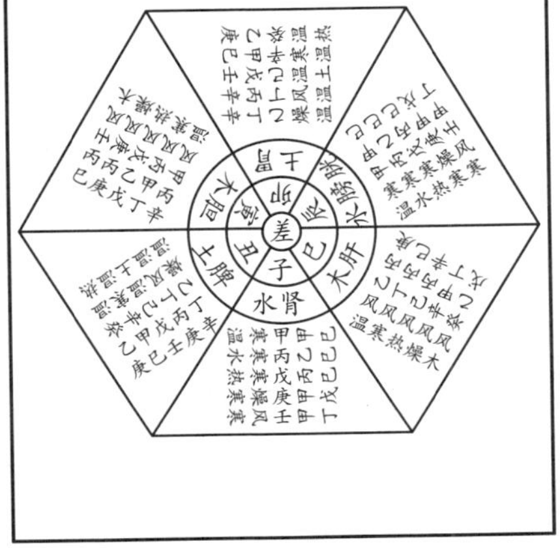

墓棺临加气运
图之掌指经手

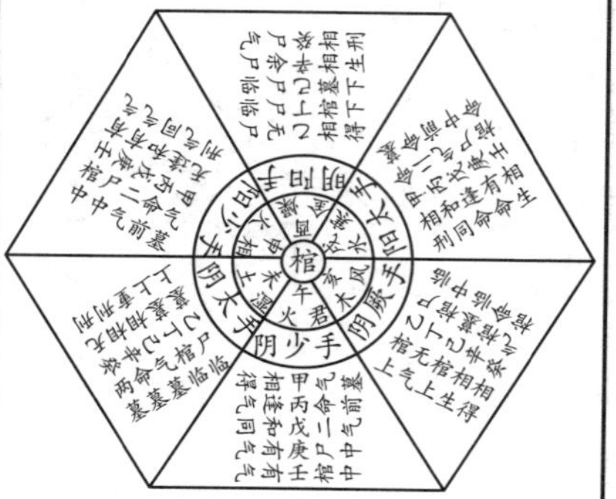

墓棺临加气运
图之掌指经足

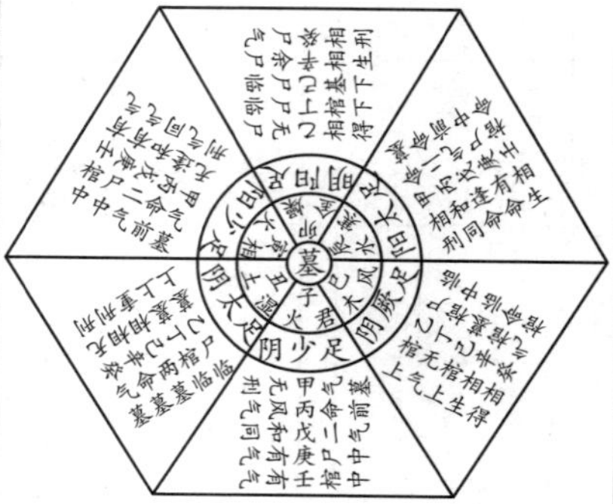

候脉临加气运
图之应不尺寸

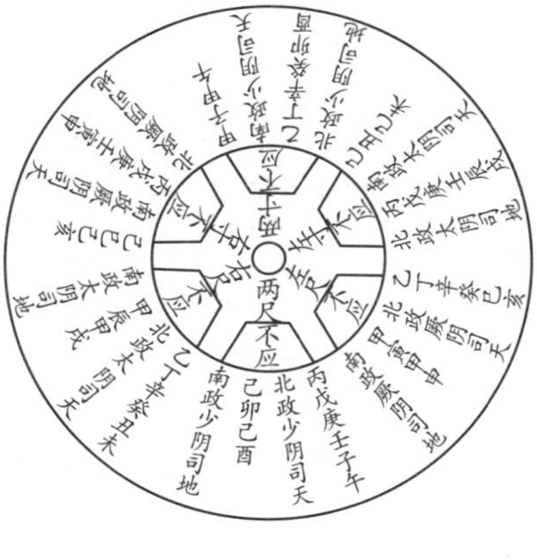

下上客主气六
图之证病临加

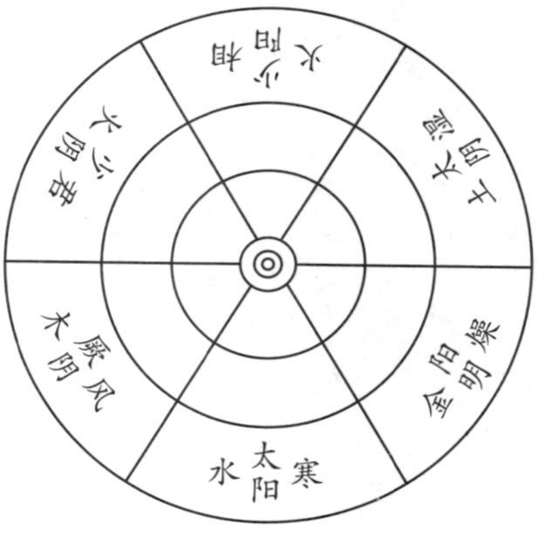

太阳上下加临补泻病证之图

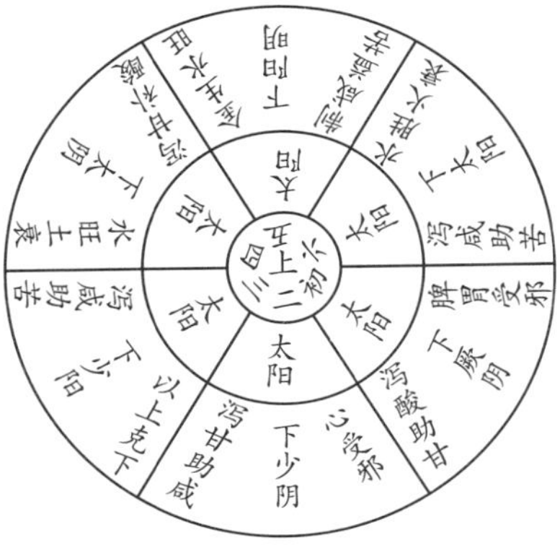

阳明上下加临补泻病证之图

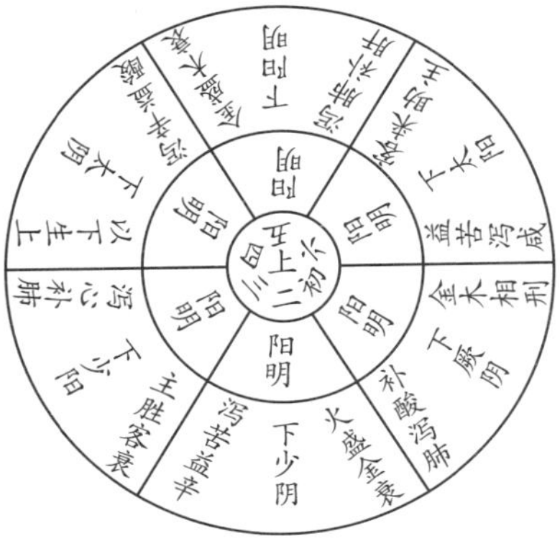

少阳上下加临补泻病证之图

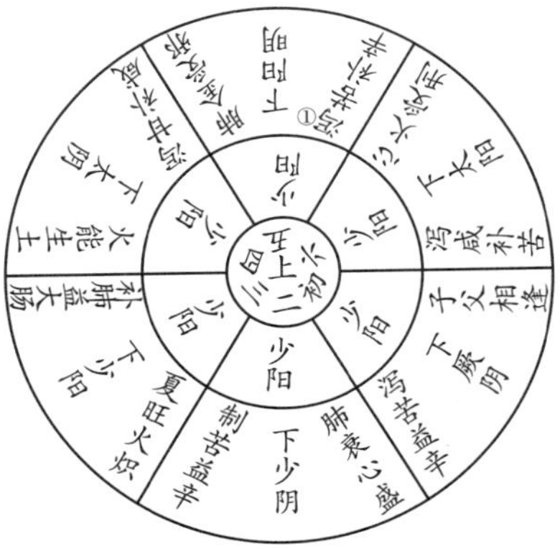

太阴上下加临补泻病证之图

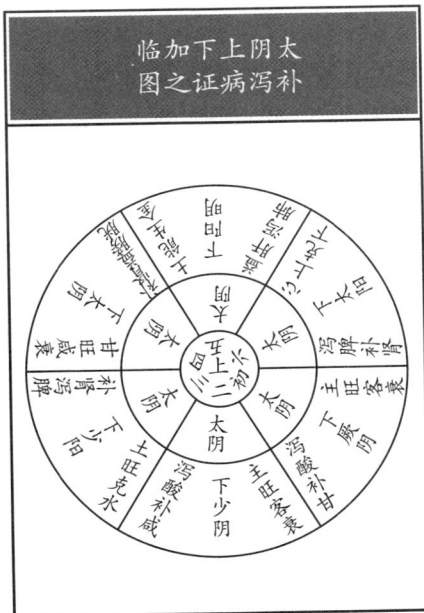

① 泻苦补辛：原作“泻苦补苦”，据赵本改。

少阴上下加临补泻病证之图

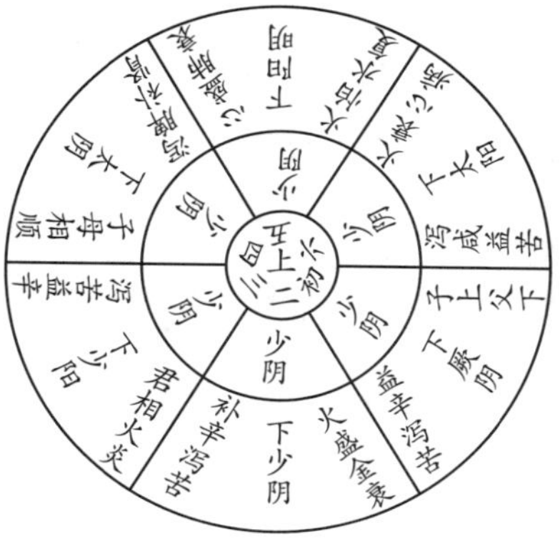

厥阴上下加临补泻病证之图

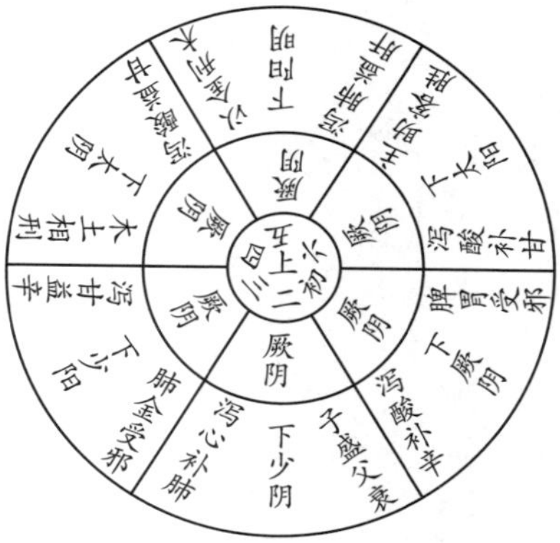

加临五运六气主病转移之图

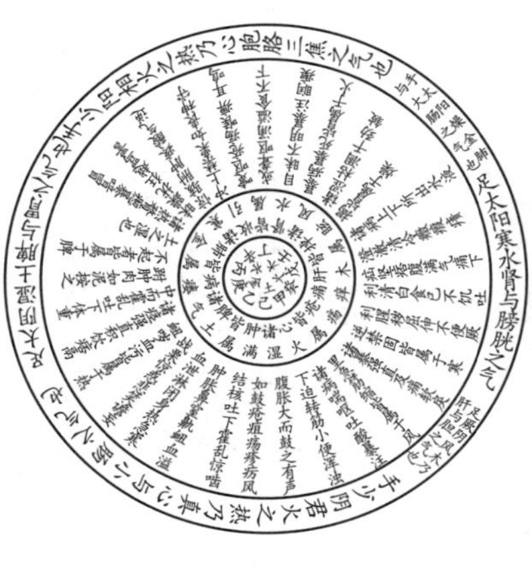

【点评】首卷内容，包括论脉的“南政”“北政”和运气“加临”“转移”图解等。徐荣斋“略谈成无己《注解伤寒论》的内容和所附图解问题”(上海中医药杂志1958年第3期)一文中，根据恽铁樵《医家常识》第13期转载日人片仓元周所考：“尝阅汪石山《素问钞》云：元黄仲理云：南北二政，三阴司天在泉，寸尺不应、交反脉图并图解运气图说，出刘温舒《运气论奥》；又六气上下加临补泻病症图，并汗差棺墓图歌括，出浦云《运气精华》；又五运六气加临转移图并图说，出刘河间《原病式》，后人采附仲景《伤寒论》中。……知是出于成氏以后之人。”认为这一部分内容非成无己所作，系后人羼入《注解伤寒论》之中。此说可供参考。

卷　一

辨脉法第一

【点评】辨脉法为《伤寒论》诸篇之首，历代伤寒注家多认为非出自仲景之手，是王叔和所撰集。由此而贬者多，褒者少，研究者更是寥寥无几。作为《伤寒论》第一注家的成无己对此详加注解，其学术价值尤为突出。

问曰：脉有阴阳者，何谓也。答曰：凡脉大、浮、数、动、滑，此名阳也；脉沉、涩、弱、弦、微，此名阴也。凡阴病见阳脉者生，阳病见阴脉者死。

《内经》曰：微妙在脉，不可不察。察之有纪，从阴阳始。始之有经，从五行生。兹首论曰：脉之阴阳者，以脉从阴阳始故也。阳脉有五，阴脉有五，以脉从五行生故也。阳道常饶①，大、浮、数、动、滑五者，比之平脉也有余，故谓之阳。阴道常乏，沉、涩、弱、弦、微五者，比之平脉也不及，故谓之阴。伤寒之为病，邪在表，则见阳脉；邪在里，则见阴脉。阴病见阳脉而主生者，则邪气自里之表，欲汗而解也。如厥阴中风，脉微浮，为欲愈；不浮，为未愈者是也。阳病见阴脉而主死者，则邪气自表入里，正虚邪胜，如谵言、妄语、脉沉细者死是也。《金匮要略》曰：诸病在外者可治，入里者即死，此之谓也。

① 饶：富裕，丰富。阳道常饶，是指阳道常有余。

【点评】脉分阴阳之说，首见《内经》《难经》，仲景继承《内》《难》理论，在“辨脉法”开篇首辨脉象阴阳，例举阴阳十脉。成氏从“阳道常饶”“阴道常乏”来阐释阳脉阴脉，说明阳脉多为有余，反映阳气(正气)的亢盛，阴脉多为不足，反映阳气(正气)的衰退。论伤寒之为病，邪在表，则见阳脉；邪在里，则见阴脉。若病在三阳见阴脉，多为正气不支，病向三阴转化，预后不良；病在三阴见阳脉，多为正气来复，病气从里出表而解。由此可见，脉之阴阳是机体正邪进退，阴阳消长的整体反应。所以，《素问·脉要精微论》云：“微妙在脉，不可不察。察之有纪，从阴阳始。”

问曰：脉有阳结阴结者，何以别之。答曰：其脉浮而数，能食，不大便者，此为实，名曰阳结也。期十七日当剧。其脉沉而迟，不能食，身体重，大便反硬，名曰阴结也。期十四日当剧。

结者，气偏结固，阴阳之气不得而杂之。阴中有阳，阳中有阴，阴阳相杂以为和，不相杂以为结。浮数，阳脉也；能食而不大便，里实也。为阳气结固，阴不得而杂之，是名阳结。沉迟，阴脉也；不能食，身体重，阴病也；阴病见阴脉，则当下利，今大便硬者，为阴气结固，阳不得而杂之，是名阴结。论其数者，伤寒之病，一日太阳，二日阳明，三日少阳，四日太阴，五日少阴，六日厥阴。至六日为传经尽，七日当愈。七日不愈者，谓之再传经。言再传经者，再自太阳而传，至十二日再至厥阴为传经尽，十三日当愈。十三日不愈者，谓之过经，言再传过太阳之经，亦以次而传之也。阳结为火，至十七日传少阴水，水能制火，火邪解散，则愈；阴结属水，至十四日传阳明土，土能制水，水邪解散，则愈。彼邪气结甚，水又不能制火，土又不能制水，故当剧。《内经》曰：一候后则病，二候后则病甚，三候后则病危也。

【点评】此节举例大便硬，以阐发阴阳相结的机制。结者，是指“大便硬”。结之病机，成氏概括为“结者，气偏结固，阴阳之气不得而杂之。”无阴则阳无所制，无阳则阴无所滋，都可导致“大便硬”。阳气结固，阴不得杂之，是谓阳结，可见脉浮而数，能食而不大便；阴气结固，阳不得杂之，是谓阴结，可见脉沉而迟，不能食，不下利而大便反硬。

对于“阳结”“十七日当剧”，“阴结”“十四日当剧”，成氏以六经“传经”日期来计算，并从五行生克制化学说予以解释，似有牵强附会之嫌。

问曰：病有洒淅恶寒而复发热者，何？答曰：阴脉不足，阳往从之；阳脉不足，阴往乘之。曰：何谓阳不足？答曰：假令寸口脉微，名曰阳不足，阴气上入阳中，则洒淅恶寒也。曰：何谓阴不足？答曰：假令尺脉弱，名曰阴不足，阳气下陷入阴中，则发热也。

一阴一阳谓之道，偏阴偏阳谓之疾。阴偏不足，则阳得而从之；阳偏不足，则阴得而乘之。阳不足，则阴气上入阳中，为恶寒者，阴胜则寒矣；阴不足，阳气下陷入阴中，为发热者，阳胜则热矣。

【点评】此节举例恶寒发热症，以阐发阴阳相乘的机制。脉之阴阳相乘者，是阴阳偏虚，彼此相乘。阴虚则阳乘，阴虚阳盛则发热；阳虚则阴乘，阳虚阴盛则恶寒。这与《素问·调经论》“阳虚则外寒，阴虚则内热”精神相一致。

阳脉浮，阴脉弱者，则血虚。血虚则筋急也。

阳为气，阴为血。阳脉浮者，卫气强也；阴脉弱者，荣血弱也。《难经》曰：气主呴之，血主濡之。血虚，则不能濡润筋络，故筋急也。

其脉沉者，荣气微也。

《内经》云：脉者，血之府也。脉实则血实，脉虚则血虚，此其常也。脉沉者，知荣血内微也。

其脉浮，而汗出如流珠者，卫气衰也。

《针经》云：卫气者，所以温分肉、充皮毛、肥腠理、司开合者也。脉浮，汗出如流珠者，腠理不密，开合不司，为卫气外衰也。浮主候卫，沉主候荣，以浮沉别荣卫之衰微，理固然矣。然而衰甚于微，所以于荣言微，而卫言衰者，以其汗出如流珠，为阳气外脱，所以卫病甚于荣也。

荣气微者，加烧针，则血流不行，更发热而躁烦也。

卫，阳也；荣，阴也。烧针益阳而损阴。荣气微者，谓阴虚也。《内经》曰：阴虚而内热，方其内热，又加烧针以补阳，不惟两热相合而荣血不行，必更外发热而内躁烦也。

【点评】卫属阳主外，其脉应浮；荣属阴主内，其脉应沉。故成氏注"浮主候卫，沉主候荣，以浮沉别荣卫之衰微，理固然矣。"卫气衰则腠理不固，而汗出如流珠；荣阴虚则内热，若加烧针，则助热伤血，血流不行，更发热而躁烦。

脉蔼蔼，如车盖者，名曰阳结也。

蔼蔼如车盖者，大而厌厌聂聂也。为阳气郁结于外，不与阴气和杂也。

脉累累，如循长竿者，名曰阴结也。

累累如循长竿者，连连而强直也。为阴气郁结于内，不与阳气和杂也。

【点评】以上两节以"蔼蔼"与"累累"两种脉相对，阐发阳结、阴结病机之不同。蔼蔼，《中华大辞典》谓"茂盛貌"，形容脉气洪盛。此为阳结，其病机为"阳气郁结于外，不与阴气和杂也。"累累如循长竿，形容脉气弦直。此为阴结，其病机为"阴气郁结于内，不与阳气和杂也"。可见，成注简明扼要。

姜建国教授在《伤寒一得》指出：本条"阳结"之"脉蔼蔼"，

可与上述“阳结”之“脉浮而数”及脾约证之“趺阳脉浮而数”联系起来理解。而“阴结”之“脉累累”，又可与《金匮要略》大黄附子汤证之“其脉紧弦”联系起来理解。

脉瞥瞥，如羹上肥者，阳气微也。

轻浮而阳微也。

脉萦萦，如蜘蛛丝者，阳气衰也。

萦萦，滞也。若萦萦惹惹之不利也。如蜘蛛丝者，至细也。微为阳微，细为阳衰。《脉要》曰：微为气痞，是未至于衰。《内经》曰：细则气少，以至细为阳衰宜矣。

脉绵绵，如泻漆之绝者，亡其血也。

绵绵者，连绵而软也。如泻漆之绝者，前大而后细也。《正理论》曰：天枢开发，精移气变，阴阳交会，胃和脉生，脉复生也。阳气前至，阴气后至，则脉前为阳气，后为阴气。脉来前大后细，为阳气有余，而阴气不足，是知亡血。

【点评】以上三节以“瞥瞥”“萦萦”与“绵绵”脉象，揭示其病理机制之不同。脉瞥瞥，如羹上肥者，是脉虚浮之状，主病阳气微。脉萦萦，如蜘蛛丝者，成注为“至细也”，十分确切。成氏依据原文释“细为阳衰”。考，成本原文作“阳气衰”，赵本注“一云阴气”。释细主病“阴气衰”，可与《伤寒论·厥阴病篇》“手足厥寒，脉细欲绝者，当归四逆汤主之”之血虚寒厥证相互对应，亦通。脉绵绵，如泻漆之绝者，成氏释其脉象特点是“前大而后细”，有似芤脉之象，故主亡血。

脉来缓，时一止复来者，名曰结。脉来数，时一止复来者，名曰促。脉，阳盛则促，阴盛则结，此皆病脉。

脉一息四至曰平，一息三至曰迟，小驶[①]于迟曰缓，一息六至曰数，时有一止者，阴阳之气不得相续也。阳行也速，阴行也缓。缓以候阴，若阴气胜，而阳不能相续，则脉来缓而时一止；数以候阳，若阳气胜，而阴不能相续，则脉来数而时一止。伤寒有结代之脉，动而中止，不能自还为死脉。此结促之脉，止是阴阳偏胜，而时有一止，即非脱绝而止。云此皆病脉。

【点评】此节论述促脉与结脉之不同及其病机。促脉与结脉，是阴阳偏盛所致，阳盛则促，阴盛则结，是为病脉。这里促脉与结脉的概念，与《脉经》所论相同，亦为后世所宗。

阴阳相搏，名曰动。阳动则汗出，阴动则发热。形冷、恶寒者，此三焦伤也。

动，为阴阳相搏，方其阴阳相搏而虚者，则动。阳动为阳虚，故汗出；阴动为阴虚，故发热也。如不汗出、发热，而反形冷、恶寒者，三焦伤也。三焦者，原气之别使，主行气于阳。三焦既伤，则阳气不通而微，致身冷而恶寒也。《金匮要略》曰：阳气不通即身冷。经曰：阳微则恶寒。

若数脉见于关上，上下无头尾，如豆大，厥厥动摇者，名曰动也。

《脉经》云：阳出阴入，以关为界。关为阴阳之中也，若数脉见于关上，上下无头尾，如豆大，厥厥动摇者，是阴阳之气相搏也，故名曰动。

【点评】以上两节论述动脉的概念及其脉理。阴阳相搏，名曰动。成氏释为"方其阴阳相搏而虚者，则动"，"虚"是着眼处，指阳动为阳虚，阴动为阴虚，以解释伴随动脉所出现的症状，可

---

① 驶(kuài 快)：同"快"。

通。对“三焦伤”病机的注解，有理有据，十分可信。

阳脉浮大而濡，阴脉浮大而濡，阴脉与阳脉同等者，名曰缓也。

阳脉寸口也，阴脉尺中也。上下同等，无有偏胜者，是阴阳之气和缓也，非若迟缓之有邪也。阴阳偏胜者为结、为促，阴阳相搏者为动，阴阳气和者为缓，学者不可不知也。

【点评】“阴脉与阳脉同等者，名曰缓”，是谓寸关尺三部脉气势相同。成氏称此缓是“阴阳之气和缓也，非若迟缓之有邪也。”后世医家王肯堂亦称此缓为“无邪之诊”。

脉浮而紧者，名曰弦也。弦者状如弓弦，按之不移也。脉紧者，如转索无常也。

《脉经》云：弦与紧相类，以弦为虚，故虽紧如弦，而按之不移，不移则不足也。经曰：弦则为减，以紧为实，是切之如转索无常而不散。《金匮要略》曰：脉紧如转索无常者，有宿食也。

【点评】此节论述弦与紧脉的脉象特点。弦与紧相类，但其脉象特点有异。弦者状如弓弦，按之不移；紧者如转索无常。弦与紧脉一般主病为实，而成氏在此释“以弦为虚”“不移则不足”欠妥。实际上，此节言弦脉主邪实，下节提出“弦则为减”主阳虚，相互对比，体现了“辨脉法”在弦脉所主病有虚实之异的辨析思路。

脉弦而大，弦则为减，大则为芤。减则为寒，芤则为虚。寒虚相搏，此名为革。妇人则半产、漏下，男子则亡血、失精。

弦则为减，减则为寒。寒者谓阳气少也。大则为芤，芤则为虚，虚者谓血少不足也。所谓革者，言其既寒且虚，则气血改革，不循常度。男子得之，为真阳减，而不能内固，故主亡血、失精；妇人得之，为阴血虚而不能滋养，故主半产、漏下。

【点评】此节论述革脉的脉理。“寒虚相搏，此名为革。”革脉包括弦与大两种脉象。如上节所言，一般弦脉是状如弓弦，按之不移，而革脉的弦，是重按则减弱，主阳气衰少而虚寒；一般大脉是洪大有力，而革脉的大，是大而中空，类芤脉，主精血亏虚。故此，成氏以弦、减、寒、阳气虚，大、芤、虚、血少的依次相述，解释“虚寒相搏，此名为革”之脉理的病理机转，颇为称道。

问曰：病有战而汗出，因得解者，何也？答曰：脉浮而紧，按之反芤，此为本虚，故当战而汗出也。其人本虚，是以发战。以脉浮，故当汗出而解也。

浮为阳，紧为阴，芤为虚。阴阳争则战，邪气将出，邪与正争，其人本虚，是以发战。正气胜则战，战已复发热而大汗解也。

若脉浮而数，按之不芤，此人本不虚；若欲自解，但汗出耳，不发战也。

浮、数，阳也。本实阳胜，邪不能与正争，故不发战也。

问曰：病有不战而汗出解者，何也？答曰：脉大而浮数，故知不战汗出而解也。

阳胜则热，阴胜则寒，阴阳争则战。脉大而浮数皆阳也，阳气全胜，阴无所争，何战之有。

问曰：病有不战，不汗出而解者，何也？答曰：其脉自微，此以曾经发汗，若吐、若下、若亡血，以内无津液，此阴阳自和，必自愈，故不战不汗出而解也。

脉微者，邪气微也。邪气已微，正气又弱，脉所以微。既经发汗、吐下、亡阳、亡血，内无津液，则不能作汗，得阴阳气和而自愈也。

【点评】以上四节论述外感病战汗而解、不战而汗解、不战不汗出而解三种不同形式的脉象及其病机。战汗的脉象特征是“脉浮而紧，按之反芤”，病机是表邪未尽，正气内虚。然而，虽虚尚能抗邪，又因不足而极为勉强，故正邪交争激烈，形成战栗。故成注“阴阳争则战，邪气将出，邪与正争，其人本虚，是以发战。正气胜则战，战已复发热而大汗解也。”不战而汗出解者的脉象特征是“脉浮而数，按之不芤”，病机是正气盛，足以抗邪外出。不战不汗出而解者的脉象特征是“其脉自微”，病机如成氏所注：“脉微者，邪气已微，正气又弱”，得阴阳自和而自愈。

问曰：伤寒三日，脉浮数而微，病人身凉和者，何也？答曰：此为欲解也，解以夜半。脉浮而解者，濈然汗出也；脉数而解者，必能食也；脉微而解者，必大汗出也。

伤寒三日，阳去入阴之时，病人身热，脉浮数而大，邪气传也；若身凉和，脉浮数而微者，则邪气不传而欲解也。解以夜半者，阳生于子也。脉浮，主濈然汗出而解者，邪从外散也；脉数，主能食而解者，胃气和也；脉微，主大汗出而解者，邪气微也。

【点评】《伤寒论》论述微脉共涉及34条，多主阳气虚衰。如《伤寒论》286条：“少阴病，脉微，不可发汗，亡阳也。”除此，仲景所言之“脉微”尚含有几种特殊的含义。其中，上节言：“其脉自微，……此阴阳自和，必自愈。”本节谓“脉浮数而微，病人身凉和者，何也？答曰：此为欲解也。”显然，此“脉微”非主阳气虚衰，而是示邪气退。故成注脉微者，“邪气微也”。

问曰：脉病，欲知愈未愈者，何以别之？答曰：寸口、关上、尺中三处，大小、浮沉、迟数同等，虽有寒热不解者，此脉阴阳为和平，虽剧当愈。

三部脉均等，即正气已和，虽有余邪，何害之有。

【点评】仲景强调：“凡阴阳和者必自愈”。此节论述脉病欲知愈未愈之机。若脉象是寸口、关上、尺中三处，大小、浮沉、迟数均等，则反映机体阴阳气血平和，既是有症状，病可当愈。诚如成氏所注："三部脉均等，即正气已和，虽有余邪，何害之有。"王叔和《脉经·诊三部脉虚实决死生第八》谓："三部脉调而和者，生。"

立夏得洪大脉，是其本位。其人病，身体苦疼重者，须发其汗；若明日身不疼不重者，不须发汗；若汗濈濈自出者，明日便解矣。何以言之？立夏得洪大脉，是其时脉，故使然也。四时仿此①。

脉来应时，为正气内固，虽外感邪气，但微自汗出而亦解尔。《内经》曰：脉得四时之顺者病无他。

【点评】《金匮要略》谓"寸口脉动者，因其王时而动。"此节举夏脉为例，阐述以脉应四时测病愈之机。成氏指出："脉来应时，为正气内固，虽外感邪气，但微自汗出而亦解尔。"是解中关键之处。

问曰：凡病欲知何时得？何时愈？答曰：假令夜半得病，明日日中愈；日中得病，夜半愈。何以言之？日中得病，夜半愈者，以阳得阴则解也。夜半得病，明日日中愈者，以阴得阳则解也。

日中得病者，阳受之，夜半得病者，阴受之。阳不和，得阴则和，是解以夜半；阴不和，得阳则和，是解以日中。经曰：用阳和阴，用阴和阳。

【点评】一年有四季，一日分阴阳，夜半为阴，日中为阳。上节言脉应四时，此节则例举一日，即得病之时，可借天时阴阳之变化而得愈。成注阐发了"用阳和阴""用阴和阳"，阴阳平等则愈的机制。

---

① 立夏得洪大脉……四时仿此：本节在赵开美注本为"辨脉法"正文，故调整于此。

寸口脉浮为在表，沉为在里，数为在腑，迟为在脏。假令脉迟，此为在脏也。

经曰：诸阳浮数为乘腑，诸阴迟涩为乘脏。

【点评】此说源于《难经》，“九难”云：“何以别知脏腑之病耶？然数者，腑也；迟者，脏也。数则为热，迟则为寒，诸阳为热，诸阴为寒，故以别知脏腑之病也。”

趺阳脉浮而涩，少阴脉如经①也，其病在脾，法当下利。何以知之？若脉浮大者，气实血虚也。今趺阳脉浮而涩，故知脾气不足，胃气虚也。以少阴脉弦而浮，才见此为调脉，故称如经也。若反滑而数者，故知当屎脓也。

趺阳者，胃之脉。诊得浮而涩者，脾胃不足也。浮者，以为气实，涩者，以为血虚者，此非也。经曰：脉浮而大，浮为气实，大为血虚。若脉浮大，当为气实血虚。今趺阳脉浮而涩，浮则胃虚，涩则脾寒，脾胃虚寒，则谷不消，而水不别，法当下利。少阴肾脉也，肾为肺之子，为肝之母，浮为肺脉，弦为肝脉，少阴脉弦而浮，为子母相生，故云调脉。若滑而数者，则客热在下焦，使血流腐而为脓，故屎脓也。

【点评】此节论述以趺阳、少阴脉合参，诊断疾病和判断其预后。趺阳脉浮而涩，其病在脾胃。本节主脾气不足，胃气虚，法当下利。此时还应与少阴脉合参，若少阴脉“弦而浮”，此为调脉，故称“如经”。成氏从肾与肝、肺之子母关系，谓“少阴脉弦而浮，为子母相生，故云调脉。”张隐庵说：“夫所谓如经者，以少阴脉弦而浮，得春生上达之象。”

寸口脉浮而紧，浮则为风，紧则为寒。风则伤卫，寒则伤荣。荣

---

① 经：常。

卫俱病，骨节烦疼，当发其汗也。

《脉经》云：风伤阳，寒伤阴。卫为阳，荣为阴，风为阳，寒为阴，各从其类而伤也。《易》曰：水流湿，火就燥者，是矣！卫得风则热，荣得寒则痛。荣卫俱病，故致骨节烦疼，当与麻黄汤，发汗则愈。

【点评】此节言“寸口脉浮而紧”主病及其治则。

趺阳脉迟而缓，胃气如经也。趺阳脉浮而数，浮则伤胃，数则动脾，此非本病，医特下之所为也。荣卫内陷，其数先微，脉反但浮，其人必大便硬，气噫而除。何以言之？本以数脉动脾，其数先微，故知脾气不治，大便硬，气噫而除。今脉反浮，其数改微，邪气独留，心中则饥，邪热不杀谷，潮热发渴，数脉当迟缓，脉因前后度数如法，病者则饥。数脉不时，则生恶疮也。

经，常也。趺阳之脉，以候脾胃，故迟缓之脉为常。若脉浮数，则为医妄下，伤胃动脾，邪气乘虚内陷也。邪在表则见阳脉，邪在里则见阴脉。邪在表之时，脉浮而数也，因下里虚，荣卫内陷，邪客于脾，以数则动脾。今数先微，则是脾邪先陷于里也，胃虚脾热，津液干少，大便必硬。《针经》曰：脾病善噫，得后出余气，则快然而衰，今脾客邪热，故气噫而除。脾能消磨水谷，今邪气独留于脾，脾气不治，心中虽饥而不能杀谷也。脾主为胃行其津液，脾为热烁，故潮热而发渴也。趺阳之脉，本迟而缓，因下之后，变为浮数，荣卫内陷，数复改微，是脉因前后度数如法，邪热内陷于脾，而心中善饥也。数脉不时者，为数当改微，而复不微，如此则是邪气不传于里，但郁于荣卫之中，必出自肌皮，为恶疮也。

【点评】此节例举趺阳脉之常变，谈误下致脉病变化之机。趺阳脉迟而缓为有胃气之常脉。趺阳脉浮而数，则为医妄下，伤胃动脾，邪气乘虚内陷所致，此为变脉。浮则伤胃，数则动脾，其症状表现为大便硬、心中如饥、潮热发渴等。

师曰：病人脉微而涩者，此为医所病也。大发其汗，又数大下之，其人亡血，病当恶寒，后乃发热，无休止时。夏月盛热，欲著复衣，冬月盛寒，欲裸其身，所以然者，阳微则恶寒，阴弱则发热。此医发其汗，令阳气微，又大下之，令阴气弱，五月之时，阳气在表，胃中虚冷，以阳气内微，不能胜冷，故欲著复衣；十一月之时，阳气在里，胃中烦热，以阴气内弱，不能胜热，故欲裸其身。又阴脉迟涩，故知血亡也。

微为亡阳，涩则无血，不当汗而强与汗之者，令阳气微，阴气上入阳中，则恶寒，故曰阳微则恶寒。不当下而强与下之者，令阴气弱，阳气下陷入阴中，则发热，故曰阴弱则发热。气为阳，血为阴，阳脉以候气，阴脉以候血，阴脉迟涩，为荣血不足，故知亡血。经曰：尺脉迟者，不可发汗，以荣气不足，血少故也。

【点评】此节例举因误汗、下致脉病变化之机。脉微而涩，微则亡阳，涩则亡血，皆医妄汗下之过。对于“阴脉迟涩，故知亡血也”，成氏例举太阳病篇“尺脉迟者，不可发汗，以荣气不足，血少故也”，则前后互应。

脉浮而大，心下反硬，有热属脏者，攻之，不令发汗。

浮大之脉，当责邪在表，若心下反硬者，则热已甚，而内结也。有热属脏者，为别无虚寒，而但见里热也。脏属阴，为悉在里，故可下之。攻之谓下之也，不可谓脉浮大，更与发汗。《病源》曰：热毒气乘心，心下痞满，此为有实，宜速下之。

属腑者，不令溲数。溲数则大便硬，汗多则热愈，汗少则便难，脉迟尚未可攻。

虽心下硬，若余无里证，但见表证者，为病在阳，谓之属府，当先解表，然后攻痞。溲，小便也，勿为饮结，而利小便，使其溲数，大便必硬也。经曰：小便数者，大便必硬，谓走其津液也。汗多，则邪气除而热愈，汗少，则邪热不尽，又走其津液，必便难也。硬家当下，设脉迟，则未可攻，以迟为不足，即里气未实故也。

【点评】脉浮而大，心下反硬，是主脉、主证。原文所言属脏，属腑，成氏从脏属阴在里、腑在阳为表释义，若心下硬，属热结在里，故可下之；若心下硬，余无里证，但见表证者，当先解表，然后攻痞。此释义与《伤寒论》"伤寒大下后，复发汗，心下痞，恶寒者，表未解也，不可攻痞，当先解表，表解乃可攻痞，解表宜桂枝汤，攻痞宜大黄黄连泻心汤"原文精神相互对应。

对于成氏"属腑者，病在阳，当先解表"之注，后世有医家提出疑义。如《张卿子伤寒论》引王三阳语："属腑者，病已传里，不当汗矣。但比上文入里浅耳，成不当注解表句。"又引唐不岩云："属腑亦有汗法，此以心下硬，有热，则非汗之所能除也。热愈，作热愈甚为是。"程知在《伤寒经注·辨脉法第一》认为：入腑为阳明胃腑，所谓"属腑者"，"言热入于腑不宜利小便也。阳邪入胃腑，反利其小便，则大便愈硬。"诸家见解可供参考。

脉浮而洪，身汗如油，喘而不休，水浆不下，体形不仁，乍静乍乱，此为命绝也。

病有不可治者，为邪气胜于正气也。《内经》曰：大则邪至。又曰：大则病进。脉浮而洪者，邪气胜也；身汗如油，喘而不休者，正气脱也；四时以胃气为本，水浆不下者，胃气尽也；一身以荣卫为充，形体不仁者，荣卫绝也；不仁为痛痒俱不知也。《针经》曰：荣卫不行，故为不仁。争则乱，安则静，乍静乍乱者，正与邪争，正负邪胜也。正气已脱，胃气又尽，荣卫俱绝，邪气独胜，故曰命绝也。

又未知何脏先受其灾，若汗出发润，喘不休者，此为肺先绝也。

肺，为气之主，为津液之帅。汗出，发润者，津脱也；喘不休者，气脱也。

阳反独留，形体如烟熏，直视摇头，此心绝也。

肺主气，心主血，气为阳，血为阴。阳反独留者，则为身体大热，是血先绝而气独在也。形体如烟熏者，为身无精华，是血绝不荣于身也。心脉侠咽系目，直视者，心经绝也。头为诸阳之会，摇头者，阴绝而阳无根也。

唇吻反青，四肢漐习者，此为肝绝也。

唇吻者，脾之候。肝色青，肝绝，则真色见于所胜之部也。四肢者，脾所主。肝主筋，肝绝则筋脉引急，发于所胜之分也。漐习者，为振动，若搐搦，手足时时引缩也。

环口黧黑，柔汗发黄者，此为脾绝也。

脾主口唇，绝则精华去，故环口黧黑。柔为阴，柔汗，冷汗也，脾胃为津液之本，阳气之宗，柔汗发黄者，脾绝而阳脱，真色见也。

溲便遗失、狂言、目反直视者，此为肾绝也。

肾司开合，禁固便溺。溲便遗失者，肾绝不能约制也。肾藏志，狂言者，志不守也。《内经》曰：狂言者，是失志矣。失志者死。《针经》曰：五脏之精气皆上注于目，骨之精为瞳子，目反直视者，肾绝，则骨之精不荣于瞳子，而瞳子不转也。

又未知何脏阴阳前绝，若阳气前绝，阴气后竭者，其人死，身色必青；阴气前绝，阳气后竭者，其人死，身色必赤，腋下温，心下热也。

阳主热而色赤，阴主寒而色青。其人死也，身色青，则阴未离乎体，故曰阴气后竭。身色赤，腋下温，心下热，则阳未离乎体，故曰阳气后竭。《针经》云：人有两死而无两生，此之谓也。

【点评】以上七节，论五脏绝脉之候。

寸口脉浮大，而医反下之，此为大逆。浮则无血，大则为寒，寒气相搏，则为肠鸣，医乃不知，而反饮冷水，令汗大出，水得寒气，冷必相搏，其人即饲[1]。

---

① 饲（yē 椰）：同“噎”。食物等阻塞喉咙。

经云：脉浮大，应发汗，若反下之，为大逆。浮大之脉，邪在表也，当发其汗，若反下之，是攻其正气，邪气得以深入，故为大逆。浮则无血者，下后亡血也；大则为寒者，邪气独在也。寒邪因里虚而入，寒气相搏，乃为肠鸣，医见脉大，以为有热，饮以冷水，欲令水寒胜热而作大汗，里先虚寒，又得冷水，水寒相搏，使中焦之气涩滞，故令饲也。

【点评】此节论述寸口脉浮而大，主血虚气寒，不可下，下为大逆。

趺阳脉浮，浮则为虚，浮虚相搏，故令气饲，言胃气虚竭也。脉滑，则为哕，此为医咎，责虚取实，守空迫血。脉浮，鼻中燥者，必衄也。

趺阳脉浮为饲，脉滑为哕，皆医之咎，责虚取实之过也。《内经》曰：阴在内，阳之守也，阳在外，阴之使也。发汗攻阳，亡津液，而阳气不足者，谓之守空。经曰：表气微虚，里气不守，故使邪中于阴也。阳①不为阴守，邪气因得而入之，内搏阴血，阴失所守，血乃妄行，未知从何道出。若脉浮、鼻燥者，知血必从鼻中出也。

【点评】此节论述妄治则有饲、哕、鼻衄之变。成氏引经据典，阐述了医者“责虚取实，守空迫血”，导致饲、哕、鼻衄之变的机制，认识比较全面。程知在《伤寒经注·辨脉法》解释更为简明：“趺阳浮虚则为饲，滑则为哕，皆医妄汗，妄与冷水之过也。衄者，鼻中出血之名。《内经》曰：阴在内，阳之守也。责虚取实，则阴无所守，而逼血妄行，脉浮鼻燥，则血从鼻出矣。”

诸脉浮数，当发热，而洒淅恶寒，若有痛处，饮食如常者，蓄积

① 阳：原作“阴”，据文义改。

有脓也。

浮数之脉，主邪在经，当发热，而洒淅恶寒，病人一身尽痛，不欲饮食者，伤寒也。若虽发热，恶寒而痛，偏着一处，饮食如常者，即非伤寒，是邪气郁结于经络之间，血气壅遏不通，欲蓄聚而成痈脓也。

【点评】此节论述痈脓的脉证及诊法。浮数脉主病，有伤寒在表者，有内有痈脓者，两者均可见发热恶寒之症。但伤寒在表者，病者一身尽痛，不欲饮食；内有痈脓者，病者疼痛偏着一处，饮食如常。成氏将两者对比分析，清晰可辨。程郊倩在《伤寒论后条辨》强调两者辨析的必要性，谓痈脓"脉证似伤寒，若不与若有痛处，饮食如常之证参酌，而误以辛温发散，助其阳热，或则误以寒凉彻热，遏住邪气，滋害深矣。"

脉浮而迟，面热赤而战惕者，六七日当汗出而解；反发热者，差迟。迟为无阳，不能作汗，其身必痒也。

脉浮，面热赤者，邪气外浮于表也；脉迟，战惕者，本气不足也。六七日为传经尽，当汗出而解之时。若当汗不汗，反发热者，为里虚津液不多，不能作汗，既不汗，邪无从出，是以差迟。发热为邪气浮于皮肤，必作身痒也。经曰：以其不能得小汗出，故其身必痒也。

【点评】"迟为无阳，不能作汗"一句是把握本节主旨的关键点。《内经》曰："阳加于阴谓之汗"。因此作汗必须具备两个条件：一为阳气，二为阴津。浮而迟脉是主表证而兼里阳虚，浮则邪在肌表，迟则里阳虚，阳气不足于驱邪，郁于肌表欲汗而不能，则见面热赤，身痒。反观成注"里虚津液不多，不能作汗"，似不符合仲景原旨。张锡驹《伤寒论直解》卷一谓："迟为无阳，则阴无以化，故不能作汗也。"相比更为妥切。

寸口脉阴阳俱紧者，法当清邪中于上焦，浊邪中于下焦。清邪中上，名曰洁也；浊邪中下，名曰浑也。阴中于邪，必内栗也，表气微虚，里气不守，故使邪中于阴也。阳中于邪，必发热、头痛、项强、颈挛、腰痛、胫酸，所为阳中雾露之气，故曰清邪中上。浊邪中下，阴气为栗，足膝逆冷，便溺妄出，表气微虚，里气微急。三焦相混，内外不通，上焦怫郁，脏气相熏，口烂食断也。中焦不治，胃气上冲，脾气不转，胃中为浊，荣卫不通，血凝不流。若卫气前通者，小便赤黄，与热相搏，因热作使，游于经络，出入脏腑，热气所过，则为痈脓。若阴气前通者，阳气厥微，阴无所使，客气内入，嚏而出之，声嗢咽塞，寒厥相逐，为热所拥，血凝自下，状如豚肝，阴阳俱厥，脾气孤弱，五液注下，下焦不阖，清便下重，令便数、难，脐筑湫痛，命将难全。

浮为阳，沉为阴。阳脉紧，则雾露之气中于上焦；阴脉紧，则寒邪中于下焦。上焦者，太阳也。下焦者，少阴也。发热、头痛、项强、颈挛、腰疼、胫酸者，雾露之气中于太阳之经也；浊邪中下，阴气为栗，足胫逆冷，溺便妄出者，寒邪中于少阴也。因表气微虚，邪入而客之，又里气不守，邪乘里弱，遂中于阴，阴虚遇邪，内为惧栗，致气微急矣。《内经》曰：阳病者，上行极而下；阴病者，下行极而上。此上焦之邪，甚则下干中焦，下焦之邪，甚则上干中焦，由是三焦混乱也。三焦主持诸气，三焦既相混乱，则内外之气俱不得通，膻中为阳气之海，气因不得通于内外，怫郁于上焦而为热，与脏相熏，口烂食断。《内经》曰：膈热不便，上为口糜。中焦为上下两焦之邪混乱，则不得平治，中焦在胃之中，中焦失治，胃气因上冲也。脾，坤也，坤助胃气，消磨水谷，脾气不转，则胃中水谷不得磨消，故胃中浊也。《金匮要略》曰：谷气不消，胃中苦浊。荣者，水谷之精气也；卫者，水谷之悍气也。气不能布散，致荣卫不通，血凝不流。卫气者，阳气也；荣血者，阴气也。阳主为热，阴主为寒。卫气前通者，阳气先通而热气得行也。《内经》曰：膀胱者，津液藏焉，化则能出。以小便赤黄，知卫气前通也。热气与胃气相搏而行，出入脏腑，游于经络，经络客热，则血凝肉腐，而为痈脓，此见其热气得行。若阴气前通者，则不然，阳在外为阴之使，因阳气厥微，阴无所使，遂阴气前通也。《内经》曰：阳气者，卫外而为固也，阳气厥微，则不能卫外，寒气因而客之。鼻者，肺之候，肺主声，寒气内入者，客于肺经，则嚔而出之，声嗢咽塞。寒者，外邪也；厥者，内邪也。外内之邪合并，相逐为热，则血凝不流。今为热所拥，使血凝自下，如豚肝也。上焦阳气厥，下焦阴气厥，二气俱厥，不相顺接，则脾气独弱，不能行化气血，滋养五脏，致五脏俱虚，而五液注下。《针经》曰：五脏不和，使液溢而下流于阴。阖，合也。清，圊也。下焦气脱而不合，故数便而下重。脐为生气之原，脐筑湫痛，则生气欲绝，故曰命将难全。

【点评】此节论述阴寒之邪中于上下二焦，脉阴阳俱紧及其病理变化。原文繁长，内容也较为复杂，其义难明。成氏引经据典诠释其义，较为详尽。本节可分为以下三段解析："寸口脉阴阳俱紧，……里气微急。"为第一段，指出清邪中于上焦，浊邪中于下焦的脉证与病机。成氏认为"上焦者，太阳也"；"下焦者，少阴也"，并从雾露之气中于太阳、寒邪中于少阴解析其症状表现。清代医家程知在《伤寒经注》遵循此说，亦谓"上焦太阳也，下焦少阴也，盖阴阳两感矣。"

自"三焦相混，……血凝不流。"为第二段，言上下合邪则阴气弥漫，必三焦混乱，病变丛生。其病机如成氏所注："三焦主持诸气，三焦既相混乱，则内外之气俱不得通。"

自"若卫气前通者，……命将难全。"为第三段，指出若阴阳之气得以前通的病理机转及症状特点。阳气前通者，"通于太阳膀胱经"，必先小便赤黄而后发痈脓；阴气前通者，"通于太阴肺经"，则嚔而出之，声嗢咽塞，后下血如豚肝。若阴阳俱厥，不相顺接，脾气孤弱，则五液注下，下焦不固，厥逆下利，是为死证。

张锡驹在《伤寒论直解》对该节的总结颇值得深思，谓"以是知人之脏腑血气、荣卫阴阳，外内出入，周流贯通，无有止息，如一息不运，则出入废、升降息矣。其曰三焦相混、内外不通、上焦怫郁、中焦不治、荣卫不通、下焦不阖，此皆出入废、升降息之意也，乃阴阳之大关，出入之枢纽，学者紬绎熟玩，久自得之。"

脉阴阳俱紧者，口中气出，唇口干燥，蜷卧足冷，鼻中涕出，舌上苔滑，勿妄治也。到七日已来，其人微发热，手足温者，此为欲解；或到八日已上，反大发热者，此为难治。设使恶寒者，必欲呕也；腹内痛者，必欲利也。

脉阴阳俱紧，为表里客寒。寒为阴，得阳则解。口中气出，唇口干燥者，阳气渐复，正气方温也。虽尔然而阴未尽散，蜷卧足冷，鼻中涕出，舌上滑苔，知阴犹在也。方阴阳未分之时，不可妄治，以偏阴阳之气。到七日已来，其人微发热，手足温者，为阴气已绝，阳气得复，是为欲解。若过七日不解，到八日已上，反发大热者，为阴极变热。邪气胜正，故云难治。阳脉紧者，寒邪发于上焦，上焦主外也；阴脉紧者，寒邪发于下焦，下焦主内也。设使恶寒者，上焦寒气胜，是必欲呕也；复①内痛者，下焦寒气胜，是必欲利也。

【点评】"脉阴阳俱紧"，成氏从"表里客寒"释之。张锡驹《伤寒论直解》则从病在少阴释之，谓"脉阴阳俱紧者，少阴阴寒甚也"。张隐庵在《伤寒论集注》又认为"此承上文之意而言浊邪在中也。脉阴阳俱紧者，浊邪在中，上下相持也。"以上各成一说，均可参考。但若结合"其人微发热，手足温者，此为欲解"；"反

① 复：赵本作"腹"。

大发热者，此为难治”之辨预后分析，知微发热，手足温者，为阳气得复，是为欲解；反大发热者，是阴盛格阳于外，是为难治。故以张锡驹分析为胜。

脉阴阳俱紧，至于吐利，其脉独不解，紧去人安，此为欲解。若脉迟至六七日，不欲食，此为晚发，水停故也，为未解；食自可者，为欲解。

脉阴阳俱紧，为寒气甚于上下，至于吐利之后，紧脉不罢者，为其脉独不解，紧去则人安，为欲解。若脉迟至六七日，不欲食者，为吐利后脾胃大虚。《内经》曰：饮入于胃，游溢精气，上输于脾，脾气散精，上归于肺，通调水道，下输膀胱，水精四布，五经并行。脾胃气强，则能输散水饮之气；若脾胃气虚，则水饮内停也。所谓晚发者，后来之疾也。若至六七日而欲食者，则脾胃已和，寒邪已散，故云欲解。

【点评】此节论述病阴寒吐利、脉阴阳俱紧及其预后的脉象变化。“紧去人安，此为欲解”是关键句，与少阴病篇“少阴病，脉紧，至七八日自下利，脉暴微，手足反温，脉紧反去者，为欲解也”的基本精神相一致。紧脉与吐利并见，阴寒内盛可知。假若阴寒消退，阳气来复，则脉之紧象亦必缓解，即“紧去人安”之谓。

病六七日，手足三部脉皆至，大烦而口噤不能言，其人躁扰者，必欲解也。

烦，热也。传经之时，病人身大烦，口噤不能言，内作躁扰，则阴阳争胜。若手足三部脉皆至，为正气胜，邪气微，阳气复，寒气散，必欲解也。

若脉和，其人大烦，目重，睑[1]内际黄者，此为欲解也。

《脉经》曰：病人两目眦有黄色起者，其病方愈。病以脉为主，若目黄大烦，脉不和者，邪胜也，其病为进；目黄大烦，而脉和者，为正气已和，故云欲解。

【点评】以上两条言病欲解之脉证。成氏从正邪争胜立论，认为“手足三部脉皆至”“脉和”，为正胜邪退，正气已和，故病欲解。

脉浮而数，浮为风，数为虚，风为热，虚为寒，风虚相得，则洒淅恶寒也。

《内经》曰：有者为实，无者为虚。气并则无血，血并则无气。风则伤卫，数则无血。浮数之脉，风邪并于卫，卫胜则荣虚也，卫为阳，风搏于卫，所以为热。荣为阴，荣气虚，所以为寒。风并于卫者，发热、恶寒之证具矣。

【点评】此节论述浮数脉的脉理及主病。脉浮而数，浮为风，风则伤卫。数多属热，而此“数”为虚为寒，是理解的重点。成氏从数主荣血亏虚为寒立论，有一定的启发意义。“太阳篇”桂枝汤证原文有“太阳病，阳浮而阴弱，……桂枝汤主之。”“伤寒发汗已解，半日许复烦，脉浮数者，可发汗，宜桂枝汤。”由此，“脉浮而数，浮为风，数为虚”与“阳浮而阴弱”句可相互参酌。

脉浮而滑，浮为阳，滑为实，阳实相搏，其脉数疾，卫气失度，浮滑之脉数疾，发热汗出者，此为不治。

浮为邪气并于卫，而卫气胜；滑为邪气并于荣，而荣气实。邪气胜实，拥于荣卫，则荣卫行速，故脉数疾。一息六至曰数，平人脉一息四至，卫气行六寸，今一息六至，则卫气行九寸，计过平人之半，

---

① 睑：原作“脸”，据文义改。

是脉数疾，知卫气失其常度也。浮滑数疾之脉，发热汗出而当解，若不解者，精气脱也，必不可治。经曰：脉阴阳俱盛，大汗出不解者死。

【点评】"脉浮而滑"，成氏从邪气并于荣卫立论，谓浮主卫气胜，滑主荣气实。张锡驹在《伤寒论直解》则认为"脉浮而滑，浮为阳热在外，滑为热实于经。"一者从邪在荣、卫解，一者从热在外、经解，但言"脉浮而滑"为阳气盛实之脉则一也。由于"阳实相搏，其脉数疾，卫气失度"，则脉不止浮滑，而更加数疾。浮滑数疾之脉，并发热汗出者，"此言热伤经脉，阴液消亡，有阳无阴也"(《伤寒论直解》)，故为不治。

伤寒咳逆上气，其脉散者死。谓其形损故也。

《千金方》云：以喘嗽为咳逆，上气者肺病，散者心脉，是心火刑于肺金也。《内经》曰：心之肺谓之死阴，死阴之属，不过三日而死，以形见其损伤故也。

【点评】此节辨脉散形损死候之机。散脉主气血离散，阳虚不敛，脏腑衰绝，故为死候。

平脉法第二

问曰：脉有三部，阴阳相乘。荣卫血气，在人体躬。呼吸出入，上下于中，因息游布，津液流通。随时动作，效象形容。春弦秋浮，冬沉夏洪。察色观脉，大小不同，一时之间，变无经常，尺寸参差，或短或长。上下乖错，或存或亡。病辄改易，进退低昂。心迷意惑，动失纪纲。愿为具陈，令得分明。师曰：子之所问，道之根源。脉有三部，尺寸及关。

寸为上部，关为中部，尺为下部。

荣卫流行，不失衡铨。

衡铨者，称也，可以称量轻重。《内经》曰：春应中规，夏应中矩，秋应中衡，冬应中权。荣行脉中，卫行脉外，荣卫与脉相随，上下应四时，不失其常度。

肾沉、心洪、肺浮、肝弦，此自经常，不失铢分。

肾，北方水，王于冬，而脉沉。心，南方火，王于夏，而脉洪。肺，西方金，王于秋，而脉浮。肝，东方木，王于春，而脉弦。此为经常，铢分之不差也。

出入升降，漏刻周旋，水下二刻，一周循环。

人身之脉，计长一十六丈二尺，一呼脉行三寸，一吸脉行三寸，一呼一吸为一息，脉行六寸。一日一夜，漏水下百刻，人一万三千五百息，脉行八百一十长，五十度周于身。则一刻之中，人一百三十五息，脉行八丈一尺，水下二刻。人二百七十息，脉行一十六丈二尺，一周于身也。脉经之行，终而复始，若循环之无端也。

当复寸口，虚实见焉。

脉经之始，从中焦注于手太阴寸口，二百七十息，脉行一周身，复还至于寸口。寸口为脉之经始，故以诊视虚实焉。经曰：虚实死生之要，皆见于寸口之中。

【点评】对于“平脉法”之“平”的内涵，《医宗金鉴》释曰：“平者，又准之谓也。言诊者，诚能以诸平脉准诸不平之脉，则凡太过不及之差，呼吸尺寸之乖，莫不了然于心手之间，而无少差谬。”可见，“平”有与标准脉相衡量之意。

以上五节立平脉大纲，阐述脉之生理与病机。其“脉有三部，尺寸及关”及其相关论述源于《难经》。如《难经》“一难”云：“独取寸口，以决五脏六腑死生吉凶之法。”“二难”接着论述了三部之分，“尺寸者，脉之大要会也。从关至尺是尺内，阴之所治也；

从关至鱼际是寸内，阳之所治也。”“一难”在阐发诊脉独取寸口的机制时又指出：“人一呼脉行三寸，一吸脉行三寸，呼吸定息，脉行六寸。人一日一夜，凡一万三千五百息，脉行五十度，周于身。漏水下百刻，荣卫行阳二十五度，行阴亦二十五度，为一周也，故五十度复会于手太阴。寸口者，五脏六腑之所终始，故法取于寸口也。”由此可见，成氏所注亦根于《难经》。

变化相乘，阴阳相干。风则浮虚，寒则牢坚；沉潜水蓄，支饮急弦；动则为痛，数则热烦。

风伤阳，故脉浮虚，寒伤阴，故脉牢坚；蓄积于内者，谓之水蓄，故脉沉潜；支散于外者，谓之支饮，故脉急弦。动则阴阳相搏，相搏则痛生焉。数为阳邪气胜，阳胜则热烦焉。

【点评】“变化相乘，阴阳相干”是病脉的病机关键。诚如《医宗金鉴》所云：脉有三部，寸为上部，关为中部，尺为下部。“三部既定，阴阳属焉，上部为阳，下部为阴。阴阳平则相易，阴阳偏则相乘。相易则和，相乘则病。”例如：从病邪言，风则浮虚，寒则牢坚；从病证言，沉潜水蓄，支饮急弦；从症状言，动则为痛，数则热烦。

设有不应，知变所缘，三部不同，病各异端。

脉与病不相应者，必缘传变之所致。三部以候五脏之气，随部察其虚实焉。

太过可怪，不及亦然，邪不空见，中必有奸，审察表里，三焦别焉，知其所舍，消息诊看，料度腑脏，独见若神，为子条记，传与贤人。

太过、不及之脉，皆有邪气干于正气，审看在表在里，入腑入脏，随其所舍而治之。

【点评】以上两节是对“诊脉须知常达变”这一重要原则的提

示。若脉与病不相应者，要知变之缘由。脉之太过、不及，皆有邪气相干。当审察在表在里，在上在下，在脏在腑，而消息之。

师曰：呼吸者，脉之头也。

《难经》曰：一呼脉行三寸，一吸脉行三寸，以脉随呼吸而行，故言脉之头也。

初持脉，来疾去迟，此出疾入迟，名曰内虚外实也。初持脉，来迟去疾，此出迟入疾，名曰内实外虚也。

外为阳，内为阴。《内经》曰：来者为阳，去者为阴。是出以候外，入以候内。疾为有余，有余则实；迟为不足，不足则虚。来疾去迟者，阳有余而阴不足，故曰内虚外实；来迟去疾者，阳不足而阴有余，故曰内实外虚。

【点评】上节言以呼吸为平脉之准。此节举例说明“呼吸者，脉之头”的意义所在。脉疾主有余为实，脉迟主不足为虚。

问曰：上工望而知之，中工问而知之，下工脉而知之，愿闻其说。师曰：病家人请云，病人若发热，身体疼，病人自卧。师到，诊其脉，沉而迟者，知其差也。何以知之？表有病者，脉当浮大，今脉反沉迟，故知愈也。

望以观其形证，问以知其所苦，脉以别其表里。病苦发热、身疼，邪在表也，当卧不安，而脉浮数。今病人自卧，而脉沉迟者，表邪缓也，是有里脉而无表证，则知表邪当愈也。

假令病人云，腹内卒痛，病人自坐。师到，脉之，浮而大者，知其差也。何以知之？若里有病者，脉当沉而细，今脉浮大，故知愈也。

腹痛者，里寒也。痛甚则不能起，而脉沉细。今病人自坐，而脉浮大者，里寒散也，是有表脉而无里证也。则知里邪当愈。是望证、问病、切脉三者相参而得之，可为十全之医。《针经》曰：知一为上，知二为神，知三神且明矣。

【点评】以上两节，主要以脉症相反的临床表现为例，阐发平脉辨证当脉症合参的重要意义。诚如成氏所注："望证、问病、切脉三者相参而得之，可为十全之医。"

师曰：病家人来请云，病人发热，烦极。明日师到，病人向壁卧。此热已去也。设令脉不和，处言已愈。

发热，烦极，则不能静卧。今向壁静卧，知热已去。

设令向壁卧，闻师到，不惊起而盼视，若三言三止，脉之，咽唾者，此诈病也。设令脉自和，处言汝病大重，当须服吐下药，针灸数十百处，乃愈。

诈病者，非善人，以言恐之，使其畏惧，则愈。医者意也，此其是欤？

师持脉，病人欠者，无病也。

《针经》曰：阳引而上，阴引而下，阴阳相引，故欠。阴阳不相引，则病；阴阳相引则和。是欠者，无病也。

脉之，呻者，病也。

呻，为呻吟之声，身有所苦，则然也。

言迟者，风也。

风客于中，则经络急，舌强难运用也。

摇头言者，里痛也。

里有病，欲言，则头为之战摇。

行迟者，表强也。

表强者，由筋络引急，而行步不利也。

坐而伏者，短气也。

短气者，里不和也，故坐而喜伏。

坐而下一脚者，腰痛也。

《内经》曰：腰者，身之大关节也。腰痛，为大关节不利，故坐不能正，下一脚，以缓腰中之痛也。

里实护腹，如怀卵物者，心痛也。

心痛，则不能伸仰，护腹以按其痛。

【点评】以上数节，通过临床举例来突出望诊、闻诊以及四诊合参在准确诊断疾病中的重要性，颇能开人思路。

师曰：伏气之病，以意候之，今月之内，欲有伏气。假令旧有伏气，当须脉之。若脉微弱者，当喉中痛似伤，非喉痹也。病人云：实咽中痛，虽尔今复欲下利。

冬时感寒，伏藏于经中，不即发者，谓之伏气。至春分之时，伏寒欲发，故云今月之内，欲有伏气。假令伏气已发，当须脉之，审在何经。得脉微弱者，知邪在少阴，少阴之脉，循喉咙，寒气客之，必发咽痛；肾司开阖，少阴治在下焦，寒邪内甚，则开阖不治，下焦不约，必成下利。故云：虽尔咽痛，复欲下利。

【点评】"伏气"是言感邪不即发病，邪气伏于体内，过时而发。《伤寒例》所说的"中而即病者，名曰伤寒，不即病者，寒毒藏于肌肤，至春变为温病，至夏变为暑病……。"即是属此。此说源于《内经》"冬伤于寒，春必病温"之理论，后世温病学家在此理论基础上发展成为"伏气""伏毒"发病学说。

"若脉微弱者"，是病在少阴。少阴为病，精气亏虚，至春阳气升发之际，复感温热之邪而触发。因少阴（肾）主司二便，其经脉循喉咙，阴精不足，虚火上炎则当"喉中痛"，亦可热化"复欲下利"。于此，成氏从寒邪解"咽痛"和"复欲下利"之病机，需商榷。

问曰：人病恐怖者，其脉何状？师曰：脉形如循丝，累累然，其面白脱色也。

《内经》曰：血气者，人之神。恐怖者，血气不足，而神气弱也，脉形似循丝，累累然，面白脱色者。《针经》曰：血夺者，色夭然不泽。其脉空虚，是知恐怖，为血气不足。

问曰：人不饮，其脉何类？师曰：其脉自涩，唇口干燥也。

涩为阴，虽主亡津液，而唇口干燥，以阴为主内，故不饮也。

问曰：人愧者，其脉何类？师曰：脉浮，而面色乍白乍赤。

愧者，羞也。愧则神气怯弱，故脉浮，而面色变改不常也。

【点评】"恐怖"与"愧"者，是两种不同情志状态下的表现形式，与心神—血气—脉三者的生理病理密切相关。血气者，人之神。恐怖者，为血气不足，神气弱，则见脉形似循丝，累累然，面白脱色；愧者，为神气怯弱，神不安则血气乱，则见脉浮，面乍白乍赤。

问曰：经说，脉有三菽、六菽重者，何谓也？师曰：脉者，人以指按之，如三菽之重者，肺气也；如六菽之重者，心气也；如九菽之重者，脾气也；如十二菽之重者，肝气也；按之至骨者，肾气也。

菽，豆也。《难经》曰：如三菽之重，与皮毛相得者，肺部也；如六菽之重，与血脉相得者，心部也；如九菽之重，与肌肉相得者，脾部也；如十二菽之重，与筋平者，肝部也；按之至骨，举指来疾者，肾部也。各随所主之分，以候脏气。

【点评】此节之论源于《难经》，文字大同小异。是以指下脉之轻重分候五脏，后世大抵以浮、中、沉分类，即浮取候心肺，中取候脾胃，沉取候肝肾。

假令下利，寸口、关上、尺中，悉不见脉，然尺中时一小见，脉再举头者，肾气也。若见损脉来至，为难治。

《脉经》曰：冷气在胃中，故令脉不通。下利不见脉，则冷气客于脾胃。今尺中时一小见，为脾虚肾气所乘。脉再举头者，脾为肾所乘也。若尺中之脉更或减损，为肾气亦衰，脾复胜之，鬼贼相刑，故云难治。是脾胜不应时也。

【点评】此节例举下利证，强调肾脉的有无，对于判断疾病的预后至关重要。假令下利而至于不见脉，“然尺中时一小见，脉再举头者，肾气也。”是说明肾之生气未绝。若见损脉来至，为“肾气亦衰”，故云难治。

问曰：脉有相乘、有纵、有横、有逆、有顺，何也？师曰：水行乘火，金行乘木，名曰纵；火行乘水，木行乘金，名曰横；水行乘金，火行乘木，名曰逆；金行乘水，木行乘火，名曰顺也。

金胜木，水胜火。纵者，言纵任其气，乘其所胜；横者，言其气横逆，反乘所不胜也。纵横，与恣纵、恣横之意通。水为金子，火为木子，子行乘母，其气逆也；母行乘子，其气顺也。

【点评】此节论述脉有相乘纵横顺逆之变，并以此推断疾病之吉凶。成氏对纵、横、逆、顺含义的解释十分妥切。

问曰：脉有残贼，何谓也？师曰：脉有弦、紧、浮、滑、沉、涩，此六者名曰残贼，能为诸脉作病也。

为人病者，名曰八邪，风寒暑湿伤于外也，饥饱劳逸伤于内也。经脉者，荣卫也。荣卫者，阴阳也。其为诸经脉作病者，必由风寒暑湿，伤于荣卫，客于阴阳之中，风则脉浮，寒则脉紧，中暑则脉滑，中湿则脉涩，伤于阴则脉沉，伤于阳则脉浮。所以谓之残贼者，伤良曰残，害良曰贼，以能伤害正气也。

【点评】所谓“残贼”，是指伤害正气的邪气。成注谓：“伤良曰残，害良为贼。”弦、紧、浮、滑、沉、涩，此六脉为临证之主脉，大略弦为肝逆，紧为寒胜，浮为病表，滑为痰壅，沉为病里，涩为血滞。成氏从风寒暑湿之邪伤于荣卫来解释六种脉象，亦为一说。

问曰：脉有灾怪，何谓也？师曰：假令人病，脉得太阳，与形证相应，因为作汤。比还送汤如食顷，病人乃大吐，若下利，腹中痛。师曰：我前来不见此证，今乃变异，是名灾怪；又问曰：何缘作此吐利？答曰：或有旧时服药，今乃发作，故名灾怪耳。

医以脉证与药相对而反变异，为其灾可怪，故名灾怪。

【点评】成氏对“灾怪”概念的阐释比较确切。本节例举了因“旧时之药不与证合”而产生的灾怪脉证。由此提示，医者临证应详细询问病史，病家述病也应毫无讳隐。只有这样，才能认证准确，施方用药无误，避免“灾怪”脉证的出现。

问曰：东方肝脉，其形何似？师曰：肝者，木也，名厥阴，其脉微弦濡弱而长，是肝脉也。肝脉自得濡弱者，愈也。

《难经》曰：春脉弦者，肝，东方木也，万物始生，未有枝叶，故脉来濡弱而长，故曰弦。是肝之平脉，肝病得此脉者，为肝气已和也。

假令得纯弦脉者，死。何以知之？以其脉如弦直，是肝脏伤，故知死也。

纯弦者，为如弦直而不软，是中无胃气，为真脏之脉。《内经》曰：死肝脉来，急益劲，如新张弓弦。

南方心脉，其形何似？师曰：心者火也，名少阴，其脉洪大而长，是心脉也。心病自得洪大者，愈也。

心王于夏，夏则阳外胜，气血淖溢，故其脉来洪大而长也。

假令脉来微去大，故名反，病在里也。脉来头小本大者，故名覆，病在表也。上微头小者，则汗出；下微本大者，则为关格不通，不得尿。头无汗者可治，有汗者死。

心脉来盛去衰为平，来微去大，是反本脉。《内经》曰：大则邪至，小则平。微为正气，大为邪气。来以候表，来微则知表和；去以候里，去大则知里病。《内经》曰：心脉来不盛去反盛，此为不及，病在中。头小本大者，即前小后大也。小为正气，大为邪气，则邪气先在里，今复还于表，故名曰覆。不云去而止云来者，是知在表。《脉经》曰：在上为表，在下为里。汗者心之液。上微为浮之而微，头小为前小，则表中气虚，故主汗出。下微沉之而微，本大为后大，沉则在里，大则病进。《内经》曰：心为牡脏，小肠为之使，今邪甚下行，格闭小肠，使正气不通，故不得尿，名曰关格。《脉经》曰：阳气上出，汗见于头，今关格正气不通，加之头有汗者，则阳气不得下通而上脱也。其无汗者，虽作关格，然阳未衰，而犹可治。

西方肺脉，其形何似？师曰：肺者金也，名太阴，其脉毛浮也，肺病自得此脉。若得缓迟者，皆愈；若得数者，则剧。何以知之？数者南方火，火克西方金，法当痈肿，为难治也。

轻虚浮曰毛，肺之平脉也。缓迟者，脾之脉，脾为肺之母，以子母相生，故云皆愈；数者，心之脉，火克金，为鬼贼相刑，故剧。肺主皮毛，数则为热，热客皮肤，留而不去，则为痈疡。经曰：数脉不时，则生恶疮。

问曰：二月得毛浮脉，何以处言至秋当死。师曰：二月之时，脉当濡弱，反得毛浮者，故知至秋死。二月肝用事，肝脉属木，应濡弱，反得毛浮者，是肺脉也。肺属金，金来克木，故知至秋死。他皆仿此。

当春时反见秋脉，为金气乘木，肺来克肝，夺王脉而见，至秋肺王，肝气则绝，故知至秋死也。

【点评】以上六节例举了肝、心、肺三脏的平脉形态，即肝脉微弦濡弱而长，心脉洪大而长，肺脉毛浮。并辨析了各脏出现的病脏脉及死脏脉的特征。成氏引证《内经》《难经》《脉经》等经典理论予以注解和阐释，其义更加明彻。

师曰：脉，肥人责浮，瘦人责沉。肥人当沉，今反浮；瘦人当浮，今反沉，故责之。

肥人肌肤厚，其脉当沉；瘦人肌肤薄，其脉当浮。今肥人脉反浮，瘦人脉反沉，必有邪气相干，使脉反常，故当责之。

【点评】人的形体与脉象相关。此节以胖人、瘦人为例，提示形体的厚薄对脉象的影响。成氏把脉象与形体厚薄反常的原因归责为“有邪气相干”，有启发意义。

师曰：寸脉下不至关，为阳绝；尺脉上不至关，为阴绝。此皆不治，决死也。若计其余命死生之期，期以月节克之也。

《脉经》曰：阳生于寸，动于尺；阴生于尺，动于寸。寸脉下不至关者，为阳绝，不能下应于尺也；尺脉上不至关者，为阴绝，不能上应于寸也。《内经》曰：阴阳离决①，精气乃绝。此阴阳偏绝，故皆决死。期以月节克之者，谓如阳绝死于春夏，阴绝死于秋冬。

【点评】此节论述阴阳偏绝的脉象及疾病的预后。

师曰：脉病人不病，名曰行尸，以无王气，卒眩仆不识人者，短命则死。人病脉不病，名曰内虚，以无谷神，虽困无苦。

脉者，人之根本也。脉病人不病，为根本内绝，形虽且强，卒然气绝，则眩运僵仆而死，不曰行尸而何？人病脉不病，则根本内固，形虽且羸，止内虚尔。谷神者，谷气也。谷气既足，自然安矣。《内经》曰：形气有余，脉气不足死；脉气有余，形气不足生。

【点评】脉者，人之根本也。人病是言形病，反映为“症状”；脉病反映为“病脉”。一般说来，形病与脉病相应。此节论述疾病在形脉不相应的情况下，脉象对预后的诊断犹为重要。这段论述与《素问·方盛衰论》“形气有余，脉气不足死；脉气有余，形气不足生”的涵义是一致的。

---

① 决：原作“缺”，据《素问·生气通天论》与赵本改。余同。

问曰：翕奄沉，名曰滑，何谓也？沉为纯阴，翕为正阳，阴阳和合，故令脉滑。关尺自平，阳明脉微沉，食饮自可。少阴脉微滑，滑者紧之浮名也，此为阴实，其人必股内汗出，阴下湿也。

脉来大而盛，聚而沉，谓之翕奄沉，正如转珠之状也。沉为脏气，故曰纯阴，翕为腑气，故曰正阳。滑者，阴阳气不为偏胜也。关尺自平，阳明脉微沉者，当阳部见阴脉，则阴偏胜而阳不足也。阳明胃脉，胃中阴多，故食饮自可。少阴脉微滑者，当阴部见阳脉，则阳偏胜而阴不足也，以阳凑阴分，故曰阴实。股与阴，少阴之部也，今阳热凑阴，必熏发津液，泄达于外，股内汗出而阴下湿也。

【点评】此节论述滑脉之象。原文提出“翕奄沉，名曰滑。”成氏释曰：“脉来大而盛，聚而沉，谓之翕奄沉，正如转珠之状也。”翕，《说文》“起也”，浮升之意。可见成注与《说文》相一致。这也与《脉经》言滑脉为“流利展转”，《脉简补义》谓“滑者脉之浮沉起伏，婉转流利也”正相吻合。对于“沉为纯阴，翕为正阳，阴阳和合，故令脉滑”句，成氏从沉为脏气、翕为腑气释之，其意虽然可通，但有失太泛之嫌。张锡驹在《伤寒论直解》注：“此节言少阴阳明为脉生始之源，阴阳之主，宜两相和合也。……纯阴，少阴也；正阳，阳明也。少阴与阳明两相和合，故令脉翕而忽沉也。”此解恰与后文所述“阳明脉”“少阴脉”相互应，较为妥切。

前段是言阴阳和合的滑脉。自“关尺自平”至结尾这一段，成氏是从滑脉的病脉来释义的，即阳明脉微沉，是“阴偏胜而阳不足”，表现为食饮自可；少阴脉微滑，是“阳偏盛而阴不足”，症见股内汗出而阴下湿。显然，此释义令人费解。张锡驹《伤寒论直解》则把此段分为两部分来解读：一是自“关尺自平”至“少阴脉微滑”，是言阴阳和合的滑脉。谓“关主阳明，尺主少阴，阳明脉微沉，阳中有阴，关自平也。少阴脉微滑，阴中有阳，尺自平也。关尺平，阴阳和，则食欲自可也。”二是自“滑者紧之浮名也”，至句末，是言阴阳不和合的滑脉，紧为阴，此为“少阴不与阳明相合而阴自实也”。《刘渡舟伤寒论专题讲座》又从临床实际对此加以解读，认为“滑者，紧之浮名也”，反映出“滑有紧脉浮而有力”的特点，这是阴中阳气太盛的滑脉。少阴里有阳热的实邪为病，一个是股内汗出，一个是阴下湿。

问曰：曾为人所难，紧脉从何而来？师曰：假令亡汗、若吐，以肺里寒，故令脉紧也。假令咳者，坐饮冷水，故令脉紧也。假令下利，以胃中虚冷，故令脉紧也。

《金匮要略》曰：寒令脉急。经曰：诸紧为寒。

【点评】此节论述紧脉形成的三个原因，一是误治，包括误汗、误吐，伤阳而肺寒；一是形寒饮冷伤肺而咳；一是胃中虚冷而下利，三者皆与寒邪有关。故成氏引经据典，以“寒令脉急”“诸紧为寒”总括之。

寸口卫气盛，名曰高。

高者，暴狂而肥。《内经》曰：阴不胜其阳，则脉流薄疾，并乃狂。卫为阳气，卫盛而暴狂者，阴不胜阳也。《针经》曰：卫气者，所以温分肉、充皮毛、肥腠理、司开阖者也。卫气盛，为肥者气盛于外也。

荣气盛，名曰章。

章者，暴泽而光，荣者，血也，荣华于身者也。荣胜故身暴光泽也。

高章相搏，名曰纲。

纲者，身筋急脉直，荣卫俱盛，则筋络满急。

卫气弱，名曰惵。

惵者，心中气动迫怯。卫出上焦，弱则上虚，而心中气动迫怯也。

荣气弱，名曰卑。

卑者，心中常自羞愧。《针经》曰：血者，神气也。血弱则神弱，故常自羞愧。

惵卑相搏，名曰损。

损者，五脏六腑之虚惙也。卫以护阳，荣以养阴，荣卫俱虚，则五脏六腑失于滋养，致俱乏气虚惙也。

【点评】卫主气为阳，荣主血为阴。邪气盛则实，精气夺则虚。以邪气盛言：卫气盛则为高，荣气盛则为章，荣卫气俱盛则为纲。以精气夺言：卫气弱为惵，荣气弱为卑，荣卫气俱弱则为损。总之，高、章、纲，是"邪气盛则实"的病机反应与脉象描述；惵、卑、损，是"精气夺则虚"的病机反应与脉象描述。

卫气和，名曰缓。

缓者，四肢不能自收。卫气独和，不与荣气相谐，则荣病。《内经》曰：目受血而能视，足受血而能步，掌受血而能握，指受血而能摄，四肢不收，由荣血病，不能灌养故也。

荣气和，名曰迟。

迟者，身体重，但欲眠也。荣气独和，不与卫气相谐，则卫病，身体重而眠。欲眠者，卫病而气不敷布也。

迟缓相搏，名曰沉。

沉者，腰中直，腹内急痛，但欲卧，不欲行，荣气独和于内，卫气独和于外，荣卫不相和谐，相搏而为病。腰中直者，卫不利于外也；腹内痛者，荣不和于内也；但欲卧不欲行者，荣卫不营也。

【点评】对于"平脉法"的"卫气和名曰缓，荣气和名曰迟，迟缓相搏名曰沉"，成注是从荣气、卫气的病理反应来认识的，释"和"为"独和"，是不和谐的表现形式。但后世注家多从"荣卫气和”这一生理层面来解释，“缓”，中和之象；“迟”，从容之意，这是“卫气和”与“荣气和”的表现。而“沉”是“荣卫气和”的表现，诚如黄坤载所指出：“人之元气宜秘，不宜泄，泄则浮而秘则沉。”这也符合《素问·生气通天论》“阴阳之要，阳密乃固，阴平阳秘，精神乃治”之要旨。

寸口脉缓而迟，缓则阳气长，其色鲜，其颜光，其声商，毛发长。迟则阴气盛，骨髓生，血满，肌肉紧薄鲜硬。阴阳相抱，荣卫俱行，刚柔相搏，名曰强也。

缓为胃脉，胃合卫气，卫温分肉、充皮毛、肥腠理、司开阖，卫和气舒，则颜色光润、声清、毛泽矣。迟为脾脉，脾合荣气，荣养骨髓，实肌肉、濡筋络、利关节，荣和血满，则骨正髓生，肌肉紧硬矣。阴阳调和，二气相抱，而不相戾，荣卫流通，刚柔相得，是为强壮。

【点评】“寸口脉缓而迟，缓则阳气长……迟则阴气盛”，与前文“卫气和名曰缓，荣气和名曰迟”相互对应，是机体荣卫相合，阴阳相抱而和谐的生理状态的表现。

趺阳脉滑而紧，滑者胃气实，紧者脾气强。持实击强，痛还自伤，以手把刃，坐作疮也。

趺阳之脉，以候脾胃。滑则谷气实，是为胃实；紧则阴气胜，是为脾强。以脾胃一实一强，而相搏击，故令痛也。若一强一弱相搏，则不能作痛。此脾胃两各强实相击，脏腑自伤而痛，譬若以手把刃而成疮，岂非自贻其害乎。

【点评】趺阳脉主候脾胃之病。原文曰：“趺阳脉滑而紧，滑者胃气实，紧者脾气强。”这里的“胃气”与“脾气”非指脾胃之正气，乃言胃中谷气实，脾脏邪气盛。其证表现为宿食积滞、大便秘结之类。

寸口脉浮而大，浮为虚，大为实。在尺为关，在寸为格。关则不得小便，格则吐逆。

经曰：浮为虚。《内经》曰：大则病进。浮则为正气虚，大则为邪气实。在尺，则邪气关闭下焦，里气不得下通，故不得小便；在寸，则邪气格拒上焦，使食不得入，故吐逆。

趺阳脉伏而涩，伏则吐逆，水谷不化，涩则食不得入，名曰关格。

伏则胃气伏而不宣，中焦关格，正气壅塞，故吐逆而水谷不化；涩则脾气涩而不布，邪气拒于上焦，故食不得入。

【点评】“寸口脉浮而大”与“趺阳脉伏而涩”，均主关格。“关格”之病，关则不得小便，格则吐逆。在这里，寸口脉主论上中下三焦气机不通，趺阳脉专论中焦气机不通。

脉浮而大，浮为风虚，大为气强，风气相搏，必成瘾疹，身体为痒。痒者名泄风，久久为痂癞。

痂癞者，眉少、发稀，身有干疮而腥臭。《内经》曰：脉风成疠。

【点评】此节论述风邪伤于皮肤经脉所出现的病变。邪风客于皮肤，则发瘾疹；入于经络血脉，则形成痂癞。痂癞者，如成氏所注，为疠风，大致相当于西医学所说的麻风病。

此节尚见于《金匮要略·水气病脉证并治》中，只是“浮大”为“浮洪”。云“脉浮而洪，浮则为风，洪则为气，风气相搏，风强则为隐疹，身体为痒，痒为泄风，久为痂癞。”

寸口脉弱而迟，弱者卫气微，迟者荣中寒。荣为血，血寒则发热；卫为气，气微者，心内饥，饥而虚满不能食也。

卫为阳，荣为阴。弱者，卫气微，阳气不足也；迟者，荣中寒，经中客邪也，荣客寒邪，搏而发热也。阳气内微，心内虽饥，饥而虚满不能食也。

【点评】此节以寸口脉弱而迟，论述荣卫虚寒之病的证候。卫气微，脾胃阳气虚弱，故见“饥而虚满不能食”。对于“荣为血，血寒则发热”句，成氏随文释义，言“荣客寒邪，搏而发热也。”似难令人信服。后世注解对此又有两解：一是血虚发热。如张锡驹《伤寒论直解》释“荣为血，阴虚者阳必凑之，故血寒则发热。”程知《伤寒经注》释“荣寒不足，则虚而生热。”方仲行、刘渡舟亦认为“荣中寒”之“寒”是言“虚”，即荣中虚，“血寒则发热”当指血虚则发热。二是虚寒在里，格阳于外，虚阳外浮之“热”。此解见于《姜建国伤寒一得》。可供参考。

趺阳脉大而紧者，当即下利，为难治。

大为虚，紧为寒，胃中虚寒，当即下利，下利脉当微小，反紧者邪胜也，故云难治。经曰：下利脉大者，为未止。

【点评】此节论述正虚邪盛之下利为难治之证。

寸口脉弱而缓，弱者阳气不足，缓者胃气有余。噫而吞酸，食卒不下，气填于膈上也。

弱者，阳气不足。阳能消谷，阳气不足，则不能消化谷食。缓者，胃气有余，则胃中有未消谷物也，故使噫而吞酸，食卒不下，气填于膈上也。《金匮要略》曰：中焦未和，不能消谷，故令噫。

【点评】此节论述胃阳不足，不能消谷而食滞的脉证。“缓者胃气有余”，并非指胃之正气强盛，而是言胃之病理，即成氏所注：“胃中有未消谷物也。”

趺阳脉紧而浮，浮为气，紧为寒。浮为腹满，紧为绞痛。浮紧相搏，肠鸣而转，转即气动，膈气乃下。少阴脉不出，其阴肿大而虚也。

浮为胃气虚，紧为脾中寒，胃虚则满，脾寒则痛，虚寒相搏，肠鸣而转，转则膈中之气，因而下泄也。若少阴脉不出，则虚寒之气，至于下焦，结于少阴，而聚于阴器，不得发泄，使阴肿大而虚也。

【点评】此节论述中焦虚寒病变进而影响至少阴为病。“脏寒生满病”，脾胃阳虚，寒气内盛，则致腹满、绞痛、肠鸣、气动等症。若中焦虚寒，影响到下焦，结于少阴，则少阴脉不出，阴肿大而虚。黄竹斋《伤寒杂病论会通精纂》引方仲行注：“少阴之脉循阴器而主水，脉不出，其阴肿大，正虚邪实，水不得泄，盖趺阳之上败而少阴无所制也。”

寸口脉微而涩，微者卫气不行，涩者荣气不逮①。荣卫不能相将，三焦无所仰，身体痹不仁。荣气不足，则烦疼，口难言；卫气虚，则恶寒数欠。三焦不归其部，上焦不归者，噫而酢吞；中焦不归者，不能消谷引食；下焦不归者，则遗溲。

人养三焦者血也，护三焦者气也。荣卫俱损，不能相将而行，三焦无所依仰，身体为之顽痹而不仁。《内经》曰：荣气虚而不仁。《针经》曰：卫气不行，则为不仁。荣为血，血不足则烦疼；荣属心，荣弱心虚则口难言。卫为阳，阳微则恶寒；卫为气，气虚则数欠。三焦因荣卫不足，无所依仰，其气不能归其部。《金匮要略》曰：上焦竭，善噫；上焦受中焦气，中焦未和，不能消谷，故令噫耳；下焦竭，即遗溺失便。以上焦在膈上，物未化之分也，不归者不至也，上焦之气不至其部，则物未能传化，故噫而酢吞。中焦在胃之中，主腐熟水谷，水谷化则思食，中焦之食不归其部，则水谷不化，故云不能消谷引食。下焦在膀胱上口，主分别清浊。溲，小便也。下焦不归其部，不能约制溲便，故遗溲。

【点评】此节论述荣卫不足影响三焦不归其部的病机及证候。荣卫俱损，不能相将互助，三焦无所仰，是“三焦不归其部”的

---

① 荣气不逮：即荣气不足之意。逮，《说文》：“及也”。

基本病机。

跌阳脉沉而数，沉为实，数消谷。紧者，病难治。

沉为实者，沉主里也。数消谷者，数为热也。紧为肝脉，见于脾部，木来克土，为鬼贼相刑，故云难治。

【点评】趺阳脉沉而数，是脾胃有实热，症见消谷善饥。“紧者，病难治”句过简，历代医家各有见解。成氏从紧为肝脉，见于脾土，木来克土，为鬼贼相刑解释。《伤寒论直解》认为，此紧从数中来，即弦数之脉，非紧为寒之紧也。《医宗金鉴》则认为“沉紧为里寒，则为残伤胃气之诊，故曰难治。”仅依据原文，上述各家观点难分是非，可结合具体情况作具体分析。

寸口脉微而涩，微者卫气衰，涩者荣气不足。卫气衰，面色黄；荣气不足，面色青。荣为根，卫为叶。荣卫俱微，则根叶枯槁，而寒栗咳逆，唾腥吐涎沫也。

卫为气，面色黄者，卫气衰也；荣为血，面色青者，荣血衰也。荣行脉中为根，卫行脉外为叶。荣为阴，卫为阳；荣为根，卫为叶。根叶俱微，则阴阳之气内衰，致生寒栗而咳逆，唾腥吐涎沫也。

趺阳脉浮而芤，浮者卫气衰，芤者荣气伤，其身体瘦，肌肉甲错，浮芤相搏，宗气衰微，四属断绝。

经曰：卫气盛，名曰高。高者，暴狂而肥。荣气盛，名曰章。章者，暴泽而光。其身体瘦而不肥者，卫气衰也；肌肉甲错而不泽者，荣气伤也。宗气者，三焦归气也。四属者，皮肉脂髓也。荣卫衰伤则宗气亦微，四属失所滋养，致断绝矣。

【点评】“寸口脉微而涩”和“趺阳脉浮而芤”，均主卫气衰，荣气不足。荣卫皆脾土精微所化，脾土已败，“荣卫俱微”，不能生金，故症见“寒栗咳逆，唾腥吐涎沫也。”宗气衰微，筋脉肌肉失养，故症见身体瘦，肌肉甲错。

寸口脉微而缓，微者卫气疏，疏则其肤空；缓者胃气实，实则谷消而水化也。谷入于胃，脉道乃行，而入于经，其血乃成。荣盛，则其肤必疏，三焦绝经，名曰血崩。

卫为阳，微为亡阳。脉微者，卫气疏，卫温分肉、肥腠理，卫气既疏，皮肤不得温肥，则空虚也。经曰：缓者胃气有余，有余为实，故云缓者胃气实。《内经》曰：食入于胃，淫精于脉，是谷入于胃，脉道乃行也。《针经》曰：饮而液渗于络，合和于血，是水入于经，其血乃成也。胃中谷消水化而为血气，今卫疏荣盛，是荣气强而卫气弱也。卫气弱者，外则不能固密皮肤而气为[①]之疏，内则不能卫护其血，而血为之崩。经，常也。三焦者，气之道路。卫气疏，则气不循常度，三焦绝其常度也。

【点评】荣卫宜相将而不宜偏盛。此节讨论寸口脉微而缓，主卫气微而荣血盛为病。诚如成氏所言："今卫疏荣盛，是荣气强而卫气弱也。"由此导致卫气不能卫护阴血，而形成血崩之证。

趺阳脉微而紧，紧则为寒，微则为虚，微紧相搏，则为短气。

中虚且寒，气自短矣。

少阴脉弱而涩，弱者微烦，涩者厥逆。

烦者热也。少阴脉弱者，阴虚也。阴虚则发热，以阴部见阳脉非大虚也，故生微烦。厥逆者，四肢冷也。经曰：阴阳不相顺接便为厥，厥者手足厥冷是也。少阴脉涩者，阴气涩不能与阳相顺相接，故厥逆也。

【点评】《医宗金鉴》注释本节为："弱者肾阴虚，故微烦也；涩者脉道滞，故肢冷也。"更为简明扼要。

趺阳脉不出，脾不上下，身冷肤硬。

① 为：原作"谓"，据赵本改。

脾胃为荣卫之根，脾能上下，则水谷消磨，荣卫之气得以行。脾气虚衰不能上下，则荣卫之气不能通营于外，故趺阳脉不出。身冷者，卫气不温也。肤硬者，荣血不濡也。

【点评】趺阳脉不出，反映为脾胃升降不能，荣卫气血化生不足，濡养温煦功能失职，则发身冷肤硬。

少阴脉不至，肾气微，少精血，奔气促迫，上入胸膈，宗气反聚，血结心下，阳气退下，热归阴股，与阴相动，令身不仁，此为尸厥。当刺期门、巨阙。

尸厥者，为其从厥而生，形无所知，其状若尸，故名尸厥。少阴脉不出，则厥气客于肾，而肾气微，少精血，厥气上奔，填塞胸膈，壅遏阳气，使宗气反聚，而血结心下。《针经》曰：五谷入于胃，其糟粕、津液、宗气，分为三隧。宗气积于胸中出于喉咙，以贯心肺，而行呼吸。又曰：荣气者，泌其津液注之于脉，化而为血，以营四末。今厥气大甚，宗气反聚而不行，则绝其呼吸，血结心下而不流，则四体不仁。阳气为厥气所拥，不能宣发，退下至阴股间，与阴相动。仁者柔也，不仁者，言不柔和也，为寒热痛痒俱不觉知者也。阳气外不为使，内不得通，荣卫俱不能行，身体不仁，状若尸也。《内经》曰：厥气上行，满脉去形，刺期门者，以通心下结血；刺巨阙者，以行胸中宗气，血气流通，厥气退，则苏矣。

【点评】此节论述少阴脉不至而形成尸厥的脉证、治法。尸厥病发在于少阴精血不足，厥气上奔，胸膈气聚，血结心下，当治以通“厥”为急。正如成氏所注：“刺期门者，以通心下结血；刺巨阙者，以行胸中宗气，血气流通，厥气退，则苏矣。”

寸口脉微，尺脉紧，其人虚损多汗，知阴常在，绝不见阳也。

寸微为亡阳，尺紧为阴胜。阳微阴胜，故云虚损。又加之多汗，则愈损阳气，是阴常在，而绝不见阳也。

【点评】此节论述寸微尺紧为虚损多汗之证。寸微为亡阳，尺紧为阴胜，阴盛阳亡，以致其人虚损多汗。

寸口诸微亡阳，诸濡亡血，诸弱发热，诸紧为寒。诸乘寒者，则为厥，郁冒不仁，以胃无谷气，脾涩不通，口急不能言，战而栗也。

卫，阳也。微为卫气微，故云亡阳。荣，血也。濡为荣气弱，故云亡血。弱为阴虚，虚则发热。紧为阴胜，故为寒。诸乘寒者，则阴阳俱虚，而为寒邪乘之也。寒乘气虚，抑伏阳气不得宣发，遂成厥也。郁冒，为昏冒不知人也。不仁，为强直而无觉也，为尸厥焉。以胃无谷气，致脾涩不通于上下，故使口急，不能言。战者，寒在表也；栗者，寒在里也。

【点评】此节分别列举寸口脉微、濡、弱、紧四种脉的各自主病。诸微主阳气虚；诸濡主亡血；诸弱主阴虚，阴虚阳亢则热；诸紧主寒。对于“诸乘寒者”，成注为“阴阳俱虚，而为寒邪乘之也”，切中经义。

问曰：濡弱何以反适十一头，师曰：五脏六腑相乘故令十一。

濡弱者，气血也。往反有十一头，头者，五脏六腑共有十一也。

【点评】此节“濡弱”非言濡脉与弱脉，只取其软而柔和之意。如《内经》：“脉弱以滑，是有胃气。”即言滑而应指柔和，是有胃气之象。五脏六腑皆借胃气而生，五脏六腑之脉又皆以有胃气为贵，这就是“濡弱何以反适十一头”的道理所在。成注“濡弱者，气血也”，其理亦通。

问曰：何以知乘腑，何以知乘脏。师曰：诸阳浮数为乘腑，诸阴迟涩为乘脏也。

腑，阳也。阳脉见者，为乘腑也。脏，阴也，阴脉见者，为乘脏也。

【点评】成氏从腑为阳，脏为阴，解释“乘腑”“乘脏”之义，简单明了。浮数之脉属阳脉，以应腑病；迟涩之脉属阴脉，以应脏病。

释 音

见音现，下同 谵职廉切，病人寐而自语也 剧竭戟切，甚也 鞕音硬，下同 洒淅上所下切，下音析，寒惊貌① 恶乌路切 呴香句切，嘘气往来也 濡汝朱切，润也 阖音合 躁子到切，动也 蔼于盖切 瞥匹灭切 萦于营切 驶音夬，疾貌 痞音备 而濡音软，柔也 转索上株恋切，下苏各切 濈阻立切，汗出和也 趺音夫 腐音府，烂也 燥苏到切，干也 噫乙界切 烁式灼切 溲所留切，溺也 絷直立切 侠音协，又音夹 黧力支切，色黑而黄也 饲音噎，义同 哕于月切，逆气也 衄女六切 慄音栗，惧皃 邪中音众 混胡困切，浊乱也 拂郁上音佛，下音熨 痈于容切 嗢乙骨切，嗢咽也 豚徒浑切 盍音合 圊七情切，厕也 湫子由切，又子小切 龂鱼斤切 縻音迷 悍胡旦切 眦静计切 参差上初簪切，下楚宜切 铨七全切 铢音殊 滀音畜，水聚也 其差楚懈切 呻音申 卵卢管切 咙力公切，喉咙也 菽音叔，豆也 劲居正切，健也 淖奴教切 覆芳救切 牝脏上毗忍切，下本②浪切，阴脏也 疡以羊切

僵仆上音姜，下音副 翕奄上音吸，下音掩 见阳音现 股音古，髀③也 惵徒颊切，动惧皃 谐音鞋，和也 戾音利 痂癞上音加，下力代切 噫乌介切 酢音醋 冒音帽，昏冒也 芤苦侯切

---

① 貌：原作“皃”，据赵本改。下同。

② 本：赵本作“才”。

③ 髀：原作“脾”，据赵本改。

卷 二

伤寒例第三

【点评】《伤寒例》亦是一篇颇为争议的部分。有认为出自仲景之手；有认为是王叔和所作；有认为尽管其中有王叔和所语，但也不乏仲景之辞。但多数医家认为此例为王叔和所作。

综观《伤寒例》全篇，主要讨论外感疾病的病因、发病、分类、论治原则及预后等基本问题，是外感疾病不可忽视的重要内容。全篇内容主要有两部分。第一部分论述了天时、季节、气候、土地与伤寒时气病的关系。第二部分主要根据《素问·热论》原文以释证候，在引证原文的基础上做了若干发挥，尤其是对温热病理论的阐发，实为温病学说的先导，有重要的学术价值。成氏对《伤寒例》做了全面注解。

《阴阳大论》云：春气温和，夏气暑热，秋气清凉，冬气冷冽，此则四时正气之序也。

春夏为阳，春温夏热者，阳之动，始于温，盛于暑故也。秋冬为阴，秋凉而冬寒者，以阴之动，始于清，盛于寒故也。

【点评】成氏用阴阳理论来说明四时之序。春温夏热，为阳之动；秋凉冬寒，为阴之动。

冬时严寒，万类深藏，君子固密，则不伤于寒。触冒之者，乃名伤寒耳。

冬三月纯阴用事，阳乃伏藏，水冰地坼[1]，寒气严凝，当是之时，善摄生者，出处固密，去寒就温，则不伤于寒。其涉寒冷，触冒霜雪为病者，谓之伤寒也。

【点评】此节论述伤寒病的成因和预防方法。冬时严寒，万物深藏，善养生者，应该固密养藏，去寒就温。否则，一旦冒犯了寒邪之气，就会得伤寒。这个伤寒是指狭义之伤寒。

其伤于四时之气，皆能为病。

春风、夏暑、秋湿、冬寒，谓之四时之气。

以伤寒为毒者，以其最成杀厉之气也。

热为阳，阳主生，寒为阴，阴主杀。阴寒为病，最为肃杀毒厉之气。

【点评】虽然伤于四时之气皆能为病，但阴寒之气是最为肃杀毒厉之气，故称伤寒为毒。正因于此，《伤寒论》对其论述也最为详尽。

中而即病者，名曰伤寒；不即病者，寒毒藏于肌肤，至春变为温病，至夏变为暑病。暑病者，热极重于温也。

《内经》曰：先夏至日为温病，后夏至日为暑病。温暑之病，本伤于寒而得之，故太医均谓之伤寒也。

【点评】原文提出“中而即病者，名曰伤寒”，而对于“不即病者，寒毒藏于肌肤，至春变为温病，至夏变为暑病”者，后世解作“伏气为病”。《素问·热论》有“今夫热病者，皆伤寒之类也。”《难经》谓：“伤寒有五，有中风，有伤寒，有湿温，有热病，有

① 坼：原作“拆”，赵本改。

温病。"成氏遵经之旨，言温暑之病，本伤于寒而得之，故谓之伤寒。可见此伤寒为广义之伤寒。

是以辛苦之人，春夏多温热病，皆由冬时触寒所致，非时行之气也。凡时行者，春时应暖，而复大寒；夏时应大热，而反大凉；秋时应凉，而反大热；冬时应寒，而反大温。此非其时而有其气，是以一岁之中，长幼之病多相似者，此则时行之气也。

四时气候不正为病，谓之时行之气。时气所行为病，非暴厉之气，感受必同，是以一岁之中，长幼之病多相似也。

【点评】此节提出伤寒发病与时行之气发病之不同。伤寒发病，尽管有中而即病和"伏气为病"之不同，但都是伤于"四时正气"为病。而时行之气是"四时气候不正为病"，后世称之为"时行温病"，其发病特点是"以一岁之中，长幼之病多相似也。"《医宗金鉴·伤寒心法要诀》依据"伤寒例"概之歌诀为："春温夏热秋清凉，冬气冷冽令之常，伤之四时皆正病，非时有气疫为殃。"

夫欲候知四时正气为病，及时行疫气之法，皆当按斗历占之。

四时正气者，春风、夏暑、秋湿、冬寒是也。时行者，时行之气是也。温者，冬时感寒，至春发者是也。疫者，暴厉之气是也。占前斗建，审其时候之寒温，察其邪气之轻重而治之，故下文曰：

【点评】前文提出伤寒发病与时行之气发病之不同，本节"言欲候知四时正气为病，及时行疫气之法，皆当按斗历占之。"

九月霜降节后，宜渐寒，向冬大寒，至正月雨水节后，宜解也。所以谓之雨水者，以冰雪解而为雨水故也。至惊蛰二月节后，气渐和暖，向夏大热，至秋便凉。

冬寒、春温、夏热、秋凉，为四时之正气也。

从霜降以后，至春分以前，凡有触冒霜露，体中寒即病者，谓之伤寒也。

九月十月，寒气尚微，为病则轻；十一月十二月，寒冽已严，为病则重；正月二月，寒渐将解，为病亦轻。此以冬时不调，适有伤寒之人，即为病也。此为四时正气，中而即病者也。

【点评】以上两节从气候学的角度论冬令伤寒，即被冬令所伤，触冒霜露，体中寒即病。成氏提出，伤寒病之轻重与气候寒冷程度之轻重有关，对认识伤寒病症有一定的理论启发意义。

其冬有非节之暖者，名曰冬温。冬温之毒，与伤寒大异，冬温复有先后，更相重沓，亦有轻重，为治不同，证如后章。

此为时行之气，前云：冬时应寒而反大温者是也。

【点评】此节论述冬温和伤寒的不同。“其冬有非节之暖者，名曰冬温”，故成氏释为“此为时行之气”。

从立春节后，其人无暴大寒，又不冰雪，而有人壮热为病者，此属春时阳气，发于冬时伏寒，变为温病。

此为温病也。《内经》曰：冬伤于寒，春必病温。

【点评】冬伤于寒，春必温病。此节论述伏气为病。

从春分以后，至秋分节前，天有暴寒者，皆为时行寒疫也。三月四月，或有暴寒，其时阳气尚弱，为寒所折，病热犹轻；五月六月，阳气已盛，为寒所折，病热则重；七月八月，阳气已衰，为寒所折，病热亦微。其病与温及暑病相似，但治有殊耳。

此为疫气也。是数者，以明前斗历之法，占其随时气候，发病寒热轻重不同耳。

【点评】此节论述寒疫为病。

十五日得一气，于四时之中，一时有六气，四六名为二十四气也。

节气十二，中气十二，共二十四。《内经》曰：五日谓之候，三候谓之气，六气谓之时，四时谓之岁。

然气候亦有应至而不至，或有未应至而至者，或有至而太过者，皆成病气也。

疑漏或有至而不去，此一句按《金匮要略》曰：有未至而至，有至而不至，有至而不去，有至而太过，何故也。师曰：冬至之后，甲子夜半，少阳起。少阴①之时，阳始生，天得温和，以未得甲子，天因温和，此为未至而至也；以得甲子，而天未温和，此为至而不至也；以得甲子，天大寒不解，此为至而不去也；以得甲子，而天温如盛夏五六月时，此为至而太过也。《内经》曰：至而和则平，至而甚则病，至而反者病，至而不至者病，未至而至者病。即是观之，脱漏明矣。

但天地动静，阴阳鼓击者，各正一气耳。

《内经》曰：阴阳者，天地之道。清阳为天，动而不息；浊阴为地，静而不移。天地阴阳之气，鼓击而生，春夏秋冬，寒热温凉，各正一气也。

【点评】春夏秋冬，寒热温凉，都有其自然规律，即四时“各正一气”耳。

是以彼春之暖，为夏之暑；彼秋之忿，为冬之怒。

春暖为夏暑，从生而至长也；秋忿为冬怒，从肃而至杀也。

是故冬至之后，一阳爻生，一阴爻降也。夏至之后，一阳气下，一阴气上也。

十月六爻皆阴，坤卦为用，阴极阳来，阳生于子。冬至之后，一

① 少阴：应作“少阳”。

阳爻升，一阴爻降，于卦为复，言阳气得复也。四月六爻皆阳，乾卦为用，阳极阴来，阴生于午。夏至之后，一阳气下，一阴气上，于卦为姤，言阴则遇阳也。《内经》曰：冬至四十五日，阳气微上，阴气微下；夏至四十五日，阴气微上，阳气微下。

【点评】此节用《易经》卦爻的阴阳消长来说明阴阳之气的升降变化。

斯则冬夏二至，阴阳合也；春秋二分，阴阳离也。

阳生于子，阴生于午，是阴阳相接，故曰合。阳退于酉，阴退于卯，是阴阳相背，故曰离。《内经》曰：气至之谓至，气分之谓分。至则气同，分则气异。

阴阳交易，人变病焉。

天地阴阳之气，既交错而不正，人所以变病。《内经》曰：阴阳相错而变由生也。

此君子春夏养阳，秋冬养阴，顺天地之刚柔也。

《内经》曰：养生者必顺于时，春夏养阳，以凉以寒；秋冬养阴，以温以热。所以然者，从其根故也。

小人①触冒，必婴②暴疹。须知毒烈之气，留在何经，而发何病，详而取之。

不能顺四时调养，触冒寒温者，必成暴病。医者当在意审详而治之。

【点评】《内经》曰："气至之谓至，气分之谓分"，一年四季有"二至二分"。冬夏二至是阴阳合，春秋二分是阴阳离。这些都是阴阳的变化，是气候的客观规律。天人相应，人处在阴阳气交变化之中，就要受阴阳变化的影响。如果人能适应四时之阴

---

① 小人：这里是相对"君子"而言，是指不懂养生的人。

② 婴：作遭受、遇到解。

阳，就不生病，反之就会生病。由于阴阳的交易、交错、气候的变化会使人生病，所以，善养生者，就要春夏养阳，秋冬养阴，顺天地之刚柔。

是以春伤于风，夏必飧泄；夏伤于暑，秋必病疟；秋伤于湿，冬必咳嗽；冬伤于寒，春必病温。此必然之道，可不审明之。

当春之时，风气大行。春伤于风，风气通于肝，肝以春适王，风虽入之，不能即发，至夏肝衰，然后始动。风淫末疾，则当发于四肢。夏以阳气外盛，风不能外发，故攻内而为飧泄。飧泄者，下利米谷不化，而色黄。当秋之时，湿气大行。秋伤于湿，湿则干于肺，肺以秋适王，湿虽入之，不能即发，至冬肺衰，然后湿始动也。雨淫腹疾，则当发为下利。冬以阳气内固，湿气不能下行，故上逆而为咳嗽。当夏之时，暑气大行，夏伤于暑，夏以阴为主内，暑虽入之，势未能动，及秋阴出，而阳为内主，然后暑动搏阴而为痎疟。痎者二日一发，疟者一日一发。当冬之时，寒气大行，冬伤于寒，冬以阳为主内，寒虽入之，势未能动，及春阳出而阴为内主，然后寒动搏阳而为温病。是感冒四时正气为病必然之道。

【点评】此节论述四时之邪伤人形成伏气为病的规律，即春伤于风，夏必飧泄；夏伤于暑，秋必病疟；秋伤于湿，冬必咳嗽；冬伤于寒，春必病温。

伤寒之病，逐日浅深，以施方治。

《内经》曰：未满三日者，可汗而已；其满三日者，可泄而已。

今世人伤寒，或始不早治，或治不对病，或日数久淹，困乃告医。医人又不依次第而治之，则不中病。皆宜临时消息制方，无不效也。今搜采仲景旧论，录其证候诊脉声色，对病真方，有神验者，拟防世急也。

仲景之书，逮今千年而显用于世者，王叔和之力也。

【点评】“今搜采仲景旧论，录其证候诊脉声色，对病真方，有神验者，拟防世急也。”一句是王叔和整理张仲景著作的最好注脚。所以成无己直言：“仲景之书，逮今千年而显用于世者，王叔和之力也。”

又土地温凉，高下不同；物性刚柔，餐居亦异。是黄帝兴四方之问，岐伯举四治之能，以训后贤，开其未悟者。临病之工，宜须两审也。

东方地气温，南方地气热，西方地气凉，北方地气寒。西北方高，东南方下。是土地温凉、高下不同也。东方安居食鱼，西方陵居华食，南方湿处而嗜酸，北方野处而食乳，是餐居之异也。东方治宜砭石，西方治宜毒药，南方治宜微针，北方治宜灸焫。是四方医治不同也。医之治病，当审其土地所宜。

【点评】以上三节对外感疾病的防治原则进行了阐述。一是强调伤寒疾病须分阶段治疗，所谓：“伤寒之病，逐日浅深，以施方治。”二是要重视早期治疗。三是强调因时因地因人制宜。

从本篇起首至此节，为《伤寒例》的第一部分，大致是《伤寒例》的总论。综括其主要内容有三：一是论四时正气，即春温、夏热、秋凉、冬寒。天人相应，善养生者，要顺应四时，春夏养阳，秋冬养阴。二是论伤寒发病与时行之气发病之不同；伏气伤寒与温病的因果关系等。三是对外感疾病的防治原则进行了阐述。

凡伤于寒，则为病热，热虽甚，不死。

《内经》曰：风寒客于人，使人毫毛毕直，皮肤闭而为热，是伤寒为病热也。《针经》曰：多热者易已，多寒者难已，是热虽甚不死。

若两感于寒而病者，必死。

表里俱病者，谓之两感。

尺寸俱浮者，太阳受病也，当一二日发。以其脉上连风府，故头项痛，腰脊强。

太阳为三阳之长，其气浮于外，故尺寸俱浮，是邪气初入皮肤外在表也，当一二日发。风府，穴名也，项中央。太阳之脉，从巅入络脑，还出别下项，是以上连风府。其经循肩膊内侠脊、抵腰中，故病头项痛、腰脊强。

尺寸俱长者，阳明受病也，当二三日发。以其脉侠鼻、络于目，故身热、目疼、鼻干、不得卧。

阳明血气俱多，尺寸俱长者，邪并阳明，而血气淖溢也。太阳受邪不已，传于阳明，是当二三日发。其脉侠鼻者，阳明脉起于鼻交颈[①]中，络于目。阳明之脉，正上頔頞，还出系目系。身热者，阳明主身之肌肉。《针经》曰：阳明气盛，则身以前皆热；目疼鼻干者，经中客邪也；不得卧者，胃气逆不得从其道也。《内经》曰：胃不和，则卧不安。

尺寸俱弦者，少阳受病也，当三四日发。以其脉循胁络于耳，故胸胁痛而耳聋。

《内经》曰：阳中之少阳，通于春气。春脉弦，尺寸俱弦者，知少阳受邪也。二三日阳明之邪不已，传于少阳，是当三四日发。胸胁痛而耳聋者，经壅而不利也。

此三经皆受病，未入于腑者，可汗而已。

三阳受邪，为病在表，法当汗解。然三阳亦有便入腑者，入腑则宜下，故云未入于腑者，可汗而已。

尺寸俱沉细者，太阴受病也，当四五日发。以其脉布胃中，络于嗌，故腹满而嗌干。

阳极则阴受之，邪传三阳既遍，次乃传于阴经。在阳为在表，在阴为在里。邪在表则见阳脉，邪在里则见阴脉。阳邪传阴，邪气内

---

① 颈：赵本作“頞”。

陷，故太阴受病而脉尺寸俱沉细也。自三阳传于太阴，是当四五日发也。邪入于阴，则渐成热，腹满而嗌干者，脾经壅而成热也。

尺寸俱沉者，少阴受病也，当五六日发。以其脉贯肾，络于肺，系舌本，故口燥舌干而渴。

少阴肾水也，性趣下。少阴受病，脉尺寸俱沉也。四五日太阴之邪不已，至五六日则传于少阴也，是少阴病当五六日发。人伤于寒，则为病热，谓始为寒，而终成热也。少阴为病，口燥舌干而渴，邪传入里，热气渐深也。

尺寸俱微缓者，厥阴受病也，当六七日发。以其脉循阴器，络于肝，故烦满而囊缩。

缓者，风脉也。厥阴脉微缓者，邪传厥阴，热气已剧，近于风也，当六七日发，以少阴邪传于厥阴。烦满而囊缩者，热气聚于内也。

此三经皆受病，已入于腑，可下而已。

三阴受邪，为病在里，于法当下。然三阴亦有在经者，在经则宜汗，故云已入于腑者，可下而已。经曰：临病之工，宜须两审。

【点评】《伤寒例》继承《素问·热论》以六经划分外感热病证候的学术思想，在此基础上又有发展。如六经为病增加了脉诊，体现了脉证并重的思想。《素问·热论》三阳病之后作“未入于脏者，可汗而已。”《伤寒例》改为“未入于腑者”；三阴为病之后，又增加“此三经皆受病，已入于腑，可下而已。”成氏进一步从“三阳受邪，为病在表，法当汗解”；“三阴受邪，为病在里，于法当下”予以阐释，这样就更加突出了汗、下的标准，使证治更加切合临床。汗、下两法，治在表里，“可汗”是治其表，“可下”是治其里。同是，成氏又提出三阳经受病亦有入里者，入里者宜用下法；三阴经受病亦有在经(表)者，在表者宜用汗法。强调医者临证时须加以审视。成氏之论，是对《伤寒例》六经证治大纲的补充和发展，也充分体现了其“知常达变”的辨证论治思维。

若两感于寒者，一日太阳受之，即与少阴俱病，则头痛、口干、烦满而渴；二日阳明受之，即与太阴俱病，则腹满身热、不欲食、谵语；三日少阳受之，即与厥阴俱病，则耳聋，囊缩而厥，水浆不入，不知人者，六日死。若三阴三阳、六脏六腑皆受病，则荣卫不行；腑脏不通，则死矣。

阴阳俱病，表里俱伤者，为两感。以其阴阳两感，病则两证俱见。至于传经，则亦阴阳两经俱传也。始得一日，头痛者太阳，口干烦满而渴者少阴；至二日则太阳传于阳明，而少阴亦传于太阴，身热谵语者阳明，腹满不欲食者太阴；至三日阳明传于少阳，而太阴又传于厥阴，耳聋者少阳，囊缩而厥者厥阴，水浆不入，不知人者，胃气不通也。《内经》曰：五脏已伤，六腑不通，荣卫不行，如是之后，三日乃死，何也？岐伯曰：阳明者十二经脉之长也，其血气盛，故云不知人。三日其气乃尽，故死矣。谓三日六经俱病，荣卫之气，不得行于内外，腑脏之气不得通于上下，至六日腑脏之气俱尽，荣卫之气俱绝，则死矣。

【点评】前文曰：“若两感于寒而病者，必死。”何谓两感？成氏明确指出：“阴阳俱病，表里俱伤者，为两感。以其阴阳两感，病则两证俱见。”即太阳与少阴俱病，阳明与太阴俱病，少阳与厥阴俱病。两感为病，意味着邪气盛，正气衰更加严重，预后凶险。

其不两感于寒，更不传经，不加异气者，至七日太阳病衰，头痛少愈也；八日阳明病衰，身热少歇也；九日少阳病衰，耳聋微闻也；十日太阴病衰，腹减如故，则思饮食；十一日少阴病衰，渴止舌干，已而嚏也；十二日厥阴病衰，囊纵，少腹微下，大气皆去，病人精神爽慧也。

六日传遍，三阴三阳之气皆和，大邪之气皆去，病人精神爽慧也。

若过十三日以上不间，尺寸陷者，大危。

间者，瘳也。十二日传经尽，则当瘳愈。若过十三日已上不瘳，尺寸之脉沉陷者，即正气内衰，邪气独胜，故云大危。

【点评】以上两节论述了外感热病的预后。

若更感异气，变为他病者，当依旧坏证病而治之。若脉阴阳俱盛，重感于寒者，变为温疟。

异气者，为先病未已，又感别异之气也。两邪相合，变为他病。脉阴阳俱盛者，伤寒之脉也。《难经》曰：伤寒之脉，阴阳俱盛而紧涩。经曰：脉盛身寒，得之伤寒，则为前病热未已，再感于寒，寒热相搏，变为温疟。

阳脉浮滑，阴脉濡弱者，更遇于风，变为风温。

此前热未歇，又感于风者也。《难经》曰：中风之脉，阳浮而滑，阴濡而弱，风来乘热，故变风温。

阳脉洪数，阴脉实大者，遇温热，变为温毒。温毒为病最重也。

此前热未已，又感温热者也。阳主表，阴主里，洪数实大皆热也，两热相合，变为温毒。以其表里俱热，故为病最重。

阳脉濡弱，阴脉弦紧者，更遇温气，变为瘟疫。以此冬伤于寒，发为温病，脉之变证，方治如说。

此前热未已，又感温气者也。温热相合，变为瘟疫。

【点评】以上四节论述“若更感异气，变为他病者”，如温疟、风温、温毒、瘟疫等四种，并提出其治疗原则是“当依旧坏证病而治之。”何谓“异气”？成氏注释明确，即“异气者，为先病未已，又感别异之气也。两邪相合，变为他病。”对四个异气为病，

《伤寒例》列出了脉证，丰富了外感热病的理论与实践，但惜其没有提出具体的治疗方药。对此，后世温病学家作了补充和完善。

凡人有疾，不时即治，隐忍冀差，以成痼疾。

凡觉不佳，急须求治，苟延时日，则邪气入深，难可复制。《千金》曰：凡有少苦，似不如平常，即须早道；若隐忍不治，冀望自差，须臾之间，以成痼疾，此之谓也。

小儿女子，益以滋甚。

小儿气血未全，女子血室多病，凡所受邪，易于滋蔓。

时气不和，便当早言，寻其邪由，及在腠理，以时治之，罕有不愈者。

腠理者，津液腠泄之所，文理缝会之中也。《金匮要略》曰：腠者，是三焦通会元真之处，为血气所注；理者，是皮肤脏腑之文理也。邪客于皮肤，则邪气浮浅，易为散发，若以时治之，罕有不愈者矣。《金匮玉函》曰：主候长存，形色未病，未入腠理，针药及时，服将调节，委以良医，病无不愈。

患人忍之，数日乃说，邪气入脏，则难可制。此为家有患，备虑之要。

邪在皮肤，则外属阳而易治；邪传入里，则内属阴而难治。《内经》曰：善治者，治皮毛，其次治肌肤，其次治筋脉，其次治六腑，其次治五脏。治五脏者，半死半生也。昔桓侯怠于皮肤之微疾，以至骨髓之病，家有患者，可不备虑。

凡作汤药，不可避晨夜，觉病须臾，即宜便治，不等早晚，则易愈矣。

《千金》曰：凡始觉不佳，即须治疗，迄至于病，汤食竞进，折其毒势，自然而差。

若或差迟，病即传变，虽欲除治，必难为力。

传有常也，变无常也。传为循经而传，此太阳传阳明是也；变为不常之变，如阳证变阴证是也。邪既传变，病势深也。《本草》曰：病势已成，可得半愈；病势已过，命将难全。

【点评】"传有常也，变无常也"，此句是着眼处。

服药不如方法，纵意违师，不须治之。

《内经》曰：拘于鬼神者，不可与言至德；恶于针石者，不可与言至巧。病不许治者，病必不治，治之无功矣。

【点评】以上数节强调了既病早治，防微杜渐的疾病防治原则。

凡伤寒之病，多从风寒得之。

凡中风与伤寒为病，自古通谓之伤寒。《千金》曰：夫伤寒病者，起自风寒，入于腠理，与精气分争，荣卫偏隔，周身不通而病。

始表中风寒，入里则不消矣。

始自皮肤，入于经络，传于脏腑是也。

未有温复而当，不消散者。

风寒初客于皮肤，便投汤药，温暖发散而当者，则无不消散之邪。

不在证治，拟欲攻之，犹当先解表，乃可下之。

先解表而后下之，则无复传之邪也。

若表已解，而内不消，非大满，犹生寒热，则病不除。

表证虽罢，里不至大坚满者，亦未可下之。是邪未收敛成实，下之则里虚而邪复不除，犹生寒热也。

若表已解，而内不消，大满大实，坚有燥屎，自可除下之。虽四五日，不能为祸也。

外无表证，里有坚满，为下证悉具。《外台》云：表和里病，下之则愈。下证既具，则不必拘于日数。

若不宜下，而便攻之，内虚热入，协热遂利，烦躁诸变，不可胜数，轻者困笃，重者必死矣。

下之不当，病轻者，证犹变易而难治，又矧重者乎。

【点评】以上数节论述伤寒之病的治法、治则以及伤寒之邪表里为病的先表后里法则。包括三层意思：一是始表中寒邪，当用解表；二是若表里同病，要遵循先解表，后治里的治疗原则，不要下之过早；三是没有了表邪，只是里邪为病，选择下法也要审其里邪是否盛实。若下之过早，就会酿生他患，其后果正如原文所说："轻者困笃，重者必死矣。"

夫阳盛阴虚，汗之则死，下之则愈；阳虚阴盛，汗之则愈，下之则死。

表为阳，里为阴。阴虚者，阳必凑之，阳盛之邪，乘其里虚而入于腑者，为阳盛阴虚也。经曰：尺脉弱，名曰阴不足。阳气下陷入阴中，则发热者是矣。下之，除其内热而愈，若反汗之，则竭其津液而死。阴脉不足，阳往从之；阳脉不足，阴往乘之。阴邪乘其表虚，客于荣卫之中者，为阳虚阴盛也。经曰：假令寸口脉微，名曰阳不足。阴气上入阳中，则洒淅恶寒者是矣。汗之，散其表寒则愈，若反下之，则脱其正气而死。经曰：本发汗而复下之，此为逆也。本先下之，而反汗之为逆。

【点评】此节引自《难经·五十八难》，原文曰："伤寒有汗出而愈，下之而死者；有汗出而死，下之而愈者，何也？然：阳虚阴盛，汗出而愈，下之即死；阳盛阴虚，汗出而死，下之而愈。"

《伤寒例》引《难经》句，是承上文，言伤寒之邪表里为病的治法与禁忌。在仲景看来，表里为病，若邪在表，当用汗法以解表；邪在里，当用下法以治里。无疑，从"汗之则死，下之则愈""汗之则愈，下之则死"之结果分析，其"阳盛阴虚"，自是病邪在里，为里热腑实；其“阳虚阴盛”，自是风寒之邪在表。基于此，南京中医学院《难经译释》认为：“这里的‘阳虚阴盛’是指太阳表实证……，‘阳盛阴虚’是指阳明腑实一类疾患”。

对于其中的“阳盛阴虚”“阳虚阴盛”，成氏认为，表为阳，里为阴，“阳盛之邪，乘其里虚而入于腑者，为阳盛阴虚”“阴邪乘其表虚，客于荣卫之中者，为阳虚阴盛”。并引用“经曰：尺脉弱，名曰阴不足”，以解释“阳盛阴虚”之“阴虚”；“假令寸口脉微，名曰阳不足”，以解释“阳虚阴盛”之“阳虚”。这些注释显然与原文本义相抵牾，难从。

历代医家对本条的注释可参考：元·滑寿《难经本义》认为：“受病为虚，不受病为盛，唯其虚也，是以邪凑之；唯其盛也，是以邪不入”，并引《外台秘要》之论，释“阳虚阴盛”为“表病里和”；“阳盛阴虚”为“里病表和”。近人张山雷《难经汇注笺正》则认为：“此节虚盛二字，犹言虚实。以无病为虚，有病为盛。即以所感邪而言，唯其受邪，斯谓之盛，唯其尚未受邪，故谓之虚。”也引陆久芝《世补斋医书》为据，言“阳虚阴盛”是“阴寒之邪盛实在表，而此时其中清阳之气尚未为邪所侵”；“阳盛阴虚”是“阳热之邪盛实于里，而此时其人真阴之气尚未为邪所耗。”

夫如是，则神丹安可以误发，甘遂何可以妄攻。虚盛之治，相背千里，吉凶之机，应若影响，岂容易哉！

神丹者，发汗之药也。甘遂者，下药也。若汗下当则吉，汗下不当则凶，其应如影随形，如响应声。

况桂枝下咽，阳盛则毙；承气入胃，阴盛以亡。

桂枝汤者，发汗药也。承气汤者，下药也。《金匮玉函》曰：不当汗而强与汗之者，令人夺其津液，枯槁而死；不当下而强与下之者，令人开肠洞泄，便溺不禁而死。

【点评】此节上承“阳盛阴虚，汗之则死，下之则愈；阳虚阴盛，汗之则愈，下之则死”一句。两节文气一致，互相阐发，以戒示汗下两法之误。元·王履《医经溯洄集·阳虚阴盛阳盛阴虚论》说得全面：“仲景此言，但以戒汗下之误为主，不为荣卫设也，举桂枝则麻黄在其中矣。所谓阳盛即毙者，是言表证已罢，而里证既全，可攻而不可汗；所谓阴盛以亡者，是言里证未形，而表证独具，可汗而不可攻。由是观之，则越人、仲景之本旨，庶乎畅然于其中矣。”

死生之要，在乎须臾，视身之尽，不暇计日。

投药不当，则灾祸立见，岂暇计其日数哉。

此阴阳虚实之交错，其候至微；发汗吐下之相反，其祸至速，而医术浅狭，懵然不知病源，为治乃误，使病者陨殁[①]，自谓其分，至今冤魂塞于冥路，死尸盈于旷野，仁者鉴此，岂不痛欤！凡两感病俱作，治有先后，发表攻里，本自不同，而执迷妄意者，乃云神丹、甘遂，合而饮之，且解其表，又除其里，言巧似是，其理实违。夫智者之举错[②]也，常审以慎；愚者之动作也，必果而速。安危之变，岂可诡哉！世上之士，但务彼翕习之荣，而莫见此倾危之败，惟明者，居然能护其本，近取诸身，夫何远之有焉。

两感病俱作，欲成不治之疾，医者大宜消息，审其先后，次第而治之；若妄意攻治，以求速效者，必致倾危之败。

【点评】此节强调了疾病的复杂性；严肃地指出医者治病用汗法、下法、吐法要谨慎；对庸医进行了批评。此节内容和张仲景的《伤寒论》原序的精神遥相呼应。

凡发汗温服汤药，其方虽言日三服，若病剧不解，当促其间，可半日中尽三服。若与病相阻，即便有所觉。重病者，一日一夜，当晬

---

① 殁(mò 漠)：死亡。

② 错：通“措”。

时观之，如服一剂，病证犹在，故当复作本汤服之。至有不肯汗出，服三剂乃解；若汗不出者，死病也。

发汗药，须温暖服者，易为发散也。日三服者，药势续也。病势稍重，当促急服之，以折盛热，不可拘于本方。设药病不相对，汤入即便知之。如阴多者，投以凉药，即寒逆随生；阳多者，饮以温剂，则热毒即起，是便有所觉。晬时者，周时也，一日一夜服汤药尽剂，更看其传，如病证犹在，当复作本汤，以发其汗；若服三剂不解，汗不出者，邪气大甚，汤不能胜，必成大疾。《千金》曰：热病脉躁盛而不得汗者，此阳脉之极也，死。

【点评】此节论述温服汤药和发汗之法。

凡得时气病，至五六日，而渴欲饮水，饮不能多，不当与也，何者？以腹中热尚少，不能消之，便更与人作病也。至七八日，大渴，欲饮水者，犹当依证与之。与之常令不足，勿极意也。言能饮一斗，与五升。若饮而腹满，小便不利，若喘若哕，不可与之。忽然大汗出，是为自愈也。

热在上焦，则为消渴，言热消津液，而上焦干燥，则生渴也。大热则能消水，热少不能消之，若强饮，则停饮变为诸病。至七八日阳胜气温，向解之时，多生大渴也，亦须少少与之，以润胃气，不可极意饮也。若饮而腹满，小便不利，若喘若哕者，为水饮内停而不散，不可更与之。忽然阳气通，水气散，先发于外，作大汗而解。

凡得病，反能饮水，此为欲愈之病。其不晓病者，但闻病饮水自愈，小渴者，乃强与饮之，因成其祸，不可复数。

小渴者，为腹中热少。若强与水，水饮不消，复为诸饮病也。

【点评】以上两节强调饮水方法的正确与否对疾病预后的影响。凡得病，反能饮水，是病愈之兆，但不能强与饮之而成祸。如时气病，至五六日口渴饮水而不能多饮者，是腹中热少不能消水，至七八日大渴欲饮水者，当依证饮服，不得极饮。

凡得病厥，脉动数，服汤药更迟；脉浮大减小，初躁后静，此皆愈证也。

动数之脉，邪在阳也，汤入而变迟者，阳邪愈也。浮大之脉，邪在表也，而复减小者，表邪散也，病初躁乱者，邪所烦也，汤入而安静者，药胜病也。是皆为愈证。

【点评】此节是辨病愈之脉证。

凡治温病，可刺五十九穴。

五十九穴者，以泻诸经之温热。《针经》曰：热病，取之诸阳五十九穴，刺，以泻其热，而出其汗；实其阴，而补其不足。所谓五十九刺，两手内外侧各三，凡十二痏[①]；五指间各一，凡八痏；足亦如是；头入发际一寸，旁三寸，各三，凡六痏；更入发三寸，边五，凡十痏；耳前后、口下，各一，项中一穴，凡六痏；巅上一，囟会一、发际一、廉泉一、风池二、天柱二。又《内经》曰：热俞五十九，头上五行。行五者，以泻诸阳之热逆也。大杼、膺俞、缺盆、背俞，此八者，以泻胸中之热也；气冲、三里、巨虚、上下廉，此八者，以泻胃中之热也；云门、髃骨、委中、髓空，此八者，以泻四支之热也。五脏俞旁五，此十者，以泻五脏之热也。凡此五十九穴者，皆热之左右也。

【点评】治热病可刺五十九穴，《内经》有两处，一是出于《素问·水热穴论》，即成氏所引《内经》文；一是出于《灵枢·热病》篇，即成氏所引《针经》文。这两篇所言穴位有差别，可根据临床实际，参酌选用。

---

① 痏（wěi 伟）：针灸施术后穴位上的瘢痕。此当指穴位。

又身之穴，三百六十有五，其三十九穴，灸之有害；七十九穴，刺之为灾。并中髓也。

穴有三百六十五，以应一岁。其灸刺之禁，皆肉薄骨解之处，血脉虚少之分，针灸并中髓也。

凡脉四损，三日死。平人四息，病人脉一至，名曰四损。脉五损，一日死。平人五息，病人脉一至，名曰五损。脉六损，一时死。平人六息，病人脉一至，名曰六损。

四脏气绝者，脉四损；五脏气绝者，脉五损；五脏六腑俱绝者，脉六损。

【点评】《伤寒例》是以平人之息与病人脉至之比，相应分为四损、五损、六损。于此，成氏注反而艰涩难解。

脉盛身寒，得之伤寒；脉虚身热，得之伤暑。

《内经》曰：脉者，血之府也。脉实血实，脉虚血虚。寒则伤血，邪并于血，则血盛而气虚，故伤寒者，脉盛而身寒。热则伤气，邪并于气，则气盛而血虚，故伤暑者，脉虚而身热。

【点评】此节提出伤寒、暑病脉证之区别。

脉阴阳俱盛，大汗出，不解者，死。

脉阴阳俱盛，当汗出而解；若汗出不解，则邪气内胜，正气外脱，故死。《内经》曰：汗出，而脉尚躁盛者死。《千金》曰：热病已得汗，脉尚躁盛，此阳脉之极也，死。

脉阴阳俱虚，热不止者，死。

脉阴阳俱虚者，真气弱也；热不止者，邪气胜也。《内经》曰：病温虚甚者死。

脉至乍疏乍数者，死。

为天真荣卫之气断绝也。

脉至如转索者，其日死。

为紧急而不软，是中无胃气，故不出其日而死。

谵言妄语，身微热，脉浮大，手足温者，生。逆冷，脉沉细者，不过一日，死矣。

谵言妄语，阳病也。身微热，脉浮大，手足温，为脉病相应；若身逆冷，脉沉细，为阳病见阴脉，脉病不相应，故不过一日而死。《难经》曰：脉不应病，病不应脉，是为死病。

【点评】以上五节论述热病生死之脉证。

此以前是伤寒热病证候也。

辨痓湿暍脉证第四

伤寒所致太阳，痓、湿、暍三种，宜应别论，以为与伤寒相似，故此见之。

痓，当作痉，传写之误也。痓者恶也，非强也。《内经》曰：肺移热于肾，传于[1]柔痓。柔为筋柔而无力，痓谓骨痓而不随。痓者，强也，《千金》以强直为痉。经曰：颈项强急，口噤背反张者，痓。即是观之，痓为痉字明矣。

【点评】成氏注解“痓”，当作“痉”，是。

太阳病，发热无汗，反恶寒者，名曰刚痓。

《千金》曰：太阳中风，重感寒湿，则变为痓。太阳病，发热无汗，为表实，则不当恶寒，今反恶寒者，则太阳中风，重感于寒，为痓病也。以表实感寒，故名刚痓。

太阳病，发热汗出，不恶寒者，名曰柔痓。

① 于：赵本作“为”。

太阳病，发热汗出为表虚，则当恶寒，其不恶寒者，为阳明病。今发热汗出，而不恶寒者，非阳明证，则是太阳中风，重感于湿，为柔痓也。表虚感湿，故曰柔痓。

太阳病，发热，脉沉而细者，名曰痓。

太阳主表，太阳病，发热为表病，脉当浮大，今脉反沉细，既不愈，则太阳中风，重感于湿，而为痓也。《金匮要略》曰：太阳病，其证备，身体强，几几然，脉反沉迟，此为痓，栝蒌桂枝汤主之。

太阳病，发汗太多，因致痓。

太阳病，发汗太多，则亡阳。《内经》曰：阳气者，精则养神，柔则养筋。阳微不能养筋，则筋脉紧急而成痓也。

病身热足寒，颈项强急，恶寒，时头热面赤，目脉赤，独头面摇，卒口噤，背反张者，痓病也。

太阳中风，为纯中风也，太阳伤寒，为纯伤寒也，皆不作痓。惟是太阳中风，重感寒湿，乃变为痓也。身热足寒者，寒湿伤下也。时头热面赤，目脉赤，风伤于上也。头摇者，风主动也，独头摇者，头为诸阳之会，风伤阳也，若纯伤风者，身亦为之动摇，手足为之搐搦，此皆内挟寒湿，故头摇也。口噤者，寒主急也。卒口噤者，不常噤也，有时而缓，若风寒相搏，则口噤而不时开，此皆加之风湿，故卒口噤也。足太阳之脉，起于目内眦，上额交巅上，其支别者，从巅入络脑，还出别下项，循肩膊内，夹脊抵腰中，下贯臀，以下至足，风寒客于经中，则筋脉拘急，故颈项强急而背反张也。

【点评】痓病是以项背强急、口噤不开，甚至角弓反张为主证的病证。痓病既见表证，又见筋脉强急，与一般太阳伤寒、中风之单纯感受风寒者不尽相同。故成氏注释："太阳中风，为纯中风也，太阳伤寒，为纯伤寒也，皆不作痓。惟是太阳中风，重感寒湿，乃变为痓也。"

还需指出，仲景论痓，除了突出外感风寒湿邪致痓的理论外，还特别重视津液匮乏这一病理因素在痉病发病中的重要作用。他反复强调因误治伤津耗血与痉病发病的相互关系，在《伤寒论》《金匮要略》中指出“太阳病，发汗太多，因致痉。”“夫风病，下之则痉，复发汗，必拘急。”“疮家，虽身疼痛，不可发汗，汗出则痉。”这对后世医家完善和创新痉病病机理论有重要指导意义。

太阳病，关节疼痛而烦，脉沉而细者，此名湿痹。湿痹之候，其人小便不利，大便反快，但当利其小便。

《金匮要略》曰：雾伤皮腠，湿流关节，疼痛而烦者，湿气内流也。湿同水也，脉沉而细者，水性趣下也。痹，痛也。因其关节烦疼，而名曰湿痹，非脚气之痹也。《内经》曰：湿盛则濡泄。小便不利，大便反快者，湿气内胜也。但当利其小便，以宣泄腹中湿气。古云：治湿之病，不利小便，非其治也。

湿家之为病，一身尽疼，发热，身色如似熏黄。

身黄如橘子色者，阳明瘀热也。此身色如似熏黄，即非阳明瘀热。身黄发热者，栀子柏皮汤主之，为表里有热，则身不疼痛。此一身尽疼，非伤寒客热也，知湿邪在经而使之，脾恶湿，湿伤，则脾病而色见，是以身发黄者，为其黄如烟熏，非正黄色也。

湿家，其人但头汗出，背强，欲得被覆向火。若下之早则哕，胸满，小便不利，舌上如苔者，以丹田有热，胸中有寒，渴欲得水而不能饮，则口燥烦也。

湿家，有风湿、有寒湿，此寒湿相搏者也。湿胜则多汗，伤寒则无汗，寒湿相搏，虽有汗而不能周身，故但头汗出也。背阳也，腹阴也。太阳之脉，夹脊抵腰，太阳客寒湿，表气不利，而背强也。里有邪者，外不恶寒，表有邪者，则恶寒。欲得背覆向火者，寒湿在表而恶寒也。若下之早，则伤动胃气，损其津液，故致哕而胸满、小便不利。下后里虚，上焦阳气因虚而陷于下焦，为丹田有热，表中寒乘而入于胸中，为胸上有寒，使舌上生白苔滑也。脏燥则欲饮水，以胸上客寒湿，故不能饮而但口躁烦也。

湿家下之，额上汗出，微喘，小便利者死。若下利不止者，亦死。

湿家发汗则愈。《金匮要略》曰：湿家身烦疼，可与麻黄加术四两，发其汗为宜；若妄下则大逆。额上汗出而微喘者，乃阳气上逆也。小便自利或下利者，阴气下流也。阴阳相离，故云死矣。《内经》曰：阴阳离决，精气乃绝。

【点评】罹患湿病的人，不可妄行泻下。湿在表，当从汗解；湿在里，但当利其小便。

问曰：风湿相搏，一身尽疼痛，法当汗出而解，值天阴雨不止，医云：此可发汗，汗之病不愈者，何也？答曰：发其汗，汗大出者，但风气去，湿气在，是故不愈也。若治风湿者，发其汗，但微微似欲汗出者，风湿俱去也。

值天阴雨不止，明其湿胜也。《内经》曰：阳受风气，阴受湿气。又曰：伤于风者，上先受之；伤于湿者，下先受之。风湿相搏，则风在外，而湿在内。汗大出者，其气暴，暴则外邪出，而里邪不能出，故风去而湿在。汗微微而出者，其气缓，缓则内外之邪皆出，故风湿俱去也。

【点评】“若治风湿者，发其汗，但微微似欲汗出者”句是原则启发，应特别注意。

湿家病，身上疼痛，发热，面黄而喘，头痛，鼻塞而烦，其脉大，自能饮食，腹中和无病，病在头中寒湿，故鼻塞，内药鼻中，则愈。

病有浅深，证有中外，此则湿气浅者也。何以言之？湿家不云关节烦疼，而云身上疼痛，是湿气不流关节而外客肌表也；不云发热身似熏黄，复云发热面黄而喘，是湿不干于脾而薄于上焦也。阴受湿气，则湿邪为深，今头痛，鼻塞而烦，是湿客于阳，而不客于阴也。湿家之脉当沉细，为湿气内流，脉大者阳也，则湿不内流，而外在表也。又以自能饮食，胸腹别无满痞，为腹中和无病，知其湿气微浅，内药鼻中，以宣泄头中寒湿。

【点评】湿家头中寒湿，则清阳被郁。治疗上宜采用搐鼻外治法。原文方未见，注家多主张用瓜蒂散搐鼻以出黄水。也可选用辛温通窍药物，如辛夷、白芷、苍耳子、川芎等味研末，纳药鼻中，得嚏后，即可使皮毛开发，微汗而愈。

病者一身尽疼，发热，日晡所剧者，此名风湿。此病伤于汗出当风，或久伤取冷所致也。

一身尽疼者，湿也；发热日晡所剧者，风也。若汗出当风而得之者，则先客湿而后感风；若久伤取冷得之者，则先伤风而后中湿。可与麻黄杏仁薏苡仁甘草汤，见《金匮要略》中。

太阳中热者，暍是也。其人汗出恶寒，身热而渴也。

汗出恶寒，身热而不渴者，中风也。汗出恶寒，身热而渴者，中暍也。白虎加人参汤主之。见《金匮要略》中方。

太阳中暍者，身热疼重，而脉微弱，此亦夏月伤冷水，水行皮中所致也。

经曰：脉虚身热，得之伤暑。身热脉微弱者，暍也。身体疼重者，水也。夏时暑热，以水灌洗而得之，一物瓜蒂散主之，见《金匮要略》中方。

太阳中暍者，发热恶寒，身重而疼痛，其脉弦细芤迟，小便已，洒洒然毛耸，手足逆冷，小有劳，身即热，口开，前板齿燥，若发汗，则恶寒甚；加温针，则发热甚；数下之，则淋甚。

病有在表，有在里者，有表里俱病者。此则表里俱病者也。发热恶寒，身重疼痛者，表中暍也；脉弦细芤迟者，中暑脉虚也；小便已，洒洒然毛耸，手足逆冷者，太阳经气不足也；小有劳，身即热者，谓劳动其阳，而暍即发也；口开，前板齿燥者，重有热也。《内经》曰：因于暑汗，烦则喘喝。口开，谓喘喝也，以喘喝不止，故前板齿干燥。若发汗以去表邪，则外虚阳气，故恶寒甚；若以温针助阳，则火热内攻，故发热甚；若下之，以除里热则内虚，而膀胱燥，故淋甚。

【点评】暍，即伤暑，与烈日下远行，猝然昏倒的中暑有别。其病机特点是气阴两伤兼夹暑湿。若暑热气津两伤者，宜白虎加人参汤清解暑热，益气生津；暑病夹湿者，宜一物瓜蒂汤去湿散水。篇中关于暍病的论述，虽仅3条原文，但已举出暑伤气津和暑病夹湿的脉证治法，并提出了暑病有汗、温针、下三禁，这为后世治疗暑病奠定了理论基础。

辨太阳病脉证并治法上第五

太阳之为病，脉浮，头项强痛而恶寒。

经曰：尺寸俱浮者，太阳受病。太阳受病，太阳主表，为诸阳主气。脉浮，头项强痛而恶寒者，太阳表病也。

【点评】此节是太阳病提纲证。太阳主表，外邪侵袭肌表，太阳则首当其冲。脉浮、头项强痛、恶寒概括了太阳表病的脉证特点。

太阳病，发热，汗出，恶风，脉缓者，名为中风。

风，阳也。寒，阴也。风则伤卫，发热，汗出，恶风者，卫中风。荣病，发热，无汗，不恶风而恶寒；卫病，则发热，汗出，不恶寒而恶风。以卫为阳，卫外者也，病则不能卫固其外，而皮腠疏，故汗出而恶风也。伤寒脉紧，伤风脉缓者，寒性劲急而风性解缓故也。

太阳病，或已发热，或未发热，必恶寒，体痛，呕逆，脉阴阳俱紧者，名曰伤寒。

经曰：凡伤于寒，则为病热，为寒气客于经中，阳经怫结而成热也。中风即发热者，风为阳也。及伤寒云，或已发热，或未发热，以寒为阴邪，不能即热，郁而方变热也。风则伤卫，寒则伤荣，卫虚者恶风，荣虚者恶寒，荣伤寒者，必恶寒也。气病者则麻，血病者则痛。风令气缓，寒令气逆，体痛呕逆者，荣中寒也。经曰：脉盛身寒，得之伤寒，脉阴阳俱紧者，知其伤寒也。

【点评】太阳表病分为太阳中风与伤寒两大证型。成氏从“风，阳也；寒，阴也”，“风则伤卫，寒则伤荣”观点阐释中风与伤寒之病机、症状，认为太阳中风证为卫分受病，太阳伤寒为荣分受病。后世伤寒注家受成氏影响，秉持风伤卫、寒伤营学说者，有方有执、喻嘉言、吴谦等。

实际上，风伤卫，寒伤荣说不可取。因为荣与卫密不可分，太阳中风证，是风邪袭表，卫气受病，卫不固营，又因风性开泄，使营阴不能内守，故见发热汗出，恶风，脉缓。太阳伤寒证，是寒邪客表，由于寒性凝涩，伤人即可外闭卫阳，又致营阴郁滞，使营卫气血涩滞不利，故见发热无汗，恶寒，周身疼痛，脉阴阳俱紧。

伤寒一日，太阳受之，脉若静者为不传；颇欲吐，若燥烦，脉数急者，为传也。

太阳主表，一日则太阳受邪，至二日当传阳明，若脉气微而不传阳明。胃经受邪，则喜吐；寒邪传里者，则变热，如颇欲吐，若燥烦，脉急数者，为太阳寒邪变热，传于阳明也。

伤寒二三日，阳明少阳证不见者，为不传也。

伤寒二三日，无阳明少阳证，知邪不传，止在太阳经中也。

【点评】以上两节讨论外感病的传变。提示两个问题，即病邪的传变与否，一要参照传变时间的一般规律，二是要以脉证为依据。

成氏对“脉若静”解释为“脉气微”是相对后文的“脉急数”而言。

太阳病，发热而渴，不恶寒者为温病。

发热而渴，不恶寒者，阳明也。此太阳受邪，知为温病，非伤寒也。积温成热，所以发热而渴，不恶寒也。

【点评】温病属广义伤寒的范畴。本节举出温病的脉证特点，与狭义伤寒病相鉴别。成氏深谙此理，将二者加以区别，使人一目了然。因为太阳表病，无论中风、伤寒，均不应见口渴和不恶寒之证，若见口渴而不恶寒，则标志着邪气已内传阳明。故成氏谓：“发热而渴，不恶寒者，阳明也。而此太阳受邪，知为温病，非伤寒也。”

若发汗已，身灼热者，名曰风温。风温为病，脉阴阳俱浮，自汗出，身重，多眠睡，息必鼾，语言难出。若被下者，小便不利，直视，失溲；若被火者，微发黄色，剧则如惊痫，时瘛疭；若火熏之，一逆尚引日，再逆促命期。

伤寒发汗已，则身凉；若发汗已，身灼热者，非伤寒，为风温也。风伤于上，而阳受风气，风与温相合，则伤卫。脉阴阳俱浮，自汗出者，卫受邪也。卫者气也，风则伤卫，温则伤气，身重，多眠睡者，卫受风温而气昏也。鼻息必鼾，语言难出者，风温外甚，而气拥不利也。若被下者，则伤脏气，太阳膀胱经也。《内经》曰：膀胱不利为癃，不约为遗溺。癃者，小便不利也。太阳之脉起目内眦，《内经》曰：瞳子高者，太阳不足，戴眼者，太阳已绝。小便不利，直视、失溲，为下后竭津液，损脏气，风温外胜。经曰：欲绝也，为难治。

若被火者，则火助风温成热，微者热瘀而发黄；剧者热甚生风，如惊痫而时瘛疭也。先曾被火为一逆，若更以火熏之，是再逆也。一逆尚犹延引时日而不愈，其再逆者，必致危殆，故云促命期。

【点评】此节提出温病的治禁，并列举风温脉证，与风寒之证相鉴别。对于风温的概念，历代诸家争议较多。成氏着眼于邪，从风与温邪相合而立论，提出“风则伤卫，温则伤气”是风温的主要病机特点。宋·朱肱《类证活人书》谓：“其人素伤于风，因复伤于热，风热相搏，即发风温。”“脉尺寸俱浮，头痛身热，常自汗出，体重，其息必喘，四肢不收，嘿嘿但欲眠。”可见，风温病，虽然朱氏从“风热相搏”言，成氏从“风与温相合”论，但两者其主要观点基本一致。

后世医家对风温多从误治着眼，如章虚谷在《伤寒论本旨·温热病证治》谓：“今热邪从少阴而发，既经外发，当清其热，乃误其汗，反伤津气，助其邪势，故身更灼热，因而勾起肝风，鼓荡其温邪，故名曰风温。”程郊倩在《伤寒论后条辨·辨太阳病脉证并治》则言：“未发汗只是温，发汗已身灼热，则温病为风药所坏，遂名风温。”目前，国内《伤寒论》教材和注释比较集中的意见是：风温是误治后的变证。如陈亦人《伤寒论译释》指出：“本条风温紧接在温病发汗之后，是温病误汗后的变证，当无疑义。”熊曼琪主编的《中医药学高级丛书·伤寒论》亦谓：“本条风温是温病误用辛温发汗致津伤热炽而成”。

病有发热恶寒者，发于阳也。无热恶寒者，发于阴也。发于阳者七日愈，发于阴者六日愈。以阳数七，阴数六故也。

阳为热也，阴为寒也。发热而恶寒，寒伤阳也；无热而恶寒，寒伤阴也。阳法火，阴法水。火成数七，水成数六。阳病七日愈者，火数足也；阴病六日愈者，水数足也。

【点评】此节列举“发热恶寒”和“无热恶寒”的证候特征，辨别病发阴阳的属性。成氏所释“阳法火，阴法水。火成数七，水成数六。阳病七日愈者，火数足也；阴病六日愈者，水数足也”，是依据古代伏羲氏的河图“水火成数”之说，是对疾病预期的一种预测，仅供参考，不宜机械套用。

太阳病，头痛至七日已上自愈者，以行其经尽故也。若欲作再经者，针足阳明，使经不传则愈。

伤寒自一日至六日，传三阳三阴经尽，至七日当愈。经曰：七日太阳病衰，头痛少愈；若七日不愈，则太阳之邪再传阳明，针足阳明为迎而夺之，使经不传则愈。

【点评】对“头痛至七日已上自愈者，以行其经尽故也”，成氏拘泥《素问·热论》日传一经之说，释为“伤寒自一日至六日，传三阳三阴经尽”，七日再传太阳，显然不符合临床实际。故后世注家对此多有疑义，如陈修园在《伤寒论浅注·辨太阳病脉证》指出：“以太阳之病自行其本经，已尽七日之数也”。《素问·热论》云：“七日巨阳病衰，头痛少愈。”说明太阳病经过六七日，正气逐渐恢复，邪气渐衰，病趋自愈。如陈亦人《伤寒论译释》指出：以行其经尽，是指邪气在太阳经逐渐减退而消失。不应理解为邪气传遍六经，如果按照计日传经的说法，那么六日厥阴，病情已经十分严重，绝没有自行痊愈的道理，临床上也绝不会有这种情况。

太阳病愈解时，从巳至未上。

巳为正阳，则阳气得以复也。始于太阳，终于厥阴。六经各以三时为解。而太阳从巳至未，阳明从申至戌，少阳从寅至辰；至于太阴，从亥至丑，少阴从子至寅，厥阴从丑至卯者，以阳行也速，阴行也缓，阳主于昼，阴主于夜。阳三经解时，从寅至戌，以阳道常饶也；阴三经解时，从亥至卯，以阴道常乏也。《内经》曰：阳中之太阳，通于夏气，则巳午未太阳乘王也。

【点评】此节是根据天人相应的理论，推测太阳病欲解时的有利时辰。成氏引用汉·杨雄《太玄经》“阳道常饶，阴道常乏”之说释义六经病欲解时，所谓“阳三经解时，从寅至戌，以阳道常饶也；阴三经解时，从亥至卯，以阴道常乏也。”“阳道常饶，阴道常乏”是一句天文上的术语，饶，即长、富足之意；乏即短缺、不足之意。阳主于昼，阴主于夜。在成氏看来，三阳病的欲解时，从寅始，至戌终，跨越八个时辰，所以“阳行也速”；三阴病的欲解时，从亥始，至卯终，仅跨越四个时辰，所以“阴行亦缓”。

除此，成氏对《辨脉法》首条“问曰：脉有阴阳者，何谓也？答曰：凡脉大、浮、数、动、滑，此名阳也；脉沉、涩、弱、弦、微，此名阴也。”注解时亦运用“阳道常饶”“阴道常乏”理论来阐释阳脉阴脉，即“阳道常饶，大、浮、数、动、滑五者，比之平脉也有余，故谓之阳。阴道常乏，沉、涩、弱、弦、微五者，比之平脉也不及，故谓之阴。”说明阳脉多为有余，反映阳气（正气）的亢盛，阴脉多为不足，反映阳气（正气）的衰退。

风家，表解而不了了者，十二日愈。

中风家，发汗解后，未全快畅者，十二日大邪皆去，六经悉和则愈。

病人身大热，反欲得近衣者，热在皮肤，寒在骨髓也；身大寒，反不欲近衣者，寒在皮肤，热在骨髓也。

皮肤言浅，骨髓言深；皮肤言外，骨髓言内。身热欲得衣者，表热里寒也；身寒不欲衣者，表寒里热也。

【点评】此节通过病人的喜恶，来辨别寒热之真假。成氏将本节的皮肤与骨髓解释为表里，言身热欲得衣者，为表热里寒；身寒不欲衣者，为表寒里热，十分贴切。程郊倩在《伤寒论后条辨》进一步把表热里寒、表寒里热的涵义引申为真寒假热与真热假寒，谓“病人身大热反欲得近衣者，沉阴内锢而阳外浮，此曰表热里寒。身大寒，反不欲近衣者，阳邪内菀而阴外凝，此曰表寒里热。寒热之在皮肤者，属标属假，寒热之在骨髓者，属本属真。”医者要善于透过现象看本质，去伪存真，才能使诊断准确无误。

太阳中风，阳浮而阴弱。阳浮者，热自发；阴弱者，汗自出。啬啬恶寒，淅淅恶风，翕翕发热，鼻鸣干呕者，桂枝汤主之。

阳以候卫，阴以候荣。阳脉浮者，卫中风也；阴脉弱者，荣气弱也。风并于卫，则卫实而荣虚，故发热汗自出也。经曰：太阳病，发热汗出者，此为荣弱卫强者是也。啬啬者，不足也，恶寒之貌也。淅淅者，洒淅也，恶风之貌也。卫虚则恶风，荣虚则恶寒，荣弱卫强，恶寒复恶风者，以自汗出，则皮肤缓，腠理疏，是亦恶风也。翕翕者，熇熇然而热也，若合羽所覆，言热在表也。鼻鸣干呕者，风拥而气逆也。与桂枝汤和荣卫而散风邪也。

桂枝汤方

桂枝三两，去皮，味辛热　芍药三两，味苦酸，微寒　甘草二两，炙，味甘平
生姜三两，切，味辛温　大枣十二枚，擘，味甘温

《内经》曰：辛甘发散为阳。桂枝汤，辛甘之剂也，所以发散风邪。《内经》曰：风淫所胜，平以辛，佐以苦甘，以甘缓之，以酸收之。是以桂枝为主，芍药甘草为佐也。《内经》曰：风淫于内，以甘缓之，以辛散之。是以生姜大枣为使也。

上五味，㕮咀。以水七升，微火煮取三升，去滓，适寒温，服一升。服已须臾，啜热稀粥一升余，以助药力。温覆令一时许，遍身漐漐，微似有汗者益佳，不可令如水流漓，病必不除。若一服汗出病

差，停后服，不必尽剂；若不汗，更服，依前法；又不汗，后服小促役其间，半日许，令三服尽。若病重者，一日一夜服，周时观之。服一剂尽，病证犹在者，更作服；若汗不出者，乃服至二三剂。禁生冷、黏滑、肉面、五辛、酒酪、臭恶等物。

【点评】此节主要论述太阳中风证的病机、证候特点及其治法方药。阳浮而阴弱是太阳中风证的病机，成注举仲景原文“太阳病，发热汗出者，此为荣弱卫强者是也”，旨在使“阳浮而阴弱”与“荣弱卫强”彼此互言而相互发明。卫强者，卫阳浮盛则热自发；荣弱者，阴弱不守则汗自出。

成无己在《伤寒明理论·药方论序》中说：“是以制方之体，欲成七方之用者，必本于气味生成而制方焉。其寒热温凉四气者生乎天，酸苦辛咸甘淡六味者成乎地，生存而阴阳造化之机存焉。释义一物之内，气味兼有，一药之中，理性具矣。主对治疗，由是而出，斟酌其宜，参合为用，君臣佐使，各以相宜，宣摄变化，不可胜量。”这为成氏的方制之说。桂枝汤为《伤寒论》第一方，结合《伤寒明理论·药方论》（卷四）关于桂枝汤方的阐述，成氏引据《素问》以四气五味论以言药之性，以君臣佐使以论方之制，其方制之说更加得以充分体现。

太阳病，头痛发热，汗出恶风者，桂枝汤主之。

头痛者，太阳也；发热汗出恶风者，中风也。与桂枝汤，解散风邪。

太阳病，项背强几几，反汗出恶风者，桂枝加葛根汤主之。

几几者，伸颈之貌也。动则伸颈，摇身而行。项背强者，动则如之。项背强几几者，当无汗，反汗出恶风者，中风表虚也，与桂枝汤以和表，加麻黄葛根以祛风，且麻黄主表实，后葛根汤证云：太阳病，项背强几几，无汗恶风，葛根汤主之。药味正与此方同。其无汗者，当用麻黄，今自汗出，恐不加麻黄，但加葛根也。

【点评】桂枝加葛根汤方见本书卷十。本方中有麻黄三两，宋本《伤寒论》有“臣亿等谨按：仲景本论，太阳中风自汗用桂枝，伤寒无汗用麻黄，今证云汗出恶风，而方中有麻黄，恐非本意也。第三卷有葛根汤证，云无汗恶风，正与此方同，是合用麻黄也。此云桂枝加葛根汤，恐是桂枝中但加葛根耳。”成注亦是。

太阳病，下之后，其气上冲者，可与桂枝汤，方用前法。若不上冲者，不可与之。

太阳病属表，而反下之，则虚其里，邪欲乘虚传里。若气上冲者，里不受邪，而气逆上，与邪争也，则邪仍在表，故当复与桂枝汤解外；其气不上冲者，里虚不能与邪争，邪气已传里也，故不可更与桂枝汤攻表。

太阳病三日，已发汗，若吐，若下，若温针，仍不解者，此为坏病，桂枝不中与也。观其脉证，知犯何逆，随证治之。

太阳病，三日中，曾经发汗、吐下、温针，虚其正气，病仍不解者，谓之坏病，言为医所坏病也。不可复与桂枝汤。审观脉证，知犯何逆，而治之逆者，随所逆而救之。

【点评】此节指出了太阳病误治所致坏病的治疗原则。“观其脉证，知犯何逆，随证治之”之治则，不仅用于坏病，而且对治疗其他各种疾病都有普遍的指导意义，是对中医辨证论治精神的高度而准确的概括。

桂枝本为解肌，若其人脉浮紧，发热汗不出者，不可与也。常须识此，勿令误也。

脉浮，发热，汗出恶风者，中风也，可与桂枝汤解肌；脉浮紧，发热，不汗出者，伤寒也，可与麻黄汤。常须识此，勿妄治也。

若酒客病，不可与桂枝汤，得汤则呕，以酒客不喜甘故也。

酒客内热，喜辛而恶甘，桂枝汤甘，酒客得之，则中满而呕。

喘家作桂枝汤，加厚朴杏子佳。

太阳病，为诸阳之气，风甚气拥，则生喘也。与桂枝汤以散风，加厚朴、杏仁以降气。

【点评】用“风甚气拥”概括桂枝加厚朴杏子汤证的病机，很有临床指导意义。素有喘病，复有新感，风邪外袭上壅，影响肺气不利，故使喘病发作加重。治宜桂枝汤解肌祛风，加厚朴杏仁降气利肺以治喘。

凡服桂枝汤吐者，其后必吐脓血也。

内热者，服桂枝汤则吐，如酒客之类也。既亡津液，又为热所搏，其后必吐脓血。吐脓血，谓之肺痿。《金匮要略》曰：热在上焦为肺痿。谓或从汗或从呕吐，重亡津液，故得之。

【点评】从服桂枝汤吐者“其后必吐脓血”，可知此患者原或有内痈之疾，或为肺痈，或为胃痈，总之素体热毒较盛。若误用桂枝汤甘温之剂，则更助其内热，伤血动络，致吐脓血。成氏此注“吐脓血，谓之肺痿”，欠妥当。

太阳病，发汗，遂漏不止，其人恶风，小便难，四支微急，难以屈伸者，桂枝加附子汤主之。

太阳病，因发汗，遂汗漏不止而恶风者，为阳气不足，因发汗，阳气益虚而皮腠不固也。《内经》曰：膀胱者，州都之官，津液藏焉，气化则出。小便难者，汗出亡津液，阳气虚弱，不能施化。四肢者，诸阳之本也。四肢微急，难以屈伸者，亡阳而脱液也。《针经》曰：液脱者，骨属屈伸不利。与桂枝加附子汤，以温经复阳。

【点评】成氏认为，本证因发汗太过，或汗不如法，以致阳虚液脱，表现为汗漏不止，小便难，四肢微急，难于屈伸，恶风等证，是从阳虚液亏立论。后世陈修园等医家认为恶风是表证未去。熊曼琪主编的《中医药学高级丛书·伤寒论》指出本证是过汗伤阳汗漏不止而表未解。刘渡舟《伤寒论注解》认为：后世注家或云本条在表之风邪未去，或云在表之风邪已去。但无论有无表邪，均可使用本方。验之临床，确如刘渡舟所言。

太阳病，下之后，脉促胸满者，桂枝去芍药汤主之。若微恶寒者，去芍药方中，加附子汤主之。

脉来数，时一止复来者，名曰促。促为阳盛，则不因下后而脉促者也。此下后脉促，不得为阳盛也。太阳病下之，其脉促不结胸者，此为欲解。此下后脉促而复胸满，则不得为欲解，由下后阳虚，表邪渐入而客于胸中也。与桂枝汤以散客邪，通行阳气，芍药益阴，阳虚者非所宜，故去之。阳气已虚，若更加之微恶寒，则必当温剂以散之，故加附子。

【点评】关于促脉，王叔和《脉经》云："促脉，来去数，时一止复来"，成氏以此说解释《伤寒论》促脉，后世不少注家亦多沿用之。按照原文理解，此"促脉"是太阳病下后形成的，是知促脉乃浮脉变化而来。脉促，是指脉象急促，上壅两寸，关尺以下脉势渐衰，即《内经》"中手促上击"之意。这一方面反映邪气由表入胸，人体阳气尚能趋表抗邪；另一方面也反映了胸阳受挫，胸阳的抗邪能力已有所衰减，力不从心。可见，成氏释此脉促为脉数时一止复来的促脉，有曲解经旨之嫌。

太阳病，得之八九日，如疟状，发热恶寒，热多寒少，其人不呕，清便欲自可，一日二三度发，脉微缓①者，为欲愈也。脉微而恶

① 脉微缓：是指脉见微微和缓之象。

寒者，此阴阳俱虚，不可更发汗、更下、更吐也。面色反有热色者，未欲解也，以其不能得小汗出，身必痒，宜桂枝麻黄各半汤。

伤寒八九日，则邪传再经又遍，三阳欲传三阴之时也。传经次第，则三日传遍三阳，至四日阳去入阴，不入阴者为欲解，其传阴经，第六日传遍三阴，为传经尽而当解。其不解传为再经者，至九日又遍三阳，阳不传阴则解。如疟，发作有时也。寒多者为病进，热多者为病退。经曰：厥少热多，其病为愈；寒多热少，阳气退故为进也。今虽发热恶寒，而热多寒少，为阳气进，而邪气少也。里不和者，呕而利，今不呕，清便自调者，里和也。寒热间日发者，邪气深也；日一发者，邪气复常也；日再发者，邪气浅也；日二三发者，邪气微也。《内经》曰：大则邪至，小则平。言邪甚则脉大，邪少则脉微，今日数多而脉微缓者，是邪气微缓也，故云欲愈。脉微而恶寒者，表里俱虚也。阳表也，阴里也。脉微为里虚，恶寒为表虚，以表里俱虚，故不可更发汗、更下、更吐也。阴阳俱虚，则面色青白，反有热色者，表未解也。热色为赤色也。得小汗则和。不得汗，则得邪气外散皮肤而为痒也。与桂枝麻黄各半汤，小发其汗，以除表邪。

【点评】此节指出了太阳病日久不愈的三种转归。其一，发热恶寒，热多寒少，脉由浮紧变为微微和缓，是表邪衰退，正气已复，预测病证为欲愈。其二，见脉微而恶寒，是表里阴阳俱虚，故禁用汗、吐、下之法。其三，在发热恶寒如疟状的基础上，见面有热色，无汗，身痒等症状，此是邪郁不解，属太阳病轻证，需用小发汗之法，宜桂枝麻黄各半汤。

成注对脉证的分析，始终围绕邪正两方面，可谓抓住了实质。但其对“伤寒八九日，则邪传再经又遍”的论述，显然是受其“传经”学说之影响，不足取。

太阳病，初服桂枝汤，反烦不解者，先刺风池、风府，却与桂枝汤则愈。

烦者，热也。服桂枝汤后，当汗出而身凉和；若反烦不解者，风甚而未能散也。先刺风池、风府，以通太阳之经，而泄风气，却与桂枝汤解散则愈。

【点评】服桂枝汤后，“若反烦不解者，风甚而未能散也。”其中，“风甚而未能散”是着眼处。徐灵胎在《伤寒论类方·桂枝汤类一》亦言“风邪太甚，不仅在卫，而在经”；柯琴《伤寒来苏集·伤寒论注·桂枝汤上》又称“以外盛之风邪重，内之阳气亦重耳。”

服桂枝汤，大汗出，脉洪大者，与桂枝汤如前法；若形似疟，日再发者，汗出必解，宜桂枝二麻黄一汤主之。

经曰：如服一剂，病证犹在者，故当复作本汤服之。服桂枝汤汗出后，脉洪大者，病犹在也；若形如疟，日再发者，邪气客于荣卫之间也。与桂枝二麻黄一汤，解散荣卫之邪。

服桂枝汤，大汗出后，大烦渴不解，脉洪大者，白虎加人参汤主之。

大汗出，脉洪大而不渴，邪气犹在表也，可更与桂枝汤。若大汗出，脉洪大，而烦渴不解者，表里有热，不可更与桂枝汤。可与白虎加人参汤，生津止渴，和表散热。

【点评】以上两节是论服桂枝汤大汗出后的不同证治。病因相同，脉亦类同，但方治各别，缘其病机各异也。成注将以上两条相互参照加以对比分析，其意自明。服桂枝汤后，大汗出，脉洪大，大烦渴不解，实为热入阳明，里热蒸腾，气阴两伤，已非桂枝汤证，故须白虎加人参汤清阳明气分之热，加人参益气生津以治烦渴。而成氏于此释为“表里有热”，反生歧义，须值得注意。

太阳病，发热恶寒，热多寒少，脉微弱者，此无阳也，不可更汗，宜桂枝二越婢一汤方。

桂枝二越婢一汤方

桂枝去皮　芍药　甘草各十八铢　生姜一两三钱，切　大枣四枚，擘　麻黄十八铢，去节　石膏二十四铢，碎，绵裹

胃为十二经之主，脾治水谷为卑脏，若婢。《内经》曰：脾主为胃行其津液。是汤所以谓之越脾者，以发越脾气，通行津液。《外台》方，一名越脾汤，即此义也。

上七味，㕮咀。以五升水，煮麻黄一二沸，去上沫，内诸药，煮取二升，去滓，温服一升。本方当裁为越婢汤、桂枝汤，合饮一升，今合为一方，桂枝二越婢一。

【点评】对于越婢汤方名有两种解释：一如成氏所解，即越婢汤有发越脾气，通行津液的作用。《外台秘要》把越婢汤称为“起脾汤”。二是释“婢”同“卑”，指地位低下，力量弱小。越婢指发越之力如婢，不如大青龙汤发汗清里作用为大。

服桂枝汤，或下之，仍头项强痛，翕翕发热，无汗，心下满，微痛，小便不利者，桂枝汤去桂，加茯苓白术汤主之。

头项强痛，翕翕发热，虽经汗下，为邪气仍在表也。心下满，微痛，小便利者，则欲成结胸。今外证未罢，无汗，小便不利，则心下满，微痛，为停饮也。与桂枝汤以解外，加茯苓白术利小便行留饮。

【点评】原文是“桂枝汤去桂，加茯苓白术汤主之”，从仲景原文分析，本节是论述汗下后水气内停的证治。由于水邪郁遏太阳经中阳气，经脉不利，则见头项强痛，翕翕发热，无汗；水邪内留，致里气不和，则见心下满，微痛；膀胱气化受阻，则小便不利。诸证似表证而实非表证，似里证而实非里实，故汗下两法均非所宜。宜用桂枝汤去桂加茯苓、白术，以健脾利水，宣通气化。

成氏认为本证为外证未罢，内为停饮，故谓：“与桂枝汤以

解外，加茯苓白术汤利小便行留饮”，亦成一家之见。

伤寒脉浮，自汗出，小便数，心烦，微恶寒，脚挛急，反与桂枝汤，欲攻其表，此误也。得之便厥，咽中干，烦躁，吐逆者，作甘草干姜汤与之，以复其阳。若厥愈足温者，更作芍药甘草汤与之，其脚即伸。若胃气不和，谵语者，少与调胃承气汤。若重发汗，复加烧针者，四逆汤主之。

脉浮，自汗出，小便数而恶寒者，阳气不足也。心烦，脚挛急者，阴气不足也。阴阳血气俱虚，则不可发汗，若与桂枝汤攻表，则又损阳气，故为误也。得之便厥，咽中干，烦躁吐逆者，先作甘草干姜汤，复其阳气，得厥愈足温，乃与芍药甘草汤，益其阴血，则脚胫得伸。阴阳虽复，其有胃燥、谵语，少与调胃承气汤微溏，以和其胃。重发汗为亡阳，加烧针则损阴。《内经》曰：荣气微者，加烧针则血不流行。重发汗，复烧针，是阴阳之气大虚，四逆汤以复阴阳之气。

甘草干姜汤方

甘草四两，炙，味甘平　干姜二两，炮，味辛热

《内经》曰：辛甘发散为阳，甘草干姜相合，以复阳气。

上㕮咀，以水三升，煮取一升五合，去滓，分温再服。

芍药甘草汤方

白芍药四两，味酸，微寒　甘草四两，炙，甘平

芍药，白补而赤泻，白收而赤散也。酸以收之，甘以缓之，酸甘相合，用补阴血。

上二味，㕮咀，以水三升，煮取一升半，去滓，分温再服之。

【点评】仲景创立的芍药甘草汤，迄今被公认为是酸甘化阴的代表方剂，但仲景并未提出酸甘化阴的理论。成无己对该方“酸以收之，甘以缓之，酸甘相合，用补阴血”的阐述，是酸甘化阴

法最早的文字记载，明确了酸甘味药物相合作用偏向于滋阴养血。后世医家对酸甘化阴理论多有发挥，并被广泛应用于临床。

调胃承气汤

大黄四两，去皮，清酒浸　甘草二两，炙，味甘平　芒硝半斤，味咸苦，大寒

《内经》曰：热淫于内，治以咸寒，佐以苦甘。芒硝咸寒以除热，大黄苦寒以荡实，甘草甘平，助二物，推陈而缓中。

上三味，㕮咀，以水三升，煮取一升，去滓，内芒硝更上火微煮，令沸，少少温服。

四逆汤方

甘草二两，炙，味甘平　干姜一两半，味辛热　附子一枚，生用，去皮，破八片，辛，大热

《内经》曰：寒淫于内，治以甘热。又曰：寒淫所胜，平以辛热。甘草姜附相合，为甘辛大热之剂，乃可发散阴阳之气。

上三味，㕮咀，以水三升，煮取一升二合，去滓，分温再服。强人可大附子一枚，干姜三两。

问曰：证象阳旦，按法治之而增剧，厥逆，咽中干，两胫拘急而谵语。师曰：言夜半手足当温，两脚当伸，后如师言。何以知此？答曰：寸口脉浮而大，浮则为风，大则为虚，风则生微热，虚则两胫挛。病证象桂枝，因加附子参其间，增桂令汗出，附子温经，亡阳故也。厥逆咽中干，烦躁，阳明内结，谵语，烦乱，更饮甘草干姜汤。夜半阳气还，两足当热，胫尚微拘急，重与芍药甘草汤，尔乃胫伸，以承气汤微溏，则止其谵语，故知病可愈。

阳旦，桂枝汤别名也。前证脉浮自汗出，小便数，心烦，微恶寒，脚挛急，与桂枝汤证相似，是证象阳旦也。与桂枝汤而增剧，得寸口脉浮大，浮为风邪，大为血虚，即于桂枝汤加附子，温经以补虚，增桂令汗出以祛风。其有治之之逆而增厥者，与甘草干姜汤，阳复而足温，更与芍药甘草汤，阴和而胫伸。表邪已解，阴阳已复，而有阳明内结，谵语烦乱，少与调胃承气汤，微溏泄以和其胃，则阴阳

之气皆和，内外之邪悉去，故知病可愈。

释 音

清凉上七正反 疫音役 忿孚吻切 疹之忍切，瘾疹也 飧泄上音孙，下音薛 囟音信 痎音皆，疟也 颇頞上音拙，面骨也。下音遏，鼻也 逮音代，及也 砭悲廉切，石针也 爇如劣切 中病上音众 之长音掌 嗌音益，咽也 沓徒合切 俱见音现 嚏丁计切 瘳音抽，病愈也 痼音固 迄许讫切，至也 狭懵上户甲切，下莫孔切 殒羽粉切 晬祖对切，周岁也 痏羽轨切 膺于陵切，胸也 髃音偶，又音虞，肩前也 痓充至切，恶也；一曰风病 暍音谒，伤暑也 痉巨井切，强急也 几几音殊，短羽鸟飞几几也 挛力全切 内药上音纳 晡布胡切 洒苏狠切，惊貌 恶寒上乌路切 怫音佛 鼾音汗，卧息也 癃音隆 淅思历切 熇许酷切，热也 啜昌悦切 漐直立切，汗出貌 胫胡定切

卷 三

辨太阳病脉证并治法中第六

太阳病，项背强几几，无汗，恶风，葛根汤主之。

太阳病，项背强几几，汗出恶风者，中风表虚也；项背强几几，无汗恶风者，中风表实也。表虚宜解肌，表实宜发汗，是以葛根汤发之也。

葛根汤方

葛根四两　麻黄三两，去节　桂二两，去皮　芍药二两，切　甘草二两，炙　生姜三两，切　大枣十二枚，擘

《本草》云：轻可去实，麻黄葛根之属是也。此以中风表实，故加二物于桂枝汤中也。

上七味，㕮咀，以水一斗，先煮麻黄葛根，减二升，去沫，内诸药，煮取三升，去滓，温服一升，覆取微似汗，不须啜粥，余如桂枝法，将息及禁忌。

【点评】此节是论述太阳伤寒兼经气不舒的证治。成注“无汗恶风者，中风表实也”句欠妥。究其原因，大抵成无己以寒伤营则恶寒，风伤卫则恶风立论，而本条有“无汗恶风”句；又认为葛根汤是由桂枝汤加麻黄、葛根二味组成，桂枝汤为治疗太阳病中风之代表方剂，因而曲解。实际上，“恶风”乃恶寒之互词，葛根汤是发汗散寒，疏通经脉之剂。

太阳与阳明合病者，必自下利，葛根汤主之。

伤寒有合病、有并病，本太阳病不解，并于阳明者，谓之并病。二经俱受邪，相合病者，谓之合病。合病者，邪气甚也。太阳阳明合病者，与太阳少阳合病、阳明少阳合病，皆言必自下利者，以邪气并于阴，则阴实而阳虚；邪气并于阳，则阳实而阴虚。寒邪气甚，客于二阳，二阳方外实而不主里，则里气虚，故必下利，与葛根汤，以散经中甚邪。

太阳与阳明合病，不下利，但呕者，葛根加半夏汤主之。

邪气外甚，阳不主里，里气不和，气下而不上者，但下利而不呕；里气上逆而不下者，但呕而不下利，与葛根汤，以散其邪，加半夏以下逆气。

葛根加半夏汤方

葛根四两　麻黄三两，去节，汤泡去黄汁，焙干称　生姜三两，切　甘草二两，炙　芍药二两　桂枝二两，去皮　大枣十二枚，擘　半夏半斤，洗

上八味，以水一斗，先煮葛根、麻黄，减二升，去白沫，内诸药，煮取三升，去滓，温服一升，覆取微似汗。

【点评】二经俱受邪，相合病者，谓之合病。“邪气外甚，里气不和”是太阳阳明并病致呕吐或下利的主要病机。里气不和，升降失常，所以出现自发的下利或呕吐等症。但成氏于上条“寒邪气甚，客于二阳，二阳方外实而不主里，则里气虚，故必下利”释句，令人费解。故汪苓友在《伤寒论辨证广注·辨太阳病脉证并治中》于此按语：“以里气虚，即为不和，不可作真虚看。”使人豁然义明。

太阳病，桂枝证，医反下之，利遂不止，脉促者，表未解也；喘而汗出者，葛根黄芩黄连汤主之。

经曰：不宜下，而便攻之，内虚热入，协热遂利。桂枝证者，邪在表也，而反下之，虚其肠胃，为热所乘，遂利不止。邪在表则见阳脉，邪在里则见阴脉。下利脉微迟，邪在里也。促为阳盛，虽下利而

脉促者，知表未解也。病有汗出而喘者，为自汗出而喘也，即邪气外甚所致。喘而汗出者，为因喘而汗出也，即里热气逆所致。与葛根黄芩黄连汤，散表邪，除里热。

葛根黄芩黄连汤方

葛根半斤　甘草二两，炙，味甘平　黄芩二两，味苦寒　黄连三两，味苦寒

《内经》曰：辛[①]甘发散为阳。表未解者，散以葛根、甘草之甘苦；以坚里气弱者，坚以黄芩、黄连之苦。

上四味，以水八升，先煮葛根，减二升，内诸药，煮取二升，去滓，分温再服。

【点评】此节论述协热下利的证治。本太阳病桂枝证，医反下之，误下引部分表热内陷大肠，形成肠热下利。成氏所论“虚其肠胃，为热所乘，遂利不止”，可谓点明本证之病机关键。肠热上迫于肺，里热气逆，肺气不利，则作喘；里热外蒸于表，津液外泄而汗出。脉促为阳盛，知表未解。本证属里热下利，兼表热不罢，故用葛根黄芩黄连汤以清热止利，兼以解表，即成氏“散表邪，除里热”之谓。其中，对“以坚里气弱者，坚以黄芩、黄连之苦”之释句，应正确理解。

太阳病，头痛，发热，身疼，腰痛，骨节疼痛，恶风，无汗而喘者，麻黄汤主之。

此太阳伤寒也，寒则伤荣，头痛，身疼，腰痛，以至牵连骨节疼痛者，太阳经荣血不利也。《内经》曰：风寒客于人，使人毫毛毕直。皮肤闭而为热者，寒在表也。风并于卫，卫实而荣虚者，自汗出而恶风寒也；寒并于荣，荣实而卫虚者，无汗而恶风也。以荣强卫弱，故气逆而喘，与麻黄汤以发其汗。

---

① 辛：原脱，据《素问·阴阳应象大论》补。

麻黄汤方

麻黄三两，味甘温，去节　桂枝二两，去皮，味辛热　甘草一两，炙，味甘平　杏仁七十个，汤去皮尖，味辛温

《内经》曰：寒淫于内，治以甘热，佐以苦辛。麻黄、甘草，开肌发汗，桂枝、杏仁散寒下气。

上四味，以水九升，先煮麻黄，减二升，去上沫，内诸药，煮取二升半，去滓，温服八合，覆取微似汗，不须啜粥，余如桂枝法将息。

【点评】《素问·玉机真脏论》谓："风寒客于人，使人毫毛毕直，皮肤闭而为热，当时之时，可汗而发之。"成氏引经释义，说理透彻。但以风伤卫、寒伤荣为其学术思想，谓"风并于卫，卫实而荣虚""寒并于荣，荣实而卫虚"，值得商榷。盖以中风为"卫实而荣弱"，固与桂枝汤证之"荣弱卫强"同义，而伤寒乃"荣实而卫虚"，则令人费解。风寒袭表，皮毛、肌肉、腠理之闭拒紧敛，营阴郁滞，谓其"荣实"尚可，而言"卫虚"则不可。

太阳与阳明合病，喘而胸满者，不可下，宜麻黄汤主之。

阳受气于胸中，喘而胸满者，阳气不宣发，壅而逆也。心下满、腹满，皆为实，当下之。此以为胸满，非里实，故不可下，虽有阳明，然与太阳合病，为属表，是与麻黄汤发汗。

太阳病，十日以去，脉浮细而嗜卧者，外已解也。设胸满胁痛者，与小柴胡汤。脉但浮者，与麻黄汤。

十日以去，向解之时也。脉浮细而嗜卧者，表邪已罢也。病虽已和解之，若脉但浮而不细者，则邪气但在表也，与麻黄汤发散之。

太阳中风，脉浮紧，发热恶寒，身疼痛，不汗出而烦躁者，大青龙汤主之。若脉微弱，汗出恶风者，不可服。服之则厥逆，筋惕肉瞤，此为逆也。

此中风见寒脉也。浮则为风，风则伤卫；紧则为寒，寒则伤荣。

荣卫俱病，故发热恶寒，身疼痛也。风并于卫者，为荣弱卫强；寒并于荣者，为荣强卫弱。今风寒两伤，则荣卫俱实，故不汗出而烦躁也。与大青龙汤发汗，以除荣卫风寒。若脉微弱，汗出恶风者，为荣卫俱虚，反服青龙汤，则必亡阳，或生厥逆，筋惕肉瞤，此治之逆也。

大青龙汤方

麻黄六两，去节，味甘温　桂枝二两，去皮，味辛热　甘草二两，炙，味甘平　杏仁四十个，去皮尖，味苦，甘温　生姜三两，切，味辛温　大枣十二枚，擘，味甘温　石膏如鸡子大碎，味甘，微寒

辛甘均为发散。然风宜辛散，寒宜甘发，辛甘相合，乃能发散荣卫之风寒。麻黄、甘草、石膏、杏仁，以发散荣中之寒，桂枝、姜、枣，以解除卫中之风。

上七味，以水九升，先煮麻黄，减二升，去上沫，内诸药，煮取三升，去滓，温服一升，取微似汗，汗出多者，温粉扑之。一服汗者，停后服。汗多亡阳，遂虚，恶风烦躁，不得眠也。

伤寒脉浮缓，身不疼，但重，乍有轻时，无少阴证者，大青龙汤发之。

此伤寒见风脉也。伤寒者身疼，此以风胜，故身不疼；中风者身重，此以兼风，故乍有轻时；不发厥吐利，无少阴里证者，为风寒外甚也。与大青龙汤，以发散表中风寒。

【点评】成氏在《伤寒论·辨脉法》“风则伤卫，寒则伤荣”的基础上，在此节又提出了“风并于卫者，为荣弱卫强；寒并于荣者，为荣强卫弱。今风寒两伤，则荣卫俱实，故不汗出而烦躁也”的观点，从而初露了桂枝汤证是风伤卫、麻黄汤证是寒伤荣，大青龙汤证是风寒荣卫两伤的端倪，对著名的“三纲鼎立”之说的形成具有启发作用。方有执将“风伤卫、寒伤荣、风寒两伤荣卫”作为归纳太阳病上、中、下三篇条文的提纲。喻嘉言由此则

明确提出“三纲鼎立”之说，其谓：“夫足太阳膀胱，病主表也，而表有荣卫之不同，病有风寒之各异，风则伤卫，寒则伤荣，风寒兼受则荣卫两伤，三者之病，各分疆界，仲景立桂枝汤、麻黄汤、大青龙汤，鼎足大纲三法，分治三证。”

不少注家对“三纲鼎立”之说持有反对意见，如张志聪说：“成无己注解本论，有风则伤卫，寒则伤荣，凡遇风寒，俱执是解，……须知风寒皆为外邪，先客皮毛，后入肌腠，留而不去则入于经，留而不去则入于腑，非必风伤卫而寒伤荣也。成氏倡之，诸家和之，固执不解，是举一而废百也。”柯琴、尤在泾等亦对此说提出质疑。

伤寒表不解，心下有水气，干呕，发热而咳，或渴，或利，或噎，或小便不利，少腹满，或喘者，小青龙汤主之。

伤寒表不解，心下有水饮，则水寒相搏，肺寒气逆，故干呕发热而咳。《针经》曰：形寒饮冷则伤肺。以其两寒相感，中外皆伤，故气逆而上行，此之谓也。与小青龙汤发汗散水。水气内渍，则所传不一，故有或为之证，随证增损，以解化之。

小青龙汤方

麻黄三两，去节，味甘温　芍药三两，味酸微寒　五味子半升，味酸温　干姜三两，味辛热　甘草三两，炙，味甘平　桂枝三两，去皮，味辛热　半夏半升，汤洗，味辛，微温　细辛三两，味辛温

寒邪在表，非甘辛不能散之，麻黄、桂枝、甘草之辛甘，以发散表邪。水停心下而不行，则肾气燥，《内经》曰：肾苦燥，急食辛以润之。干姜、细辛、半夏之辛，以行水气而润肾。咳逆而喘，则肺气逆，《内经》曰：肺欲收，急食酸以收之。芍药、五味子之酸，以收逆气而安肺。

【点评】成氏于此论及“水停心下而不行，则肾气燥”，所提出的干姜、细辛、半夏之辛“以行水气而润肾”，是对《内经》“肾

苦燥，急食辛以润之”的诠释。

上八味，以水一斗，先煮麻黄，减二升，去上沫，内诸药，煮取三升，去滓，温服一升。

加减法：

若微利者，去麻黄加荛花，如鸡子大，熬令赤色。下利者，不可攻其表，汗出必胀满，麻黄发其阳，水渍入胃，必作利。荛花下十二水，水去则利止。

若渴者，去半夏，加栝蒌根三两。辛燥而苦润，半夏辛而燥津液，非渴者所宜，故去之；栝蒌味苦而生津液，故加之。

若噎者，去麻黄，加附子一枚，炮。经曰：水得寒气，冷必相搏，其人即䭇。加附子温散水寒。病人有寒，复发汗，胃中冷，必吐蛔，去麻黄恶发汗。

若小便不利，少腹满，去麻黄加茯苓四两。水蓄下焦不行，为小便不利，少腹满，麻黄发津液于外，非所宜也；茯苓泄蓄水于下，加所当也。

若喘者，去麻黄，加杏仁半升，去皮尖。《金匮要略》曰：其人形肿，故不内麻黄，内杏子，以麻黄发其阳故也。喘呼形肿，水气标本之疾。

【点评】成氏在《伤寒明理论》小青龙汤方提出“心下有水气，散行则所传不一，故又有增损之证”，其对用药加减旨义之分析，详明可取。

伤寒，心下有水气，咳而微喘，发热不渴。服汤已渴者，此寒去欲解也。小青龙汤主之。

咳而微喘者，水寒射肺也；发热不渴者，表证未罢也。与小青龙汤发表散水。服汤已渴者，里气温，水气散，为欲解也。

太阳病，外证未解，脉浮弱者，当以汗解；宜桂枝汤。

脉浮弱者，荣弱卫强也。

太阳病，下之微喘者，表未解也。桂枝加厚朴杏仁汤主之。

下后大喘，则为里气太虚，邪气传里，正气将脱也；下后微喘，则为里气上逆，邪不能传里，犹在表也，与桂枝汤以解外，加厚朴、杏仁以下逆气。

太阳病，外证未解者，不可下也，下之为逆。欲解外者，宜桂枝汤主之。

经曰：本发汗而复下之为逆也。若先发汗，治不为逆。

太阳病，先发汗不解，而复下之，脉浮者不愈。浮为在外，而反下之，故令不愈。今脉浮，故知在外，当须解外则愈，宜桂枝汤主之。

经曰：柴胡汤证具，而以他药下之，柴胡汤证仍在者，复与柴胡汤。此虽已下之不为逆，则其类矣。

太阳病，脉浮紧，无汗，发热，身疼痛，八九日不解，表证仍在，此当发其汗。服药已，微除，其人发烦目瞑。剧者必衄，衄乃解，所以然者，阳气重故也，麻黄汤主之。

脉浮紧，无汗，发热身疼痛，太阳伤寒也，虽至八九日而表证仍在，亦当发其汗，既服温暖发散汤药，虽未作大汗亦微除也。烦者身热也，邪气不为汗解，郁而变热，蒸于经络，发于肌表，故生热烦；肝受血而能视，始者气伤荣，寒既变热，则血为热搏，肝气不治，故目瞑也。剧者，热甚于经，迫血妄行而为衄，得衄则热随血散而解。阳气重者，热气重也。与麻黄汤以解前太阳伤寒之邪也。

太阳病，脉浮紧，发热身无汗，自衄者愈。

风寒在经，不得汗解，郁而变热，衄则热随血散，故云自衄者愈。

【点评】以上两节论述麻黄汤证与衄乃解。成氏从伤寒表实，因衄血而邪解之注释，可以说把握了伤寒致衄的基本病机。因为前节是表实应用发汗剂后见衄者。因血汗同源，邪不从汗解，便从衄解。后节是风寒表实，自衄者愈。伤寒失汗致衄，是邪寻出路的一种表现形式，郁热之邪可借衄而泄，病情随之减轻或愈。

二阳并病，太阳初得病时，发其汗，汗先出不彻，因转属阳明，续自微汗出，不恶寒。若太阳病证不罢者，不可下，下之为逆，如此可小发汗。设面色缘缘正赤者，阳气拂郁在表，当解之、熏之；若发汗不彻，不足言，阳气拂郁不得越，当汗不汗，其人躁烦，不知痛处，乍在腹中，乍在四肢，按之不可得，其人短气，但坐，以汗出不彻故也，更发汗则愈。何以知汗出不彻，以脉涩故知也。

太阳病未解，传并入阳明，而太阳证未罢者，名曰并病。续自微汗出不恶寒者，为太阳证罢，阳明证具也，法当下之；若太阳证未罢者，为表未解，则不可下，当小发其汗，先解表也。阳明之经循面，色缘缘正赤者，阳气拂郁在表也，当解之、熏之，以取其汗。若发汗不彻者，不足言阳气拂郁，止是当汗不汗，阳气不得越散，邪无从出，拥甚于经，故燥①烦也。邪循经行，则痛无常处，或在腹中，或在四肢，按之不可得而短气，但责以汗出不彻，更发汗则愈。《内经》曰：诸过者切之，涩者，阳气有余，为身热无汗。是以脉涩知阳气拥郁而汗出不彻。

【点评】此节论述太阳病发汗不彻的3种转归及证治。其末句“何以知汗出不彻，以脉涩故知也”，是自注性文字，其脉涩当为涩而有力。《素问·脉要精微论》曰：“诸过者切之，涩者，阳气有余也……阳气有余为身热无汗。”成氏以经释论，谓“是以脉涩知阳气拥郁而汗出不彻”，十分切合。

脉浮数者，法当汗出而愈。若下之，身重心悸者，不可发汗，当

① 燥：赵本作“躁”。后文中“烦燥”“燥烦”，亦应作”“烦躁”“躁烦”。

自汗出乃解。所以然者，尺中脉微，此里虚，须表里实，津液自和，便自汗出愈。

经曰：诸脉浮数，当发热而洒淅恶寒，言邪气在表也，是当汗出愈。若下之，身重心悸者，损其津液，虚其胃气。若身重心悸而尺脉实者，则下后里虚，邪气乘虚传里也。今尺脉微，身重心悸者，知下后里虚，津液不足，邪气不传里，但在表也。然以津液不足，则不可发汗，须里气实，津液足，便自汗出而愈。

脉浮紧者，法当身疼痛，宜以汗解之。假令尺中迟者，不可发汗。何以知之然？以荣气不足，血少故也。

《针经》曰：夺血者无汗。尺脉迟者，为荣血不足，故不可发汗。

【点评】以上两节论述伤寒夹虚不可发汗的证治。两节均详脉略证，以脉阐发病机。后节谓脉“尺中迟者”，为荣血不足，虽有表证，禁用汗法。前节言“尺中脉微，此里虚”，尺主里，微示虚，为里气不足之证。虽有表证，不宜从汗。由此可见，成注释为“今尺脉微，……邪气不传里，但在表也”，显然与经旨不合。

脉浮者，病在表，可发汗，宜麻黄汤。

浮为轻手得之，以候皮肤之气。《内经》曰：其在表者，汗而发之。

脉浮而数者，可发汗，宜麻黄汤。

浮则伤卫，数则伤荣，荣卫受邪，为病在表，故当汗散。

【点评】以上两节言伤寒表实可发汗证。浮脉主表，数有紧之意。正如黄坤载在《伤寒悬解·太阳经上篇》所说：“浮数即浮紧之变文，紧则必不迟缓，亦可言数，是伤寒之脉，当以麻黄发汗也。”而成注据伤卫、伤营而凿分脉浮与脉数，牵强难从。

病常自汗出者，此为荣气和，荣气和者，外不谐，以卫气不共荣气和谐故尔。以荣行脉中，卫行脉外，复发其汗，荣卫和则愈，宜桂枝汤。

风则伤卫，寒则伤荣。卫受风邪而荣不病者，为荣气和也。卫既客邪，则不能与荣气和谐，亦不能卫护皮腠，是以常自汗出，与桂枝汤解散风邪、调和荣卫则愈。

病人脏无他病，时发热，自汗出，而不愈者，此卫气不和也。先其时发汗则愈，宜桂枝汤主之。

脏无他病，里和也。卫气不和表病也。《外台》云：里和表病，汗之则愈。所谓先其时者，先其发热汗出之时，发汗则愈。

伤寒脉浮紧，不发汗，因致衄者，麻黄汤主之。

伤寒脉浮紧，邪在表也，当与麻黄汤发汗；若不发汗，则邪无从出，拥甚于经，迫血妄行，因致衄也。

伤寒不大便六七日，头痛有热者，与承气汤。其小便清者，知不在里，仍在表也，当须发汗；若头痛者必衄，宜桂枝汤。

不大便六七日，头痛有热者，故宜当下。若小便清者，知里无热，则不可下。经曰：小便数者，大便必硬，不更衣十日无所苦也。况此不大便六七日，小便清者，不可责邪在里，是仍在表也，与桂枝汤以解外。若头疼不已，为表未罢，郁甚于经，迫血妄行，上为衄也。

【点评】此节以小便的清利与否以辨表里证治。成氏把“若头痛者，必衄”句，放在“宜桂枝汤”之后释义，宜从，属倒装文法。

伤寒发汗，解半日许，复烦，脉浮数者，可更发汗，宜桂枝汤主之。

烦者，热也。发汗身凉为已解，至半日许，身复热，脉浮数者，邪不尽也，可更发汗，与桂枝汤。

凡病若发汗、若吐、若下、若亡津液，阴阳自和者，必自愈。

重亡津液，则不能作汗，必待阴阳自和，乃自愈矣。

【点评】对于此节，成氏注释过于简略。本节的重点在于强调“阴阳自和”，“阴阳自和”是中医学上的一个重要思想。刘渡舟教授在《伤寒挈要》对本节的阐释十分称道：“凡病”，指一切疾病，不限于中风伤寒。汗、吐、下是治有余之病。亡血、亡津液为不足之证。以上概括了治疗方法和疾病种类。总的来讲，治疗或虚或实的疾病，若能使其阴阳自和，必能自愈。因阴阳有偏乃致疾病，今损有余，补不足，泻其热，温其寒，皆是使阴阳自和的手段，而促其病愈。阴阳自和，主要靠机体内部的调节，必要时候，还应借助药物及他种疗法。但任何疗法，也只有通过机体内因，才能发挥应有的作用，达到维持机体阴阳平衡，也就是阴阳自和的目的。

大下之后，复发汗，小便不利者，亡津液故也，勿治之，得小便利，必自愈。

因亡津液而小便不利者，不可以药利之，俟津液足，小便利，必自愈也。

下之后，复发汗，必振寒，脉微细。所以然者，以内外俱虚故也。

发汗则表虚而亡阳；下之则里虚而亡血。振寒者，阳气微也；脉微细者，阴血弱也。

下之后，复发汗，昼日烦躁，不得眠，夜而安静，不呕不渴，无表证，脉沉微，身无大热者，干姜附子汤主之。

下之虚其里，汗之虚其表，既下又汗，则表里俱虚。阳王于昼，阳欲复，虚不胜邪，正邪交争，故昼日烦燥不得眠；夜阴为主，阳虚不能与之争，是夜则安静。不呕不渴者，里无热也；身无大热者，表无热也。又无表证而脉沉微，知阳气大虚，阴寒气胜，与干姜附子汤，退阴复阳。

干姜附子汤方

干姜一两，味辛热　附子一枚，生用，去皮，破八片，味辛热

《内经》曰：寒淫所胜，平以辛热。虚寒大甚，是以辛热剂胜之也。

上二味，以水三升，煮取一升，去滓，顿服。

【点评】“阳气大虚，阴寒气胜”是干姜附子汤方证之基本病机。成注以昼夜阴阳对人体的影响立论，结合机体阴阳之虚以阐释“昼日烦躁不得眠，夜而安静”的机制，说理透彻，多为后世医家多遵循。

发汗后，身疼痛，脉沉迟者，桂枝加芍药生姜各一两人参三两新加汤主之。

汗后，身疼痛，邪气未尽也。脉沉迟，荣血不足也。经曰：其脉沉者，荣气微也。又曰：迟者，荣气不足，血少故也。与桂枝汤以解未尽之邪，加芍药、生姜、人参，以益不足之血。

【点评】此节是论述汗后荣气不足身疼痛的证治。对于身疼痛，脉沉迟，成氏从表邪未尽，荣血不足立论，并指出“与桂枝汤以解未尽之邪，加芍药、生姜、人参，以益不足之血。”后世注家多从外邪已尽，荣血亏虚立论，如陈修园《伤寒论浅注·辨太阳病脉证篇》谓：“发汗后邪已净矣，而身犹疼痛，为血虚无以荣身，且其脉沉迟者，沉则不浮，不浮则非表邪矣，迟则不数紧，不数紧则非表邪之疼痛矣，以桂枝加芍药生姜各一两人参三两新加汤主之，俾血运则病愈。”证之临床，以上两种情况都可见到，应结合具体病情以本方加减运用。又本方可用于杂病荣血不足之身痛，亦有良效。

发汗后，不可更行桂枝汤。汗出而喘，无大热者，可与麻黄杏仁

甘草石膏汤主之。

发汗后喘，当作桂枝加厚朴杏仁汤，汗出则喘愈。今汗出而喘，为邪气拥甚，桂枝汤不能发散，故不可更行桂枝汤。汗出而喘有大热者，内热气甚也；无大热者，表邪必甚也。与麻黄杏子甘草石膏汤，以散其邪。

麻黄杏仁甘草石膏汤方

麻黄四两，去节，味甘温　杏仁五十个，去皮尖，味甘温　甘草二两，炙，味甘平　石膏半斤，碎，绵裹，味甘寒

《内经》曰：肝苦急，急食甘以缓之。风气通于肝，风邪外甚，故以纯甘之剂发之。

上四味，以水七升，先煮麻黄，减二升，去上沫，内诸药，煮取二升，去滓，温服一升。本云：黄耳杯。

【点评】此节论述邪热壅肺作喘的证治。本证以气喘为主证，对发汗后喘，成氏以桂枝加厚朴杏仁汤证与麻黄杏仁甘草石膏汤证相互鉴别，认识到“邪气拥甚”为麻黄杏仁甘草石膏汤证的病机，是其称道之处。但其后文以“汗出而喘有大热者，内热气甚也；无大热者，表邪必甚也”作鉴别，而把麻黄杏仁甘草石膏汤释解为发表散邪之剂则欠妥，其释方义言“风气通于肝，风邪外甚，故以纯甘之剂发之”，更是令人疑惑难解。析其原因，可能囿于原文“无大热”。把“无大热”看作是表邪犹在的还有方有执，他在《伤寒论条辨·辨太阳病脉证并治中篇》就说：“无大热者，郁伏而不显也，以伤寒之表邪犹在，故用麻黄以发之。”

实际上，此“无大热”，应理解为表无大热。从临床实际来看，肺热内盛，一般身热较重，甚至壮热不退。但有时因肺热内结，反而表“无大热”。故不可被“无大热”一语所惑。由此可见，反用成氏所言“汗出而喘有大热者，内热气甚也”，恰好概括了该方证的重要病机。由于汗下失当，导致表热入里，内陷于肺，

肺热壅盛，热邪迫肺，肺气不利，逆而作喘；肺热熏蒸，逼迫津液外走毛窍，故而汗出。故治当清热宣肺平喘，主以麻黄杏仁甘草石膏汤。

发汗过多，其人叉手自冒心，心下悸，欲得按者，桂枝甘草汤主之。

发汗过多，亡阳也。阳受气于胸中，胸中阳气不足，故病叉手自冒心。心下悸欲得按者，与桂枝甘草汤，以调不足之气。

桂枝甘草汤方

桂枝四两，去皮，味辛热　甘草二两，炙，味甘平

桂枝之辛，走肺而益气；甘草之甘，入脾而缓中。

上二味，以水三升，煮取一升，去滓，顿服。

【点评】此节论述心阳不足而致心悸的证治。桂枝辛甘以补心阳，甘草甘温以补中益气，二药相配，有辛甘合化，温通心阳之功。心阳得复，则悸动自安。成氏谓“桂枝之辛，走肺而益气”，反生疑惑。

发汗后，其人脐下悸者，欲作奔豚，茯苓桂枝甘草大枣汤主之。

汗者，心之液。发汗后，脐下悸者，心气虚而肾气发动也。肾之积，名曰奔豚，发则从少腹上至心下，为肾气逆欲上凌心。今脐下悸为肾气发动，故云欲作奔豚。与茯苓桂枝甘草大枣汤，以降肾气。

茯苓桂枝甘草大枣汤方

茯苓半斤，味甘平　甘草二两，炙，味甘平　大枣十五枚，擘，味甘平　桂枝四两，去皮

茯苓以伐肾邪；桂枝能泄奔豚；甘草、大枣之甘，滋助脾土，以平肾气；煎用甘烂[①]水者，扬之无力，取不助肾气也。

---

① 烂：应作“澜”，下同。

上四味，以甘烂水一斗，先煮茯苓，减二升，内诸药，煮取三升，去滓，温服一升，日三服。作甘烂水法，取水二斗，置大盆内，以杓扬之，水上有珠子五六千颗相逐，取用之。

【点评】成氏指出"心气虚而肾气发动"为脐下悸之病机，深得要旨，故治用茯苓桂枝甘草大枣汤以温阳伐水降冲。方重用茯苓为君，补脾而淡渗利水，以伐肾邪；桂枝辛温通阳，合茯苓则化气行水，合甘草则辛甘合化，以助心阳；大枣、甘草滋助脾土以制水。

发汗后，腹胀满者，厚朴生姜甘草半夏人参汤主之。

吐后腹胀与下后腹满皆为实，言邪气乘虚入里为实。发汗后外已解也。腹胀满知非里实，由脾胃津液不足，气涩不通，壅而为满，与此汤和脾胃而降气。

厚朴生姜甘草半夏人参汤方

厚朴半斤，去皮，炙，味甘温　生姜半斤，切，味辛温　半夏半斤，洗，味辛平　人参一两，味温　甘草二两，炙，味甘平

《内经》曰：脾欲缓，急食甘以缓之，用苦泄之。厚朴之苦，以泄腹满；人参、甘草之甘，以益脾胃；半夏、生姜之辛，以散滞气。

上五味，以水一斗，煮取三升，去滓，温服一升，日三服。

【点评】此节论述脾虚气滞腹满的证治。成氏运用《内经》治法诠释方义，可谓要言不繁。惟其"吐后腹胀与下后腹满皆为实"之言不尽全面，虽仲景有"伤寒吐后，腹胀满者，与调胃承气汤"之论，但凡证候之虚实，要在据证而辨，其经治如何，只作参考而已。如汪琥在《伤寒论辨证广注·辨太阳病脉证并治法中》说："按成注云，吐下后腹胀满者，皆为实，言邪气乘虚入里故也，此必是外邪未解，而早吐早下所致，否则，既吐且下，腹中之物已尽，焉知非气虚作胀耶?"言之有理。

伤寒若吐若下后，心下逆满，气上冲胸，起则头眩，脉沉紧。发汗则动经，身为振振摇者，茯苓桂枝白术甘草汤主之。

吐下后，里虚气上逆者，心下逆满，气上冲胸；表虚阳不足，起则头眩；脉浮紧，为邪在表，当发汗；脉沉紧，为邪在里，则不可发汗。发汗则外动经络，损伤阳气，阳气外虚，则不能主持诸脉，身为振振摇也，与此汤以和经益阳。

茯苓桂枝白术甘草汤方

茯苓四两，味甘平　桂枝三两，去皮，味辛热　白术二两，味苦甘温　甘草二两，炙，味甘平

阳不足者，补之以甘，茯苓、白术生津液而益阳也。里气逆者，散之以辛，桂枝、甘草，行阳散气。

上四味，以水六升，煮取三升，去滓，分温三服。

【点评】此节是论述脾阳虚水气内停的证治。原文中“茯苓桂枝白术甘草汤主之”句，当接于“脉沉紧”之后，这是仲景惯用的倒装文法。而“发汗则动经，身为振振摇”，则是指出治疗禁忌及其发汗后的变证。反观成注，将条文文字混读，随文衍义，难免说理不通。再者，他把茯苓桂枝白术甘草汤解释为“和经益阳”之剂，也不尽全面。茯苓桂枝白术甘草汤为治中焦痰饮之名方，正如尤怡在《伤寒贯珠集》中所注释：“此为寒邪解而饮发之证，饮停则中满，逆于上则气冲而头眩，入于经则身振振而动摇。……故与茯苓、白术以蠲饮气；桂枝、甘草以生阳气，所谓病痰饮者，当以温药和之也。”

发汗，病不解，反恶寒者，虚故也，芍药甘草附子汤主之。

发汗病解，则不恶寒；发汗病不解，表实者，亦不恶寒。今发汗病且不解，又反恶寒者，荣卫俱虚也。汗出则荣虚，恶寒则卫虚，与芍药甘草附子汤，以补荣卫。

芍药甘草附子汤方

芍药三两，味酸，微寒　甘草三两，炙，味甘平　附子一枚，炮，去皮，破八片，味辛热

芍药之酸，收敛津液而益荣；附子之辛温，固阳气而补卫；甘草之甘，调和辛酸而安正气。

已上三味，以水五升，煮取一升五合，去滓，分温服，疑非仲景意。

【点评】汗后荣卫俱虚，故用芍药甘草附子汤以益荣补卫，阴阳双补。

发汗若下之，病仍不解，烦躁者，茯苓四逆汤主之。

发汗若下，病宜解也，若病仍不解，则发汗外虚阳气，下之内虚阴气，阴阳俱虚，邪独不解，故生烦躁。与茯苓四逆汤，以复阴阳之气。

茯苓四逆汤方

茯苓六两，味甘平　人参一两，味甘温　甘草二两，炙，味甘平　干姜一两半，味辛热　附子一枚，生用，去皮，破八片，味辛热

四逆汤以补阳，加茯苓、人参以益阴。

上五味，以水五升，煮取三升，去滓，温服七合，日三服。

【点评】此节论述汗下后阴阳两虚而烦躁的证治。成注释其方义是“四逆汤以补阳，加茯苓、人参以益阴”，可谓简明扼要。方中重用茯苓，体现了宁心安神，以止烦躁的治疗主旨。《神农本草经》谓茯苓主“忧恚、惊邪、恐悸……久服安魂养神。”

发汗后，恶寒者，虚故也；不恶寒，但热者，实也。当和胃气，与调胃承气汤。

汗出而恶寒者，表虚也；汗出而不恶寒，但热者，里实也。经

曰：汗出不恶寒者，此表解里未和。与调胃承气汤和胃气。

太阳病，发汗后，大汗出，胃中干，烦躁不得眠，欲得饮水者，少少与饮之，令胃气和则愈。若脉浮，小便不利，微热消渴者，与五苓散主之。

发汗已解，胃中干，烦躁不得眠，欲饮水者，少少与之，胃气得润则愈。若脉浮者，表未解也。饮水多，而小便少者，谓之消渴，里热甚实也；微热消渴者，热未成实，上焦燥也，与五苓散，生津液，和表里。

五苓散方

猪苓十八铢，味甘平　泽泻一两六铢半，味酸咸　茯苓十八铢，味甘平　桂半两，去皮，味辛热　白术十八铢，味甘平

淡者一也。口入一而为甘，甘甚而反淡，甘缓而淡渗。猪苓、白术、茯苓三味之甘，润虚燥而利津液；咸味下泄为阴，泽泻之咸，以泄伏水；辛甘发散为阳，桂枝之辛甘，以和肌表。

上五味为末，以白饮和，服方寸匕，日三服，多饮暖水，汗出愈。

发汗已，脉浮数，烦渴者，五苓散主之。

发汗已，脉浮数者，表邪未尽也；烦渴亡津液，胃燥也，五苓散和表润燥。

伤寒汗出而渴者，五苓散主之。不渴者，茯苓甘草汤主之。

伤寒汗出而渴者，亡津液胃燥，邪气渐传里也，五苓散以和表里。若汗出不渴者，邪气不传里，但在表而表虚也，与茯苓甘草汤和表合卫。

茯苓甘草汤方

茯苓二两，味甘平　桂枝二两，去皮，味辛热　生姜三两，切，味辛温　甘草一两，炙，味甘平

茯苓、甘草之甘，益津液而和卫；桂枝、生姜之辛，助阳气而

解表。

上四味，以水四升，煮取二升，去滓，分温三服。

【点评】汗出不渴者，是由于汗后胃阳被伤，难以腐熟蒸化水谷，以致水停中焦所致。联系《伤寒论·厥阴病篇》“伤寒厥而心下悸，宜先治水，当服茯苓甘草汤，却治其厥，不尔，水渍入胃，必作利也”，很显然，茯苓甘草汤的功用在于温胃化饮。成氏本节“茯苓甘草汤和表合卫”之注，不符原文意旨。

中风发热，六七日不解而烦，有表里证，渴欲饮水，水入则吐者，名曰水逆。五苓散主之。

中风发热，至六七日，则当解；若不解烦者，邪在表也。渴欲饮水，邪传里也。里热甚则能消水，水入则不吐；里热少则不能消水，停积不散，饮而吐水也。以其因水而吐，故名水逆，与五苓散和表里，散停饮。

【点评】五苓散证的临床特点是小便不利，口渴，反映出的病机特点一方面是水饮留蓄；另一方面是气不化津，正津不布。成氏谓五苓散的功用是“和表里，散停饮”，又称其“生津液，和表里”，说明该方有调节水液代谢的作用，值得玩味。但是，把五苓散证汗出而渴以“亡津液，胃燥”为解，难合经旨。

未持脉时，病人叉手自冒心，师因教试令咳而不咳者，此必两耳聋无闻也。所以然者，以重发汗，虚故如此。

发汗多亡阳，胸中阳气不足者，病人手叉自冒心。师见外证知阳气不足也；又试令咳而不即咳者，耳聋也，知阳气虚明矣。耳聋者，阳气虚，精气不得上通于耳故也。

发汗后，饮水多，必喘，以水灌之，亦喘。

喘，肺疾。饮水多喘者，饮冷伤肺也；以冷水灌洗而喘者，形寒伤肺也。

发汗后，水药不得入口为逆，若更发汗，必吐下不止。

发汗后，水药不得入口，为之吐逆。发汗亡阳，胃中虚冷也。若更发汗，则愈损阳气，胃气大虚，故吐下不止。

发汗吐下后，虚烦不得眠，若剧者，必反覆颠倒，心中懊憹，栀子豉汤主之。

发汗吐下后，邪热乘虚客于胸中，谓之虚烦者，热也，胸中烦热郁闷而不得发散者是也。热气伏于里者，则喜睡，今热气浮于上，烦扰阳气，故不得眠。心恶热，热甚则必神昏，是以剧者反覆颠倒而不安，心中懊憹而愦闷。懊憹者，俗谓鹘突是也。《内经》曰：其高者因而越之，与栀子豉汤以吐胸中之邪。

栀子豉汤方

栀子十四枚，擘，味苦寒　**香豉**四合，绵裹，味苦寒

酸苦涌泄为阴，苦以涌吐，寒以胜热，栀子豉汤相合，吐剂宜矣。

上二味，以水四升，先煮栀子，得二升半，内豉，煮取一升半，去滓，分为二服，温进一服。得吐者，止后服。

若少气者，栀子甘草豉汤主之。若呕者，栀子生姜豉汤主之。

少气者，热伤气也，加甘草以益气；呕者，热烦而气逆也，加生姜以散气。少气，则气为热搏，散而不收者，甘以补之可也；呕则气为热搏，逆而不散者，辛以散之可也。

发汗，若下之而烦热，胸中窒者，栀子豉汤主之。

阳受气于胸中，发汗若下，使阳气不足，邪热客于胸中，结而不散，故烦热而胸中窒塞，与栀子豉汤以吐胸中之邪。

伤寒五六日，大下之后，身热不去，心中结痛者，未欲解也，栀子豉汤主之。

伤寒五六日，邪气在里之时，若大下后，身热去，心胸空者，为欲解。若大下后，身热去而心结痛者，结胸也；身热不去，心中结痛者，虚烦也。结胸为热结胸中，为实，是热气已收敛于内，则外身热

去；虚烦为热客胸中，未结为实，散漫为烦，是以身热不去。六七日为欲解之时，以热为虚烦，故云未欲解也。与栀子豉汤以吐除之。

伤寒下后，心烦，腹满，卧起不安者，栀子厚朴汤主之。

下后，但腹满而不心烦，即邪气入里为里实；但心烦而不腹满，即邪气在胸中为虚烦。既烦且满，则邪气壅于胸腹之间也。满则不能坐，烦则不能卧，故卧起不安。与栀子厚朴汤，吐烦泄满。

栀子厚朴汤方

栀子十四枚，擘，味苦寒　厚朴四两，姜炙，苦温　枳实四枚，水浸，去穰，炒，味苦寒

酸苦涌泄。栀子之苦，以涌虚烦；厚朴枳实之苦，以泄腹满。

已上三味，以水三升半，煮取一升半，去滓，分二服。温进一服，得吐者，止后服。

伤寒，医以丸药大下之，身热不去，微烦者，栀子干姜汤主之。

丸药不能除热，但损正气。邪气乘虚留于胸中而未入深者，则身热不去而微烦，与栀子干姜汤，吐烦益正气。

栀子干姜汤方

栀子十四枚，擘，味苦寒　干姜二两，味辛热

苦以涌之，栀子之苦以吐烦；辛以润之，干姜之辛以益气。

上二味，以水三升半，煮取一升半，去滓，分二服。温进一服，得吐者，止后服。

凡用栀子汤，病人旧微溏者，不可与服之。

病人旧微溏者，里虚而寒在下也，虽烦则非蕴热，故不可与栀子汤。《内经》曰：先泄而后生他病者，治其本，必且调之，后乃治其他病。

【点评】栀子诸汤证除共有“虚烦”诸证外，其兼证有少气、呕吐、胸中窒、心中结痛、腹满卧起不安等证，诸证虽异，但其病位都不离胸脘，也即上至心胸，下达脘腹。其主要病机在于无

形邪热扰于胸中所致，故用栀子豉汤加减清宣郁热以除烦。

方后注有“得吐者，止后服”一句，成氏据此将栀子豉汤视为涌吐之剂，对后世注家多有影响。验之临床，服药后有吐的，因本病病邪在高位，本有懊侬欲吐之感，且方中豆豉气腐性浮，所以服汤后，有邪热乘势上涌作呕的可能，吐后胸中郁热外越，邪去虚烦亦止，可以说是《内经》关于“其高者因而越之”的论治法则的具体体现。但服药后得吐的机会并不普遍，服后不吐者，则热多下行，病亦可愈。故此，把栀子豉汤看作是吐剂似有所欠妥。

太阳病发汗，汗出不解，其人仍发热，心下悸，头眩，身瞤动，振振欲擗地者，真武汤主之。

发汗不解仍发热，邪气未解也；心下悸，头眩、身瞤动、振振欲擗地者，汗出亡阳也。里虚为悸，上虚为眩，经虚为身瞤振振摇，与真武汤主之，温经复阳。

【点评】此节论述了太阳病过汗伤阳而致阳虚水泛的证治。成氏对本方证从“发汗亡阳经虚”立论，谓真武汤为“温经复阳之剂”，基本把握了该病证以阳虚为本的实质。结合他在《伤寒论》少阴病篇对真武汤方证的注解，从阳虚湿阻水泛立论，更为合理全面。

咽喉干燥者，不可发汗。

津液不足也。

淋家不可发汗，发汗必便血。

膀胱里热则淋，反以汤药发汗，亡耗津液，增益客热，膀胱虚燥，必小便血。

疮家虽身疼痛，不可发汗，发汗则痓。

表虚聚热，则生疮，疮家身疼如伤寒，不可发汗，发汗则表气愈虚，热势愈甚，生风，故变痓也。

衄家不可发汗，汗出必额上陷，脉急紧，直视不能眴，不得眠。

衄者，上焦亡血也。若发汗，则上焦津液枯竭，经络干涩，故额上陷，脉急紧。诸脉者，皆属于目。筋脉紧急则牵引其目，故直视不能眴。眴，瞬，合目也。《针经》曰：阴气虚则目不瞑，亡血为阴虚，是以不得眠也。

亡血家，不可发汗，发汗则寒栗而振。

《针经》曰：夺血者无汗，夺汗者无血。亡血发汗，则阴阳俱虚，故寒栗而振摇。

汗家重发汗，必恍惚心乱，小便已，阴疼，与禹余粮丸，阙。

汗者心之液，汗家重发汗，则心虚恍惚心乱；夺汗则无水，故小便已，阴中疼。

病人有寒，复发汗，胃中冷，必吐蛔。

病人有寒，则当温散，反发汗，损阳气，胃中冷，必吐蛔也。

【点评】以上七节都是不可发汗的举例。

本发汗而复下之，此为逆也；若先发汗，治不为逆。本先下之，而反汗之为逆；若先下之，治不为逆。

病在表者，汗之为宜，下之为逆；病在里者，下之为宜，汗之为逆。经曰：阳盛阴虚，汗之则死，下之则愈；阳虚阴盛，汗之则愈，下之则死。

【点评】此节论述表证兼里实热证的汗下先后治疗原则。治病必求其本。《素问·至真要大论》云："从内之外者，调其内；从外之内者，治其外。从内之外而盛于外者，先调其内而后治其外；从外之内而盛于内者，先治其外而后调其内。"本节即强调了这一原则。表证兼里实者，在《伤寒论》中，先表后里，先汗后下，或汗下并用表里双解者皆有其例，而对于先下后汗的例子，则比较少见，后世的温病学家在这方面多有论述。如吴又可在

《温疫论》中说："表里俱病，内外壅闭，既不得汗，复不得下，此不可汗。强求其汗，必不得汗，宜承气汤先通其里，里邪先去，邪去则里气通，中气方能达表，向者郁于肌肉之邪，乘势尽发于肌表矣。"

对于本节，成氏引《伤寒例》条文"阳盛阴虚，汗之则死，下之则愈；阳虚阴盛，汗之则愈，下之则死"以注解，令人疑惑，可参考前文《伤寒例》对该条文的点评。

伤寒医下之，续得下利清谷不止，身疼痛者，急当救里；后身疼痛，清便自调者，急当救表。救里宜四逆汤；救表宜桂枝汤。

伤寒下之，续得下利清谷不止，身疼痛者，急当救里者，以里气不足，必先救之，急与四逆汤。得清便自调，知里气已和，然后急与桂枝汤以救表，身疼者，表邪也。《内经》曰：病发而不足，标而本之，先治其标，后治其本。此以寒为卒①也。

【点评】此节强调表证兼见里虚里寒的，治以先温里，后解表。

病发热，头痛，脉反沉，若不差，身体疼痛，当救其里，宜四逆汤。

发热头痛，表病也。脉反沉者，里脉也。经曰：表有病者，脉当浮大；今脉反沉迟，故知愈也。见表病而得里脉则当差，若不差，为内虚寒甚也，与四逆汤救其里。

【点评】成氏引用《平脉法》中原文阐释本节，对全面理解"脉反沉，若不差"一句的旨意，有指导作用。《平脉法》云："病家人请云，病人苦发热，身体疼，病人自卧。师到，诊其脉，沉而迟者，知其差也。何以知之？若表有病者，脉当浮大，今脉反沉

① 卒：赵本作"本"。

迟，故知愈也。”表病而得里脉可见两种情况，一是知愈，如《伤寒例》所云；二是本节所言“若不差”，脉由浮转沉后病仍不差，知为内虚寒甚，故用四逆汤救其里，以回阳散寒。

太阳病，先下之而不愈，因复发汗，以此表里俱虚，其人因致冒，冒家汗出自愈。所以然者，汗出表和故也，得里未和，然后复下之。

冒者，郁也，下之则里虚而亡血；汗之则表虚而亡阳。表里俱虚，寒气拂郁，其人因致冒。《金匮要略》曰：亡血复汗，寒多，故令郁冒，汗出则拂郁之邪得解，则冒愈。《金匮要略》曰：冒家欲解，必大汗出。汗出表和而里未和者，然后复下之。

【点评】太阳病汗下后郁冒，成氏概括其病机为“表里俱虚，寒气怫郁”，并结合《金匮要略》郁冒的相关原文加以认识，比较全面。郁冒是机体正气驱邪斗争的现象，所以，虽发郁冒，但若正虚邪微，正能胜邪，阴阳相和，则可汗出邪退而病解。

太阳病未解，脉阴阳俱停，必先振栗，汗出而解。但阳脉微者，先汗出而解；但阴脉微者，下之而解。若欲下之，宜调胃承气汤主之。

脉阴阳停无偏胜者，阴阳气和也。经曰：寸口、关上、尺中三处，大小浮沉迟数同等，此脉阴阳为和平，虽剧当愈。今阴阳既和，必先振栗汗出而解。但阳脉微者，阳不足而阴有余也，经曰：阳虚阴盛，汗之则愈。阴脉微者，阴不足而阳有余也。经曰：阳盛阴虚，下之则愈。

【点评】对于本节，“脉阴阳俱停”是理解的难点。对“停”字，各注家有不同的解释，有作停止解者，有作沉伏不显解者，有作微解者，尽管说法不同，但皆认为是正邪相争的一种表现，若正能胜邪，则可发振栗，汗出而解。成氏释“停”为“无偏胜者”，即“寸口、关上、尺中三处，大小浮沉迟数同等”，是阴阳气和的反应，所以可通过战栗而汗出而解。

太阳病，发热汗出者，此为荣弱卫强，故使汗出，欲救邪风者，宜桂枝汤。

太阳中风，风并于卫，则卫实而荣虚。荣者阴也，卫者阳也。发热汗出，阴弱阳强也。《内经》曰：阴虚者，阳必凑之，故少气时热而汗出，与桂枝汤解散风邪，调和荣卫。

伤寒五六日，中风，往来寒热，胸胁苦满，默默不欲饮食，心烦喜呕，或胸中烦而不呕，或渴，或腹中痛，或胁下痞硬，或心下悸，小便不利，或不渴，身有微热，或咳者，与小柴胡汤主之。

病有在表者，有在里者，有在表里之间者。此邪气在表里之间，谓之半表半里证。五六日，邪气自表传里之时。中风者，或伤寒至五六日也。《玉函》曰：中风五六日，伤寒，往来寒热，即是或中风，或伤寒，非是伤寒再中风，中风复伤寒也。经曰：伤寒中风，有柴胡证，但见一证，便是，不必悉具者正是。谓或中风，或伤寒也。邪在表则寒，邪在里则热，今邪在半表半里之间，未有定处，是以寒热往来也。邪在表，则心腹不满，邪在里，则心腹胀满。今止言胸胁苦满，知邪气在表里之间，未至于心腹满，言胸胁苦满，知邪气在表里也。默默，静也。邪在表，则呻吟不安，邪在里，则烦闷乱。《内经》曰：阳入之阴则静。默默者，邪方自表之里，在表里之间也。邪在表则能食，邪在里则不能食，不欲食者，邪在表里之间，未至于必不能食也。邪在表，则不烦不呕，邪在里，则烦满而呕，烦喜呕者，邪在表方传里也。邪初入里，未有定处，则所传不一，故有或为之证。有柴胡证，但见一证便是，即是此或为之证。

小柴胡汤方

柴胡半斤，味苦，微寒　黄芩三两，味苦寒　人参三两，味甘温　甘草三两，味甘平　半夏半升，洗，味辛温　生姜三两，切，味辛温　大枣十三枚，擘，味甘温

《内经》曰：热淫于内，以苦发之。柴胡、黄芩之苦，以发传邪之热。里不足者，以甘缓之。人参、甘草之甘，以缓中和之气。邪半入里则里气逆，辛以散之，半夏以除烦呕；邪半在表，则荣卫争之，辛甘解之，姜枣以和荣卫。

上七味，以水一斗二升，煮取六升，去滓，再煎，取三升，温服一升，日三服。

后加减法：

若胸中烦而不呕，去半夏、人参，加栝蒌实一枚。

胸中烦而不呕，热聚而气不逆也。甘者令人中满，方热聚，无用人参之补；辛散逆气，既不呕，无用半夏之辛温。热宜寒疗，聚宜苦，栝蒌实苦寒，以泄胸中蕴热。

若渴者，去半夏，加人参，合前成四两半，栝蒌根四两。

半夏燥津液，非渴者所宜。人参甘而润，栝蒌根苦而凉，彻热生津，二物为当。

若腹中痛者，去黄芩，加芍药三两。

去黄芩恶寒中，加芍药以通壅。

若胁下痞硬，去大枣，加牡蛎四两。

甘，令人中满。痞者，去大枣之甘。咸以软之，痞硬者，加牡蛎之咸。

若心下悸，小便不利者，去黄芩，加茯苓四两。

饮而水蓄不行为悸，小便不利。《内经》曰：肾欲坚，急食苦以坚肾，则水益坚，故去黄芩。淡味渗泄为阳，茯苓甘淡以泄伏水。

若不渴，外有微热者，去人参，加桂三两，温覆取微汗愈。

不渴者，里和也，故去人参。外有微热，表未解也，加桂以发汗。

若咳者，去人参、大枣、生姜，加五味子半升，干姜二两。

咳者，气逆也。甘则壅气，故去人参、大枣。《内经》曰：肺欲收，急食酸以收之。五味子之酸，以收逆气。肺寒则咳，散以辛热，故易生姜以干姜之热也。

血弱气尽，腠理开，邪气因入，与正气相搏，结于胁下，正邪分争，往来寒热，休作有时，默默不欲饮食。脏腑相连，其痛必下，邪高痛下，故使呕也。小柴胡汤主之。

人之气血随时盛衰，当月郭空之时，则为血弱气尽，腠理开疏之时也。邪气乘虚，伤人则深。《针经》曰：月郭空，则海水东盛，人血气虚，卫气去，形独居，肌肉减，皮肤缓，腠理开，毛发残，膲[①]理薄，垢落，当是时遇贼风，则其入深者是矣。邪因正虚，自表之里，而结于胁下，与正分争，作往来寒热。默默不欲饮食，此为自外之内。经络与脏腑相连，气随经必传于里，故曰其痛下。痛，一作病。邪在上焦为邪高，邪渐传里为痛下，里气与邪气相搏，逆而上行，故使呕也。与小柴胡汤，以解半表半里之邪。

【点评】“病有在表者，有在里者，有在表里之间者。此邪气在表里之间，谓之半表半里证。”“小柴胡汤，以解半表半里之邪。”成氏在此首次提出“半表半里”的概念，用以解释小柴胡汤证的病机及其治则，在之后的条文中，成氏也多用半表半里以概括少阳病位，如少阳中风条注解为“邪在少阳，为半表半里”，少阳伤寒条注解为“邪客少阳，为半在表，半在里”，这为后世少阳病位为半表半里学说的形成和发展奠定了基础。如清·程钟龄在《医学心悟》言：“伤寒在表者可汗，在里者可下，其在半表半里者唯有和之一法焉，仲景用小柴胡汤加减是已。”明清温病学家更是由此开创了足少阳胆、手少阳三焦、膜原等一系列以半表半里学说为根基的系统学说。

服柴胡汤已，渴者，属阳明也，以法治之。

服小柴胡汤，表邪已而渴，里邪传于阳明也，以阳明治之。

---

① 膲：疑当作“腠”。

得病六七日，脉迟浮弱，恶风寒，手足温，医二三下之，不能食，而胁下满痛，面目及身黄，颈项强，小便难者，与柴胡汤。后必下重，本渴，而饮水呕者，柴胡汤不中与也。食谷者哕。

得病六七日，脉迟浮弱，恶风寒，手足温，则邪气在半表半里，未为实，反二三下之，虚其胃气，损其津液，邪蕴于里，故不能食而胁下满痛。胃虚为热烝[①]之，熏发于外，面目及身悉黄也。颈项强者，表仍未解也。小便难者，内亡津液。虽本柴胡汤证，然以里虚，下焦气涩而小便难，若与柴胡汤，又走津液，后必下重也。不因饮水而呕者，柴胡汤证。若本因饮而呕者，水停心下也。《金匮要略》曰：先渴却呕者，为水停心下，此属饮家。饮水者，水停而呕；食谷者，物聚而哕，皆非小柴胡汤所宜；二者皆柴胡汤之戒，不可不识也。

伤寒四五日，身热恶风，颈项强，胁下满，手足温而渴者，小柴胡汤主之。

身热恶风，颈项强者，表未解也；胁下满而渴者，里不和也。邪在表则手足通热，邪在里则手足厥寒；今手足温者，知邪在表里之间也。与小柴胡汤以解表里之邪。

【点评】成氏从“邪在表里之间”阐释本节证候病机，谓小柴胡汤以解表里之邪。后世注家则从三阳合病论述者多，如《医宗金鉴·订正仲景全书·伤寒论注·辨少阳病脉证并治》认为：“伤寒四五日，邪在三阳之时。身热恶风，太阳证也；颈项强，太阳阳明证也；胁下满，手足温而渴者，阳明少阳证也。……主以小柴胡汤者，和解表里也。此三阳合病，不必悉具柴胡证，而当用柴胡之一法也。”故有“三阳合病治从少阳”之论。

伤寒，阳脉涩，阴脉弦，法当腹中急痛者，先与小建中汤；不差者，与小柴胡汤主之。

---

① 烝(zhēng争)：火气上行。

脉阳涩、阴弦，而腹中急痛者，当作里有虚寒治之，与小建中汤，温中散寒；若不差者，非里寒也，必由邪气自表之里，里气不利所致，与小柴胡汤，去黄芩加芍药，以除传里之邪。

小建中汤方

桂枝三两，去皮，味辛热　甘草三两，炙，味甘平　大枣十二枚，擘，味甘温　芍药六两，味酸微寒　生姜三两，切，味辛温　胶饴一升，味甘温

建中者，建脾也。《内经》曰：脾欲缓，急食甘以缓之。胶饴、大枣、甘草之甘以缓中也。辛润散也，荣卫不足，润而散之，桂枝、生姜之辛，以行荣卫。酸收也、泄也，正气虚弱，收而行之，芍药之酸，以收正气。

上六味，以水七升，煮取三升，去滓，内胶饴，更上微火，消解，温服一升，日三服。呕家不可用建中汤，以甜故也。

【点评】小建中汤与小柴胡汤均可治疗腹中痛，但其病机不同，此节以阳脉涩，阴脉弦的“腹中急痛”为标志，阐释两种不同病机腹痛的辨证论治。诚如成氏所注，腹中急痛属中焦虚寒者，与小建中汤温中散寒；属少阳不和者，与小柴胡汤去黄芩加芍药，以和解少阳，运转枢机。

对于本节，也有注家从少阳证兼有虚寒腹痛立论，认为病以中虚腹痛为急，当先与小建中汤以温中散寒。设中气复建而少阳病证未瘥者，再投以小柴胡汤和解少阳。汪琥在《伤寒论辨证广注·少阳病》称此“以先补后解，乃仲景神妙之法”。

伤寒中风，有柴胡证，但见一证便是，不必悉具。

柴胡证，是邪气在表里之间也，或胸中烦而不呕，或渴，或腹中痛，或胁下痞硬，或心下悸，小便不利，或不渴，身有微热，或咳，但见一证，便宜与柴胡汤治之，不必待其证候全具也。

【点评】临床辨证要善于抓主证，本节即提示了该原则。“但

见一证便是，不必悉具”，具有重要的临床指导意义。“一证”当活看，不要认为是一个证，更不能认为是任意一个症状，仲景语意的重点在于强调诸症“不必悉具”。对于“一证”，成氏把小柴胡汤的七个或然证作为一证，显然欠妥。

凡柴胡汤病证而下之，若柴胡证不罢者，复与柴胡汤，必蒸蒸而振，却发热汗出而解。

邪在半表半里之间，为柴胡证，即未作里实，医便以药下之；若柴胡证仍在者，虽下之不为逆，可复与柴胡汤以和解之。得汤，邪气还表者，外作蒸蒸而热，先经下，里虚，邪气欲出，内则振振然也。正气胜，阳气生，却复发热汗出而解也。

伤寒二三日，心中悸而烦者，小建中汤主之。

伤寒二三日，邪气在表，未当传里之时，心中悸而烦，是非邪气搏所致。心悸者，气虚也；烦者，血虚也。以气血内虚，与小建中汤先建其里。

太阳病，过经十余日，反二三下之，后四五日，柴胡证仍在者，先与小柴胡汤。呕不止，心下急，郁郁微烦者，为未解也，与大柴胡汤下之则愈。

日数过多，累经攻下，而柴胡证不罢者，亦须先与小柴胡汤，以解其表。经曰：凡柴胡汤疾证而下之，若柴胡证不罢者，复与柴胡者是也。呕止者，表里和也；若呕不止，郁郁微烦者，里热已甚，结于胃中也，与大柴胡汤下其里热则愈。

大柴胡汤方

柴胡半斤，味甘平　黄芩三两，味苦寒　芍药三两，味酸，微寒　半夏半升，洗，味辛温　生姜五两，切，味辛温　枳实四枚，炙，味苦寒　大枣十二枚，擘，甘温　大黄二两，味苦寒

柴胡、黄芩之苦，入心而折热；枳实、芍药之酸苦，涌泄而扶阴。辛者散也，半夏之辛，以散逆气；辛甘和也，姜枣之辛甘，以和

荣卫。

上七味，以水一斗二升，煮取六升，去滓，再煎，温服一升，日三服。一方用大黄二两。若不加大黄，恐不为大柴胡汤也。

【点评】此节论述少阳兼阳明里实的证治。“呕不止，心下急，郁郁微烦”，反映了病邪已由少阳渐转阳明，所以用和解兼攻下的大柴胡汤以治疗。值得注意的是，成氏在解释本节时，用“若呕不止，郁郁微烦者，里热已甚，结于胃中也，与大柴胡汤下其里热则愈”以概括之，虽然强调了“胃热已甚”之实，但忽视了少阳未解这一病机之存在。可能由于此，对于大柴胡汤，成氏在《伤寒明理论》中把其看作是攻下剂，并与大小承气汤比较，谓“大小承气汤峻，所以泄坚满也”，“大柴胡汤缓，用以逐邪热也”。实际上，大柴胡汤是以小柴胡汤为基础，仍以和解少阳为其主要功效。去参、草者，因其里虚不显而结热较甚，甘温壅补之品不宜用；加枳实、大黄以泻阳明之实热；芍药性味酸寒，和营缓急止痛；加重生姜剂量以增强降逆止呕之力。诸药合用，共奏和解少阳，通下里实之功。

伤寒十三日不解，胸胁满而呕，日晡所发潮热，已而微利。此本柴胡证，下之而不得利，今反利者，知医以丸药下之，非其治也。潮热者实也，先宜小柴胡汤以解外，后以柴胡加芒硝汤主之。

伤寒十三日，再传经尽，当解之时也。若不解，胸胁满而呕者，邪气犹在表里之间，此为柴胡汤证；若以柴胡汤下之，则更无潮热自利。医反以丸药下之，虚其肠胃，邪气乘虚入腑，日晡所发潮热，热已而利也。潮热虽为热实，然胸胁之邪未已，就先与小柴胡汤以解外，后以柴胡加芒硝，以下胃热。

【点评】此节论述大柴胡汤证误用丸药泻下后的证治。误下之先，症见“胸胁满而呕，日晡所发潮热”，本为大柴胡汤证，是少阳不和兼阳明里实。“此本柴胡证，下之而不得利，今反利者，知医以丸药下之，非其治也”一句，是自注句，是紧承前文讨论“已而微利”的成因。用丸药误下，因丸药多系巴豆制剂，这类泻药，通下有余，泄热不足，故病不得解，反增微利。“潮热虽为热实，然胸胁之邪未已”，是认证关键，所以先用小柴胡汤以解少阳，不愈者，再用柴胡加芒硝汤兼治阳明以下胃热。

伤寒十三日不解，过经，谵语者，以有热也，当以汤下之。若小便利者，大便当硬，而反下利，脉调和者，知医以丸药下之，非其治也。若自下利者，脉当微厥，今反和者，此为内实也，调胃承气汤主之。

伤寒十三日再传经尽，谓之过经。谵语者，阳明胃热也，当以诸承气汤下之。若小便利者，津液偏渗，大便当硬，反下利者，知医以丸药下之也。下利，脉微而厥者，虚寒也，今脉调和，则非虚寒，由肠虚胃热，协热而利也，与调胃承气汤以下胃热。

【点评】此节属于调胃承气汤证的辨证。成氏对典型脉证加以阐释：一是谵语，为阳明胃热；二是下利。一般而言，热在阳明，本当大便硬，今反下利，属虚属实，可凭脉审证。若属于虚寒下利，而脉象必微，手足必厥。今脉却不微，相对来讲反而“调和”，则非虚寒，于是阳明里实信而有征。治用调胃承气汤。

太阳病不解，热结膀胱，其人如狂，血自下，下者愈。其外不解者，尚未可攻，当先解外。外解已，但少腹急结者，乃可攻之，宜桃核承气汤方。

太阳，膀胱经也。太阳经邪热不解，随经入腑，为热结膀胱，其人如狂者，为未至于狂，但不宁尔。经曰：其人如狂者，以热在下焦，太阳多热，热在膀胱，必与血相搏，若血不为蓄，为热迫之则血自下，血下则热随血出而愈。若血不下者，则血为热搏，蓄积于下，而少腹急结，乃可攻之，与桃核承气汤，下热散血。《内经》曰：从外之内而盛于内者，先治其外，后调其内。此之谓也。

桃核承气汤方

桃仁五十个，去皮尖，味甘平　桂枝二两，去皮，味辛热　大黄四两　芒硝二两　甘草二两，炙

甘以缓之，辛以散之。少腹急结，缓以桃仁之甘；下焦蓄血，散以桂枝辛热之气，寒以取之。热甚搏血，故加二物于调胃承气汤中也。

上五味，以水七升，煮取二升半，去滓，内芒硝，更上火微沸。下火，先食温服五合，日三服，当微利。

【点评】“太阳，膀胱经也。太阳经邪热不解，随经入腑，为热结膀胱，其人如狂”，此段注解提出蓄血证为热结膀胱随经入腑所致。后世医家称其为“太阳腑病”，方有执扩大了太阳腑病的范围，将五苓散证亦归入太阳腑病。尤在泾总结太阳腑病有血结和水结的不同，水结治宜五苓散，血结治宜桃核承气汤、抵当汤。可见，成氏之注对后世经、腑证的形成有肇始之功。

伤寒八九日，下之，胸满烦惊，小便不利，谵语，一身尽重，不可转侧者，柴胡加龙骨牡蛎汤主之。

伤寒八九日，邪气已成热，而复传阳经之时，下之虚其里而热不除。胸满而烦者，阳热客于胸中也；惊者，心恶热而神不守也；小便不利者，里虚津液不行也；谵语者，胃热也；一身尽重不可转侧者，阳气内行于里，不营于表也。与柴胡汤以除胸满而烦，加龙骨、牡蛎、铅丹，收敛神气而镇惊；加茯苓以行津液、利小便；加大黄以逐胃热、止谵语；加桂枝以行阳气而解身重。错杂之邪，斯悉愈矣。

柴胡加龙骨牡蛎汤方

半夏二合，洗　大枣六枚　柴胡四两　生姜一两半　人参一两半　龙骨

一两半　铅丹一两半　桂枝一两半，去皮　茯苓一两半　大黄二两　牡蛎一两半，煅

上十一味，以水八升，煮取四升，内大黄，切如棋子，更煮一二沸，去滓，温服一升。

【点评】此节论述太阳表证误下致变的情况，其病象所涉脏腑经络较广，成氏以“错杂之邪”言，对诸症状的解释，基本反映了本证病机病位的特征。针对其病位，后世注家又有多解，有从三阳合病立论者，如陈修园；有谓少阳不和，三焦不利者，如刘渡舟；有谓少火移热于厥阴，扰动肝魂者，如姜建国。

柴胡加龙骨牡蛎汤，方中当有黄芩，成本缺漏，应补之。

伤寒腹满谵语，寸口脉浮而紧，此肝乘脾也，名曰纵，刺期门。

腹满谵语者，脾胃疾也。浮而紧者，肝脉也。脾病见肝脉，木行乘土也。经曰：水行乘火，木行乘土，名曰纵。此其类矣。期门者，肝之募，刺之以泻肝经盛气。

伤寒发热，啬啬恶寒，大渴欲饮水，其腹必满，自汗出，小便利，其病愈解，此肝乘肺也，名曰横，刺期门。

伤寒发热，啬啬恶寒，肺病也。大渴欲饮水，肝气胜也。《玉函》曰：作大渴，欲饮酢浆，是知肝气胜也。伤寒欲饮水者愈，若不愈而腹满者，此肝行乘肺，水不得行也。经曰：木行乘金，名横，刺期门，以泻肝之盛气，肝肺气平，水散而津液得通，外作自汗出，内为小便利而解也。

【点评】以上两节，成氏运用五行生克乘侮理论，阐释了肝邪横逆克脾和上逆侮肺的证治。

太阳病二日，反躁，反熨其背，而大汗出，大热入胃，胃中水竭，躁烦，必发谵语，十余日，振栗、自下利者，此为欲解也。故其汗，从腰已下不得汗，欲小便不得，反呕，欲失溲，足下恶风，大便

硬，小便当数而反不数及不多，大便已，头卓然而痛，其人足心必热，谷气下流故也。

太阳病二日，则邪在表，不当发躁，而反躁者，热气行于里也。反熨其背而发汗，大汗出，则胃中干燥，火热入胃，胃中燥热，躁烦而谵语，至十余日，振栗、自下利者，火邪势微，阴气复生，津液得复也，故为欲解。火邪去，大汗出，则愈。若从腰以下不得汗，则津液不得下通，故欲小便不得，热气上逆而反呕也。欲失溲、足下恶风者，气不得通于下而虚也。津液偏渗，令大便硬者，小便当数。经曰：小便数者，大便必硬也。此以火热内燥，津液不得下通，故小便不数及不多也。若火热消，津液和，则结硬之便得润，因自大便也。便已，头卓然而痛者，先大便硬，则阳气不得下通，既得大便，则阳气降下，头中阳虚，故卓然而痛。谷气者，阳气也。先阳气不通于下之时，足下恶风，今阳气得下，故足心热也。

【点评】此节论述太阳病误用火攻的变证、正复愈解的证候及其机制。分两段理解。从起首至“此为欲解也”为第一段。说明太阳病误用火疗，能使胃中水竭，而致躁烦、谵语等变证。但有至十余日后，阴液恢复，阳气通达，表现为振栗、下利而自愈者。如成氏所言：“振栗、自下利者，火邪势微，阴气复生，津液得复也，故为欲解。”可见，振栗下利而解和战汗而解的道理颇为相似，都属于机体的自然疗能。

“故其汗”以下为第二段，是倒叙法。补述胃中水竭所出现的一系列症状，阐释下利自愈的病机。

太阳病中风，以火劫发汗，邪风被火热，血气流溢，失其常度，两阳相熏灼，其身发黄。阳盛则欲衄，阴虚则小便难，阴阳俱虚竭，身体则枯燥。但头汗出，齐颈而还，腹满微喘，口干咽烂，或不大便，久则谵语，甚者至哕，手足躁扰，捻衣摸床，小便利者，其人可治。

风为阳邪，因火热之气，则邪风愈甚，迫于血气，使血气流溢，失其常度。风与火气，谓之两阳。两阳相熏灼，热发于外，必发身黄。若热搏于经络为阳盛外热，迫血上行必衄；热搏于内者，为阴虚内热，必小便难。若热消血气，血气少为阴阳俱虚，血气虚少，不能荣于身体，为之枯燥。三阳经络至颈，三阴至胸中而还，但头汗出，齐颈而还者，热气炎上，搏阳而不搏于阴也。《内经》曰：诸胀腹大，皆属于热。腹满微喘者，热气内郁也。《内经》曰：火气内发，上为口干咽烂者，火热上熏也。热气上而不下者，则大便不硬。若热气下入胃，消耗津液，则大便硬，故云或不大便。久则胃中躁热，必发谵语。《内经》曰：病深者，其声哕。火热大甚，正气逆乱则哕。《内经》曰：四肢者，诸阳之本也。阳盛则四肢实，火热大甚，故手足躁扰，捻衣摸床，扰乱也。小便利者，为火未剧，津液未竭而犹可治也。

【点评】此节论述火劫发汗，助热劫阴的变证及其预后。“邪风被火热，血气流溢，失其常度”，概括了火劫导致变证的病因、病机。“小便利者，其人可治”，提示了小便通利与否，成为本病预后的关键所在。成氏指出：“小便利者，为火未剧，津液未竭而犹可治也”。

伤寒脉浮，医以火迫劫之，亡阳，必惊狂，卧起不安者，桂枝去芍药加蜀漆牡蛎龙骨救逆汤主之。

伤寒脉浮，责邪在表，医以火劫发汗，汗大出者，亡其阳。汗者，心之液。亡阳则心气虚，心恶热，火邪内迫，则心神浮越，故惊狂，卧起不安，与桂枝汤，解未尽表邪；去芍药，以芍药益阴，非亡阳所宜也；火邪错逆，加蜀漆之辛以散之；阳气亡脱，加龙骨、牡蛎之涩以固之。《本草》云：涩可去脱，龙骨、牡蛎之属是也。

桂枝去芍药加蜀漆龙骨牡蛎救逆汤方

桂枝三两，去皮　甘草二两，炙　生姜三两，切　牡蛎五两，熬，味酸咸

龙骨四两，味甘平　大枣十二枚，擘　蜀漆三两，洗去脚，味辛平

上为末，以水一斗二升，先煮蜀漆，减二升，内诸药，煮取三升，去滓，温服一升。

【点评】此节论述伤寒误用火劫致亡阳惊狂的证治。对于桂枝去芍药加蜀漆龙骨牡蛎救逆汤中的蜀漆之义，成氏谓“火邪错逆，加蜀漆之辛以散之”，是指用蜀漆以散火邪。后世亦有注家认为本品有祛痰功用，如王晋三谓其“劫去阳分之痰”；章虚谷言“加蜀漆清膈上痰涎”；刘渡舟在《伤寒论诠解》认为，温复心阳、潜镇安神、消痰行水，是本方的功用所在。诸此，使本方方义更臻完善。

形作伤寒，其脉不弦紧而弱。弱者必渴，被火者必谵语。弱者发热、脉浮，解之当汗出，愈。

形作伤寒，谓头痛身热也。脉不弦紧，则无伤寒表脉也。经曰：诸弱发热，则脉弱为里热，故云弱者必渴。若被火气，两热相合，搏于胃中。胃中躁烦，必发谵语。脉弱发热者，得脉浮，为邪气还表，当汗出而解矣。

太阳病，以火熏之，不得汗，其人必躁，到经不解，必清血，名为火邪。

此火邪迫血而血下行者也。太阳病用火熏之，不得汗，则热无从出。阴虚被火，必发躁也。六日传经尽，至七日再到太阳经，则热气当解。若不解，热气迫血下行，必清血。清，厕也。

脉浮热甚，反灸之，此为实。实以虚治，因火而动，必咽燥唾血。

此火邪迫血而血上行者也。脉浮，热甚为表实，医以脉浮为虚，用火灸之，因火气动血，迫血上行，故咽燥唾血。

微数之脉，慎不可灸，因火为邪，则为烦逆，追虚逐实，血散脉中，火气虽微，内攻有力，焦骨伤筋，血难复也。

微数之脉，则为热也。灸则除寒，不能散热，是慎不可灸也。若反灸之，热因火则甚，遂为烦逆。灸本以追虚，而复逐热为实，热则伤血，又加火气，使血散脉中，气主呴之，血主濡之，气血消散，不能濡润筋骨，致骨焦筋伤，血散而难复也。

【点评】以上三条，或熏或灸，都是因火邪而动血，一为清血，一为咽燥唾血，一为血散脉中，致焦骨伤筋之变。可见火逆之害，确非同小可，不容轻视。

脉浮，宜以汗解，用火灸之，邪无从出，因火而盛，病从腰以下必重而痹，名火逆也。

脉浮在表，宜以汗解之。医以火灸取汗而不得汗，邪无从出，又加火气相助，则热愈甚，身半以上，同天之阳，半身以下，同地之阴，火性炎上，则腰已下阴气独治，故从腰以下必重而痹也。

【点评】关于"病从腰以下必重而痹"的病机，成氏以"火性炎上，则腰以下阴气独治"阐释，显得笼统。若加分析，是因误用火灸，表邪闭郁，无从外出。且灸能助阳，阳气因火灸而盛，壅郁于上不能下达，下部无阳以温煦，从而表现为腰以下沉重而痹。

欲自解者，必当先烦，乃有汗而解。何以知之？脉浮，故知汗出解也。

烦，热也。邪气还表，则为烦热，汗出而解。以脉浮，故为邪还表也。

烧针令其汗，针处被寒，核起而赤者，必发奔豚。气从少腹上冲心者，灸其核上各一壮，与桂枝加桂汤，更加桂二两。

烧针发汗，则损阴血，而惊动心气。针处被寒，气聚而成核。心气因惊而虚，肾气乘寒气而动，发为奔豚。《金匮要略》曰：病有奔豚，从惊发得之。肾气欲上乘心，故其气从少腹上冲心也。先灸核上，以散其寒，与桂枝加桂汤，以泄奔豚之气。

【点评】此节论述阳气虚弱，阴寒上冲之奔豚病的证治。成氏认为奔豚的产生是肾之水寒之气逆而上冲所致。引发奔豚的原因，除了烧针发汗损阴血伤心阳，又针处被寒，寒邪入里外，“从惊发得之”也是重要因素。在此强调“从惊发得之”，与《金匮要略》“奔豚病，从少腹起，上冲咽喉，发作欲死，复还止，皆从惊恐得之”条文相呼应。本证内外两法同治，以艾炷外灸其核，温散阴寒；内服桂枝加桂汤，以调和阴阳，平冲降逆。

火逆，下之，因烧针烦躁者，桂枝甘草龙骨牡蛎汤主之。

先火为逆，复以下除之，里气因虚，又加烧针，里虚而为火热所烦，故生烦躁，与桂枝甘草龙骨牡蛎汤以散火邪。

桂枝甘草龙骨牡蛎汤方

桂枝一两　甘草二两　牡蛎二两，熬　龙骨二两

辛甘发散，桂枝、甘草之辛甘，以发散经中之火邪；涩可去脱，龙骨、牡蛎之涩，以收敛浮越之正气。

上为末，以水五升，煮取二升半，去滓，温服八合，日三服。

【点评】成氏用“里虚而为火热所烦，故生烦躁，与桂枝甘草龙骨牡蛎汤以散火邪”作解，是属牵强。此节是论述火逆而致心阳虚烦躁的证治。由于烧针火逆，损伤心阳，心神浮越，而见神情烦躁不安。故用桂枝甘草龙骨牡蛎汤以温复心阳，潜镇安神。临床应用本方不必局限于火逆之误，凡病机属心阳虚弱，心神浮越而见烦躁等证均可施治。

太阳伤寒者，加温针，必惊也。

寒则伤荣。荣气微者，加烧针，则血留不行。惊者温针，损荣血而动心气。《金匮要略》曰：血气少者属于心。

【点评】“惊者温针，损荣血而动心气”释句是关键处，是对上述火逆病证病机的高度概括。

太阳病，当恶寒发热，今自汗出，不恶寒发热，关上脉细数者，以医吐之过也。一二日吐之者，腹中饥，口不能食；三四日吐之者，不喜糜粥，欲食冷食，朝食暮吐，以医吐之所致也，此为小逆。

恶寒发热，为太阳表病；自汗出，不恶寒发热者，阳明证。本太阳表病，医反吐之，伤动胃气，表邪乘虚传于阳明也。以关脉细数，知医吐之所致。病一二日，为表邪尚寒而未成热，吐之则表寒传于胃中，胃中虚寒，故腹中饥而口不能食。病三四日，则表邪已传成热，吐之，则表热乘虚入胃，胃中虚热，故不喜糜粥，欲食冷食，朝食暮吐也。朝食暮吐者，晨食入胃，胃虚不能克化，即知，至暮胃气行里，与邪气相搏，则胃气反逆，而以胃气尚在，故止云小逆。

【点评】此节论述太阳病误用吐法导致胃中虚寒的变证。成氏以病一二日、三四日作胃中虚寒、虚热之辨，未免偏于拘泥之嫌。原文中所云“一二日”或“三四日”，仅是约略之词，意在说明病程有长短之别，证情有轻重之异，因而误吐之后导致胃中虚寒的变证也不一样。对此，程郊倩在《伤寒论后条辨》解释得贴切：“病一二日，邪气尚浅，吐之者，胃不尽伤，膈气早逆也，故腹中饥、口不能食；三四日邪入渐深，吐之者，胃气大伤，阳浮在膈也，故不喜糜粥，欲食冷食，朝食暮吐。”

太阳病吐之，但太阳病当恶寒，今反不恶寒，不欲近衣，此为吐之内烦也。

太阳表病，医反吐之，伤于胃气，邪热乘虚入胃，胃为邪热内烦，故不恶寒，不欲近衣也。

【点评】表证误吐以致内烦，成氏从“胃为邪热内烦”释之，义明理达。其论治，《医宗金鉴》提出用竹叶石膏汤，亦有注家提出用调胃承气汤，可供临床参考。

本节与前节同为误用吐法，但因体质不同等原因，后果不一。前节为胃气虚寒而有假热，本节是胃气燥热而见内烦。虚实对举，则辨证方不迷途。

病人脉数，数为热，当消谷引食，而反吐者，此以发汗，令阳气微，膈气虚，脉乃数也。数为客热，不能消谷，以胃中虚冷，故吐也。

阳受气于胸中，发汗外虚阳气，是令阳气微，膈气虚也。数为热本，热则合消谷，客热则不能消谷，因发汗外损阳气，致胃中虚冷，故吐也。

【点评】此节论述汗后伤阳，胃寒致吐的脉证和机制。原文指明“发汗，令阳气微，膈气虚，脉乃数也”。故其脉数为假热之象，而胃寒致吐乃其真寒本质。

太阳病，过经十余日，心下温温欲吐，而胸中痛，大便反溏，腹微满，郁郁微烦。先此时，自极吐下者，与调胃承气汤。若不尔者，不可与。但欲呕，胸中痛，微溏者，此非柴胡证，以呕故知极吐下也。

心下温温欲吐，郁郁微烦，胸中痛，当责邪热客于胸中。大便反溏，腹微满，则邪热已下于胃也。日数虽多，若不经吐下，止是传邪，亦未可下，当与柴胡汤，以除上中二焦之邪。若曾吐下，伤损胃气，胃虚则邪乘虚入胃为实，非柴胡汤所能去，调胃承气汤下胃热。以呕，知胃气先曾伤动也。

【点评】太阳病误用吐下，以致邪热内陷于胃者，当用调胃承气汤和胃泄热。未经吐下者，成氏提出当与柴胡汤；柯琴《伤寒来苏集》谓“若未经吐下，是病气分而不在胃，则呕不止，而郁郁微烦者，当属大柴胡汤。”可供参考。

太阳病六七日，表证仍在，脉微而沉，反不结胸，其人发狂者，以热在下焦，少腹当硬满，小便自利者，下血乃愈。所以然者，以太阳随经，瘀热在里故也。抵当汤主之。

太阳，经也。膀胱，腑也。此太阳随经入腑者也。六七日邪气传里之时，脉微而沉，邪气在里之脉也。表证仍在者，则邪气犹浅，当结于胸中；若不结于胸中，其人发狂者，热结在膀胱也。经曰：热结膀胱，其人如狂。此发狂则热又深也。少腹硬满，小便不利者，为无血也；小便自利者，血证谛也，与抵当汤以下蓄血。

抵当汤方

水蛭三十个，熬，味咸，苦寒　虻虫三十个，熬，去翅足，味苦，微寒　桃仁二十个，去皮尖，味苦甘，平　大黄三两，酒浸，味苦寒

苦走血，咸胜血，虻虫、水蛭之咸苦，以除蓄血。甘缓结，苦泄热，桃仁、大黄之苦，以下结热。

上四味为末，以水五升，煮取三升，去滓，温服一升，不下再服。

太阳病，身黄，脉沉结，少腹硬，小便不利者，为无血也；小便自利，其人如狂者，血证谛也，抵当汤主之。

身黄脉沉结，少腹硬，小便不利者，胃热发黄也，可与茵陈汤。身黄，脉沉结，少腹硬，小便自利，其人如狂者，非胃中瘀热，为热结下焦而为蓄血也，与抵当汤以下蓄血。

伤寒有热，少腹满，应小便不利，今反利者，为有血也，当下之，不可余药，宜抵当丸。

伤寒有热，少腹满，是蓄血于下焦；若热蓄津液不通，则小便不利，其热不蓄津液而蓄血不行，小便自利者，乃为蓄血，当与桃仁承气汤、抵当汤下之。然此无身黄屎黑，又无喜忘发狂，是未至于甚，故不可与驮峻之药也，可与抵当丸，小可下之也。

抵当丸方

水蛭二十个，味苦寒　虻虫二十五个，味苦，微寒　桃仁二十个，去皮尖　大

黄三两

上四味，杵分为四丸，以水一升，煮一丸，取七合服之，晬时，当下血；若不下者，更服。

【点评】以上三节重点论述了太阳蓄血重证的证治。与瘀热初结于膀胱的桃核承气汤方证相比较，抵当汤证是瘀热相结深而重，抵当丸证是瘀热相结未至于甚。对于抵当丸与抵当汤两方的鉴别应用要点，成氏提出“然此无身黄屎黑，又无喜忘发狂，是未至于甚，故不可与驶峻之药也，可与抵当丸，小可下之也。”可谓分析有理有据，对指导临床确有帮助。尤怡在《伤寒贯珠集·太阳斡旋法第三》对此解析的更加细致：“抵当丸中，水蛭、虻虫减汤方三分之一，而所服之数，又居汤方十分之六，是缓急之分，不特在汤丸之故也。此其人必有不可不攻，而又有不可峻攻之势，如身不黄，或脉不沉结之类，仲景特未明言耳。”

太阳病，小便利者，以饮水多，必心下悸。小便少者，必苦里急也。

饮水多而小便自利者，则水不内蓄，但腹中水多，令心下悸。《金匮要略》曰：食少饮多，水停心下，甚者则悸。饮水多而小便不利，则水蓄于内而不行，必苦里急也。

释音

内诸药上音纳　啜粥上昌悦切，饮水也　协热上音挟　见风脉上音现　渍疾智切，沤也　蛔音回，人腹中长虫也　茈音柴　瞑音明，视不明也　悸其季切，心动也　人葠下音参　㕮咀上音父，下才与切。㕮咀，嚼也，剉如麻豆也　更衣音庚，改也　沫音末　懊憹上于刀切，下奴刀切，又女江切。心乱也，懊憹痛悔声　窒陟栗切，塞也　擗脾入切　眴音县，目摇也　慄音栗，懼也　蕴纡问切，积也　嘿音墨，静也　但见下音现　饴音怡，饧也　蒸诸仍切，火气上行也　募音墓　渗色荫切　谛音帝，审也　水蛭音质　虻音盲　驶峻上音决，下思俊切，险也　悍音汗　铅音贤

卷 四

辨太阳病脉证并治法下第七

问曰：病有结胸，有脏结，其状何如？答曰：按之痛，寸脉浮，关脉沉，名曰结胸也。何谓脏结？答曰：如结胸状，饮食如故，时时下利，寸脉浮，关脉小细沉紧，名曰脏结。舌上白苔滑者，难治。

结胸者，邪结在胸；脏结者，邪结在脏。二者皆下后，邪气乘虚入里所致。下后邪气入里，与阳相结者为结胸，以阳受气于胸中故尔；与阴相结者为脏结，以阴受之，则入五脏故尔。气宜通而塞，故痛。邪结阳分，则阴气不得上通；邪结阴分，则阳气不得下通。是二者，皆心下硬痛。寸脉浮，关脉沉，知邪结在阳也；寸脉浮，关脉小细沉紧，知邪结在阴也。阴结而阳不结，虽心下结痛，饮食亦自如，故阴气乘肠虚而下，故时时自下利。阴得阳则解，脏结得热证多，则易治。舌上白苔滑者，邪气结胸中亦寒，故云难治。

脏结无阳证，不往来寒热，其人反静，舌上苔滑者，不可攻也。

脏结于法当下，无阳证，为表无热；不往来寒热，为半表半里无热；其人反静，为里无热。经曰：舌上如苔者，以丹田有热，胸中有寒，以表里皆寒，故不可攻。

【点评】以上两节是论述结胸证与脏结证的鉴别。仲景以问答的形式，通过结胸与脏结主要脉证的对比，来阐明结胸与脏结的概念，以及两者的区别。成氏用对比的形式，分析、注释结胸与脏结两证，说理明晰。结胸与脏结虽然均有心下硬痛，但其病机有阴阳寒热的不同，结胸主要是热结于胸，属阳；脏结是寒结于脏，属阴。脏结本属阴寒之证，白苔属寒，滑为阴寒更深，正虚邪实，故为难治。脏结无阳证，更不可攻。对其用方，有的注家提出用理中四逆辈温之，可资参考。

病发于阳而反下之，热入因作结胸；病发于阴而反下之，因作痞。所以成结胸者，以下之太早故也。

发热恶寒者，发于阳也，而反下之，则表中阳邪入里，结于胸中为结胸；无热恶寒者，发于阴也，而反下之，表中之阴邪入里，结于心下为痞。

【点评】对于"病发于阳""病发于阴"的解释，历代注家见解不同。其中，成氏认为发热恶寒为发于阳，无热恶寒发于阴，是代表性观点之一。

结胸者，项亦强，如柔痉状。下之则和，宜大陷胸丸方。

结胸病项强者，为邪结胸中，胸膈结满，心下紧实，但能仰而不能俯，是项强，亦如柔痉之状也。与大陷胸丸，下结泄满。

大陷胸丸方

大黄半斤，味苦寒　葶苈半升，熬，味苦寒　芒硝半升，味咸寒　杏仁半升，去皮尖，熬黑，味苦，甘温

大黄、芒硝之苦咸，所以下热；葶苈、杏仁之苦甘，所以泄满；甘遂取其直达，白蜜取其润利，皆以下泄满实物也。

上四味，捣筛二味，内杏仁、芒硝，合研如脂，和散，取如弹丸一枚；别捣甘遂末一钱匕，白蜜二合，水二升，煮取一升，温顿服之，一宿乃下，如不下更服，取下为效，禁如药法。

【点评】成氏以"邪结胸中，胸膈结满，心下紧实"概括大陷胸丸证的病机特点，对其方义之阐释亦属贴切。本证的症状特点是邪结高位，病机是水饮与热邪互结，故治当"下结泄满"，以

祛除水热之邪。

结胸证，其脉浮大者，不可下，下之则死。

结胸为邪结胸中，属上焦之分，得寸脉浮、关脉沉者，为在里，则可下。若脉浮大，心下虽结，是在表者犹多，未全结也，下之重虚，邪气复结，则难可制，故云：下之则死。

结胸证悉具，烦躁者，亦死。

结胸证悉具，邪结已深也。烦躁者，正气散乱也。邪气胜正，病者必死。

【点评】以上两节论述结胸危重证的辨证要点。“脉浮大者，不可下”句，成氏从“心下虽结，是在表者犹多”解，其脉应浮大有力。若脉浮大无力，则是正气已虚，病情危重。

太阳病，脉浮而动数，浮则为风，数则为热，动则为痛，数则为虚，头痛发热，微盗汗出，而反恶寒者，表未解也。医反下之，动数变迟，膈内拒痛，胃中空虚，客气动膈，短气躁烦，心中懊憹，阳气内陷，心下因硬，则为结胸，大陷胸汤主之。若不结胸，但头汗出，余处无汗，齐颈而还，小便不利，身必发黄也。

动数皆阳脉也，当责邪在表。睡而汗出者，谓之盗汗，为邪气在半表半里，则不恶寒，此头痛发热，微盗汗出反恶寒者，表未解也，当发其汗。医反下之，虚其胃气，表邪乘虚则陷。邪在表则见阳脉，邪在里则见阴脉，邪气内陷，动数之脉所以变迟，而浮脉独不变者，以邪结胸中，上焦阳结，脉不得而沉也。客气者，外邪乘胃中空虚入里，结于胸膈，膈中拒痛者，客气动膈也。《金匮要略》曰：短气不足以息者，实也。短气躁烦，心中懊憹，皆邪热为实。阳气内陷，气不得通于膈，壅于心下，为硬满而痛，成结胸也。与大陷胸汤，以下结热。若胃中空虚，阳气内陷，不结于胸膈，下入于胃中者，遍身汗出，则为热越，不能发黄；若但头汗出，身无汗，齐颈而还，小便不利者，热不得越，必发黄也。

大陷胸汤方

大黄六两，去皮，苦寒　芒硝一升，咸寒　甘遂一钱，苦寒

大黄谓之将军，以苦荡涤；芒硝一名硝石，以其咸能软硬，夫间有甘遂以通水也。甘遂若夫间之，遂其气可以直达透结，陷胸三物为允。

上三味，以水六升，先煮大黄，取二升，去滓，内芒硝，煮一两沸，内甘遂末，温服一升，得快利，止后服。

伤寒六七日，结胸热实，脉沉而紧，心下痛，按之石硬者，大陷胸汤主之。

病在表而下之，热入因作结胸。此不云下后，而云伤寒六七日，则是传里之实热也。沉为在里，紧为里实，以心下痛，按之实硬，是以为结胸，与大陷胸汤，以下结热。

【点评】以上两节讨论大结胸的证治。前节是因误下热入而成结胸；本节是未经过误下而自然形成的结胸。脉沉而紧，心下痛，按之石硬是大结胸的主要脉证，反映了结胸热实结滞的程度。对于大陷胸汤的组方意义，成氏在《伤寒明理论》卷四释谓："治结胸曰陷胸汤。甘遂味苦寒，苦性泄，寒胜热，虽曰泄热，而甘遂又若夫间之，遂直达之气，陷胸破结，非直达者不能透，是以甘遂为君。芒硝味咸寒。《内经》曰：咸味下泄为阴。又曰：咸以软之。气坚者，以咸软之；热胜者，以寒消之，是以芒硝为臣。大黄味苦寒，将军也，荡涤邪寇，除去不平，将军之功也。陷胸涤热，是以大黄为使。利药之中，此为快剂。"解释得十分明晰透彻。

伤寒十余日，热结在里，复往来寒热者，与大柴胡汤。但结胸无大热者，此为水结在胸胁也，但头微汗出者，大陷胸汤主之。

伤寒十余日，热结在里，是可下之证，复往来寒热，为正邪分

争，未全敛结，与大柴胡汤下之。但结胸无大热者，非热结也，是水饮结于胸胁，谓之水结胸。周身汗出者，是水饮外散，则愈；若但头微汗出，余处无汗，是水饮不得外泄，停蓄而不行也，与大陷胸汤以逐其水。

【点评】此节的主要精神，在于大柴胡汤证与大陷胸汤证在病机和症状上的鉴别。成氏认为，“但结胸无大热者”，系水饮结于胸胁的“水结胸”，非热结。“水结胸”概念的提出对后世注家有一定影响。但是，柯韵伯在《伤寒来苏集·伤寒论注·陷胸汤证》对此提出异议，谓“上条言热入是结胸之因，此条言水结是结胸之本，互相发明结胸病源，若不误下，则热不入，热不入则水不结，若胸胁无水气，则热必入胃而不结于胸胁矣。此因误下热入，太阳寒水之邪，亦随热而陷于胸胁间，水邪热邪结而不散，故名曰结胸。”柯氏明确了结胸的形成，水热二者，缺一不可，尤为精当。喻嘉言在《尚论篇·太阳经中篇》对“无大热”作了解释，谓“无大热与上文热实互意。内陷之邪，但结胸间，而表里之热反不炽盛，”并非无热。可谓点明要害之处。

太阳病，重发汗，而复下之，不大便五六日，舌上燥而渴，日晡所小有潮热，从心下至少腹硬满而痛不可近者，大陷胸汤主之。

重发汗而复下之，则内外重亡津液，而邪热内结，致不大便五六日，舌上燥而渴也。日晡潮热者属胃，此日晡小有潮热，非但在胃。从心下至少腹，硬满而痛不可近者，是一腹之中，上下邪气俱甚也，与大陷胸汤以下其邪。

【点评】此节论述结胸证与阳明腑实证的鉴别。“从心下至少腹硬满而痛不可近者”是两证鉴别的关键点，成氏以“是一腹之中，上下邪气俱甚”加以阐释，揭示了结胸病热与痰水结聚、病变广泛的发病特点。

小结胸病，正在心下，按之则痛，脉浮滑者，小陷胸汤主之。

心下硬痛，手不可近者，结胸也。正在心下，按之则痛，是热气犹浅，谓之小结胸。结胸脉沉紧，或寸浮关沉，今脉浮滑，知热未深结，与小陷胸汤，以除胸膈上结热也。

小陷胸汤方

黄连一两，苦寒　半夏半升，洗，辛温　栝蒌实大者一个，味苦寒

苦以泄之，辛以散之；黄连、栝蒌实苦寒以泄热，半夏之辛以散结。

上三味，以水六升，先煮栝蒌取三升，去滓，内诸药，煮取二升，去滓，分温三服。

【点评】小结胸证是结胸证之轻浅者，以与大结胸相区别。原文“按之则痛”需要从两个方面来理解其含义：一是本来不痛，按之则感觉疼痛；一是本来有疼痛，按之则疼痛更甚。作为热实结胸，不论是水热互结的大陷胸证，还是痰热互结的小陷胸证，它们均能阻滞气机，致气血运行不畅，而发生疼痛，这是结胸证的共有症状。只不过是大者病位广泛，病势重，从心下至少腹硬满疼痛而不可近；小者，病位局限，病势浅，疼痛轻，按之则痛甚。《素问·调经论》“实者，外坚充满，不可按之，按之则痛”，就是这层意思。由此可见，仲景之所以提出小结胸证“正在心下，按之则痛”，是相对大陷胸证“从心下至少腹硬满而疼痛不可近”而言的。这方面，叶天士在《外感温热论》中讲得公允：“再人之体，脘在腹上，其地位处于中，按之痛，或自痛，……当用苦泻，以其入腹近也。必验之于舌，或黄或浊，可与小陷胸汤。”《金镜内台方议》亦说：小陷胸汤治心下结痛，气喘而闷。

总之，对“按之则痛”应辩证的理解，痰热结聚于心下，自感痞满，“按之则痛”有之；自觉疼痛，按之痛甚亦有之。信于此，小陷胸汤的应用才能得心应手。

太阳病二三日，不能卧，但欲起，心下必结，脉微弱者，此本有寒分也。反下之，若利止，必作结胸；未止者，四日复下之，此作协热利也。

太阳病，二三日，邪在表也。不能卧，但欲起，心下必结者，以心下结满，卧则气壅而愈甚，故不能卧而但欲起也。心下结满，有水分，有寒分，有气分，今脉微弱，知本有寒分。医见心下结，而反下之，则太阳表邪乘虚入里，利止则邪气留结为结胸，利不止，至次日复如前下利不止者，是邪热下攻肠胃，为协热利也。

【点评】成氏分析心下结满的原因有三，一为气分，二为水分，三为寒分。依据原文“脉微弱者，此本有寒分也”，认为寒分当作寒邪解。后世不少注解认为此“寒分”当作水饮之邪解，如柯韵伯、汪苓友。根据水性本寒，及本条之结胸由误下所致，将“寒分”解释为水饮之邪较为妥当。

太阳病下之，其脉促，不结胸者，此为欲解也。脉浮者，必结胸也；脉紧者，必咽痛；脉弦者，必两胁拘急；脉细数者，头痛未止；脉沉紧者，必欲呕；脉沉滑者，协热利；脉浮滑者，必下血。

此太阳病下之后，邪气传变。其脉促者，为阳盛，下后脉促，为阳胜阴也，故不作结胸，为欲解；下后脉浮，为上焦阳邪结，而为结胸也，经曰：结胸者，寸脉浮，关脉沉。下后脉紧，则太阳之邪，传于少阴，经曰：脉紧者属少阴。《内经》曰：邪客于少阴之络，令人咽痛，不可内食，所以脉紧者，必咽痛。脉弦则太阳之邪传于少阳，经曰：尺寸俱弦者，少阳受病也。其脉循胁，络于耳，所以脉弦者，必两胁拘急。下后邪气传里，则头痛未止，脉细数为邪未传里而伤气也。细为气少，数为在表，故头痛未止。脉沉紧，则太阳之邪传于阳明，为里实也，沉为在里，紧为里实，阳明里实，故必欲呕。脉滑则太阳之邪传于肠胃，以滑为阴气有余，知邪气入里，干于下焦也。沉为血胜气虚，是为协热利，浮为气胜血虚，是知必下血。经曰：不宜下而便攻之，诸变不可胜数，此之谓也。

【点评】此节系统论述太阳病误下所致的各种脉证变化，以脉测证，突出了脉象变化对证候诊断的重要性。成无己引文曰："不宜下而便攻之，诸变不可胜数，此之谓也。"点出了多种变证之缘由。

病在阳，应以汗解之，反以冷水潠之，若灌之，其热被劫①不得去，弥更益烦，肉上粟起，意欲饮水，反不渴者，服文蛤散。若不差者，与五苓散。寒实结胸，无热证者，与三物小陷胸汤，白散亦可服。

病在阳，为邪在表也，法当汗出而解，反以冷水潠之，灌洗，热被寒水，外不得出，则反攻其里。弥更益烦，肉上粟起者，水寒之气客于皮肤也；意欲饮水者，里有热也；反不渴者，寒在表也，与文蛤散以散表中水寒之气。若不差，是水热相搏，欲传于里，与五苓散发汗以和之。始热在表，因水寒制之，不得外泄，内攻于里，结于胸膈，心下硬痛，本是水寒伏热为实，故谓之寒实结胸。无热证者，外无热，而热悉收敛于里也，与小陷胸汤以下逐之。白散下热，故亦可攻。

文蛤散方

文蛤五两，味咸寒

咸走肾邪，可以胜水气。

上一味，为散，以沸汤和一钱匕服，汤用五合。

白散方

桔梗三分，微辛苦，微温　巴豆一分，去皮心，熬黑，研如脂，平温　贝母三分，味辛苦平

① 劫：原作"却"，据赵本改。

辛散而苦泄。桔梗、贝母之苦辛，用以下气；巴豆之辛，用以散实。

上件三味为末，内巴豆，更于臼中杵之，以白饮和服。强人半钱，羸者减之。病在膈上必吐，在膈下必利，不利进热粥一杯，利过不止，进冷粥一杯。身热，皮粟不解，欲引衣自覆者，若水以潠之、洗之，益令热却不得出，当汗而不汗，则烦。假令汗出已，腹中痛，与芍药三两如上法。

【点评】原文中“与三物小陷胸汤，白散亦可服”句，《金匮玉函经》卷三、《千金翼方》卷九作“与三物小白散”。均无“陷胸汤”及“亦可服”六字，当属衍文，故宜删之。成氏随文衍义，谓“本是水寒伏热为实，故谓之寒实结胸。无热证者，外无热，而热悉收敛于里也，与小陷胸汤以下逐之。白散下热，故亦可攻。”于理不通，显然有误。对于寒湿结胸证，其病机为寒邪与痰水互结，言无热证者，正是仲景强调要与痰热互结的陷胸汤证鉴别。其治用三物白散散寒逐饮，除痰开结，以温下寒实之邪。

太阳与少阳并病，头项强痛，或眩冒，时如结胸，心下痞硬者，当刺大椎第一间，肺俞、肝俞，慎不可发汗，发汗则谵语。脉弦，五六日，谵语不止，当刺期门。

太阳之脉，络头下项。头项强痛者，太阳表病也。少阳之脉，循胸络胁，如结胸心下痞硬者，少阳里病也。太阳少阳相并为病，不纯在表，故头项不但强痛而或眩冒，亦未全入里，故时如结胸，心下痞硬，此邪在半表半里之间也。刺大椎第一间，肺俞，以泻太阳之邪；刺肝俞，以泻少阳之邪。邪在表，则可发汗；邪在半表半里，则不可发汗。发汗则亡津液，损动胃气。少阳之邪，因干于胃，土为木刑，必发谵语。脉弦，至五六日传经尽，邪热去而谵语当止；若复不止，为少阳邪热甚也，刺期门，以泻肝胆之气。

【点评】此节论述太少并病类似结胸的证治。成氏对脉证、治疗的阐发清晰明确。

妇人中风，发热恶寒，经水适来，得之七八日，热除而脉迟身凉，胸胁下满，如结胸状，谵语者，此为热入血室也，当刺期门，随其实而泻之。

中风，发热恶寒，表病也。若经水不来，表邪传里，则入腑而不入血室也；因经水适来，血室空虚，至七八日邪气传里之时，更不入腑，乘虚而入于血室。热除脉迟身凉者，邪气内陷而表证罢也。胸胁下满，如结胸状，谵语者，热入血室而里实。期门者，肝之募，肝主血，刺期门者，泻血室之热。审看何经气实，更随其实而泻之。

妇人中风，七八日，续得寒热，发作有时，经水适断者，此为热入血室，其血必结，故使如疟状，发作有时，小柴胡汤主之。

中风七八日，邪气传里之时，本无寒热，而续得寒热，经水适断者，此为表邪乘血室虚，入于血室，与血相搏而血结不行，经水所以断也。血气与邪分争，致寒热如疟而发作有时，与小柴胡汤，以解传经之邪。

妇人伤寒发热，经水适来，昼日明了，暮则谵语，如见鬼状者，此为热入血室。无犯胃气及上二焦，必自愈。

伤寒发热者，寒已成热也。经水适来，则血室虚空，邪热乘虚入于血室。若昼日谵语，为邪客于腑，与阳争也；此昼日明了，暮则谵语，如见鬼状，是邪不入腑，入于血室，而①阴争也。阳盛谵语，则宜下；此热入血室，不可与下药，犯其胃气。热入血室，血结实热者，与小柴胡汤，散邪发汗；此虽热入血室，而不留结，不可与发汗药，犯其上焦。热入血室，胸胁满如结胸状者，可刺期门；此虽热入血室而无满结，不可刺期门，犯其中焦。必自愈者，以经行则热随血去，血下也已，则邪热悉除而愈矣。所为发汗为犯上焦者，发汗则动

---

① 而：赵本作“与”。

卫气，卫气出上焦故也。刺期门为犯中焦者，刺期门则动荣气，荣气出中焦故也。《脉经》曰：无犯胃气及上二焦，必自愈，岂谓药不谓针耶。

【点评】以上三节论述热入血室的证治。热入血室证其发病与外感及月经有关，是外邪化热，乘虚内陷血室引起的。其临床特点除了经水的变化之外，若寒热发作有时，治用小柴胡汤和解之；若热除而脉迟身凉，胸胁下满，如结胸状，谵语者，当刺期门，随其实而泻之。又有不须治而自愈者。对于治之"无犯胃气及上二焦，必自愈"，成氏做了重点阐释，认为无犯胃气是指禁用攻下；无犯上二焦是指禁用小柴胡汤和刺期门。后世注家对"无犯胃气及上二焦"亦有不同的见解，如尤怡认为是禁攻下和汗法，曹颖甫认为禁承气汤攻下和发太阳之汗，程林、吴谦等认为禁汗、吐、下法。

伤寒六七日，发热微恶寒，支节烦疼，微呕，心下支结，外证未去者，柴胡加桂枝汤主之。

伤寒六七日，邪当传里之时。支，散也。呕而心下结者，里证也，法当攻里。发热微恶寒，支节烦疼，为外证未去，不可攻里，与柴胡桂枝汤以和解之。

伤寒五六日，已发汗而复下之，胸胁满微结，小便不利，渴而不呕，但头汗出，往来寒热，心烦者，此为未解也，柴胡桂枝干姜汤主之。

伤寒五六日，已经汗下之后，则邪当解。今胸胁满，微结，小便不利，渴而不呕，但头汗出，往来寒热心烦者，即邪气犹在半表半里之间，为未解也。胸胁满微结，寒热心烦者，邪在半表半里之间也。小便不利而渴者，汗下后，亡津液内燥也。若热消津液，令小便不利而渴者，其人必呕，今渴而不呕，知非里热也。伤寒汗出则和，今但头汗出而余处无汗者，津液不足而阳虚于上也。与柴胡桂枝干姜汤，以解表里之邪，复津液而助阳也。

柴胡桂枝干姜汤方

柴胡半斤，苦平　桂枝三两，去皮，味辛热　干姜三两，辛热　栝蒌根四两，苦寒　黄芩三两，苦寒　牡蛎三两，熬，咸寒　甘草二两，炙，甘平

《内经》曰：热淫于内，以苦发之。柴胡、黄芩之苦，以解传里之邪；辛甘发散为阳，桂枝、甘草之辛甘，以散在表之邪；咸以软之，牡蛎之咸，以消胸胁之满；辛以润之，干姜之辛，以固阳虚之汗；津液不足而为渴，苦以坚之，栝蒌之苦，以生津液。

上七味，以水一斗二升，煮取六升，去滓，再煎，取三升，温服一升，日三服。初服微烦，复服汗出，便愈。

【点评】伤寒五六日，经汗下后仍胸胁满微结，往来寒热，心烦，此皆邪结少阳。渴与小便不利并见，是本节之辨证眼目，说明邪结三焦，气化失常，津液不布。成氏解小便不利而渴为“亡津液内燥”，有失偏颇，若病机属此，柴胡桂枝干姜汤方用干姜、桂枝作何解释？唐容川在《伤寒论浅注补正·太阳篇》谓：“已发汗，则阳气外泄已，又复下之，则阳气内陷，水饮内动，逆于胸胁，故胸胁满微结，小便不利。水结则津不升，故渴……。”从少阳郁结兼水饮内动考量本方证之病机，更趋合理。

柴胡桂枝干姜汤由柴胡、黄芩、栝楼根、牡蛎、干姜、桂枝、炙甘草七味药组成，能和解散结，宣化停饮。其中柴胡、黄芩和解少阳半表半里之热，栝楼根、牡蛎逐饮开结，干姜、桂枝振奋胃阳，宣化停饮。俾郁热散，水饮化，则诸症得愈。

伤寒五六日，头汗出，微恶寒，手足冷，心下满，口不欲食，大便硬，脉细者，此为阳微结，必有表复有里也。脉沉，亦在里也。汗出为阳微，假令纯阴结，不得复有外证，悉入在里，此为半在里半在外也。脉虽沉紧，不得为少阴病，所以然者，阴不得有汗，今头汗出，故知非少阴也，可与小柴胡汤。设不了了者，得屎而解。

伤寒五六日，邪当传里之时，头汗出，微恶寒者，表仍未解也。手足冷，心下满，口不欲食，大便硬，脉细者，邪结于里也。大便硬为阳结，此邪热虽传于里，然以外带表邪，则热结犹浅，故曰阳微结。脉沉虽为在里，若纯阴结，则更无头汗恶寒之表证。诸阴脉皆至颈胸中而还，不上循头，今头汗出，知非少阴也。与小柴胡汤，以除半表半里之邪。服汤已，外证罢，而不了了者，为里热未除，与汤取其微利，则愈，故云得屎而解。

【点评】此节重点论述阳微结，并提出与纯阴结的鉴别。《辨脉法》有“病有阳结阴结”之论，结者，是指“大便硬”。阳气结固，阴不得杂之，是谓阳结，可见脉浮而数，能食而不大便；阴气结固，阳不得杂之，是谓阴结，可见脉沉而迟，不能食，不下利而大便反硬。本节之所以称谓“阳微结”，成氏言“大便硬为阳结，此邪热虽传于里，然以外带表邪，则热结犹浅，故曰阳微结。”说理透彻，点明要点。惟此阳微结既有太阳表邪不解，又有阳明热结于里，还有少阳表里之枢机不利，正如原文所表述“必有表复有里”“半在里半在外也”。“半在里半在外”是少阳独特的病位特征，成氏由此引申出“半表半里”这一重要概念。病在少阳半表半里，所以治用小柴胡汤。

伤寒五六日，呕而发热者，柴胡汤证具，而以他药下之，柴胡证仍在者，复与柴胡汤。此虽已下之，不为逆，必蒸蒸而振，却发热汗出而解。若心下满而硬痛者，此为结胸也，大陷胸汤主之；但满而不痛者，此为痞，柴胡不中与之，宜半夏泻心汤。

伤寒五六日，邪在半表半里之时；呕而发热，邪在半表半里之证，是为柴胡证具。以他药下之，柴胡证不罢者，不为逆，却与柴胡汤则愈。若下后，邪气传里者，邪在半表半里，则阴阳俱有邪。至于下后，邪气传里，亦有阴阳之异，若下后，阳邪传里者，则结于胸中为结胸；以胸中为阳受气之分，与大陷胸汤以下其结；阴邪传里者，则留于心下为痞，以心下为阴受气之分，与半夏泻心汤以通其痞。经曰：病发于阳而反下之，热入因作结胸；病发于阴而反下之，因作痞。此之谓也。

半夏泻心汤方

半夏半升，洗，辛平　黄芩苦寒　干姜辛热　人参已上各三两，甘温　黄连一两，苦寒　大枣十二枚，擘，温甘　甘草三两，炙，甘平

辛入肺而散气，半夏之辛，以散结气；苦入心而泄热，黄芩、黄连之苦，以泻痞热；脾欲缓，急食甘以缓之，人参、甘草、大枣之甘，以缓之。

上七味，以水一斗，煮取六升，去滓，再煮，取三升，温服一升，日三服。

【点评】此节论述柴胡证误下后出现的三种转归及治法。其一为柴胡证仍在，复与小柴胡汤；其二变为心下满而硬痛的结胸证，用大陷胸汤；其三成为但满而不痛的痞证，用半夏泻心汤。

成氏在《伤寒明理论》卷四《半夏泻心汤方》谓："痞者，邪留在心下，故治痞曰泻心汤。黄连味苦寒，黄芩味苦寒。《内经》曰：苦先入心，以苦泄之。泻心者，必以苦为主，是以黄连为君，黄芩为臣，以降阳而升阴也。半夏味辛温，干姜味辛热。《内经》曰：辛走气，辛以散之。散痞者，必以辛为助。故以半夏、干姜为佐，以分阴而行阳也。甘草味甘平，大枣味甘温，人参味甘温。阴阳不交曰痞，上下不通为满。欲通上下，交阴阳，必和其中。所谓中者，脾胃是也。脾不足者，以甘补之，故用人参、甘草、大枣为使，以补脾而和中。中气得和，上下得通，阴阳得位，水升火降，则痞消热已，而大汗解矣。"可以看出，成氏对痞证病机及半夏泻心汤方义的解读主要有两大特点：一是从阴阳升降角度去解读。他认为"阴阳不交曰痞，上下不通为满"。痞证乃中焦脾胃升降失常所致，所以，在治疗上，以苦寒之黄

连、黄芩以降阳而升阴；以辛温辛热之半夏、干姜以散痞，分阴而行阳。二是从补中健脾，扶正以消痞来解读。认为“欲通上下，交阴阳，必和其中。所谓中者，脾胃是也。脾不足者，以甘补之”，故用人参、甘草、大枣以补脾而和中。在这里，补脾不但仅仅是扶助正气，而亦着眼于邪气，意在消痞。所以，成氏指出“中气得和，上下得通，阴阳得位，水升火降，则痞消热已。”其论述十分精辟。

太阳少阳并病，而反下之，成结胸，心下硬，下利不止，水浆不下，其人心烦。

太阳少阳并病，为邪气在半表半里也，而反下之，二经之邪乘虚而入，太阳表邪入里，结于胸中为结胸，心下硬；少阳里邪，乘虚下干肠胃，遂利不止。若邪结阴分，则饮食如故，而为脏结；此为阳邪内结，故水浆不下而心烦。

【点评】对于本节太少并病而误下所致变证，多数注家认为是属误下而致脾胃虚寒、中气下陷之危候。而成氏见解独特，把所致变证分为两端：一是太阳表邪入里，结于胸中为结胸，心下硬，水浆不下，其人心烦；二是少阳里邪，乘虚干于肠胃，遂利不止。这种分两证的说法值得参考。

脉浮而紧，而复下之，紧反入里，则作痞。按之自濡，但气痞耳。

浮而紧，浮为伤阳，紧为伤阴，当发其汗，而反下之。若浮入里，为阳邪入里，则作结胸；浮不入里，而紧入里者，阴邪入里，则作痞。

【点评】此节论述伤寒表实误下成痞的病因病机及证候特点。痞证以心下痞，按之濡为其主要特征。

太阳中风，下利，呕逆，表解者，乃可攻之。其人漐漐汗出，发作有时，头痛，心下痞硬满，引胁下痛，干呕，短气，汗出，不恶寒者，此表解里未和也，十枣汤主之。

下利，呕逆，里受邪也。邪在里者，可下，亦须待表解者，乃可攻之。其人漐漐汗出，发作有时，不恶寒者，表已解也。头痛，心下痞硬满，引胁下痛，干呕，短气者，邪热内蓄而有伏饮，是里未和也，与十枣汤，下热逐饮。

十枣汤方

芫花熬，辛苦　甘遂苦寒　大戟苦寒　大枣十枚，擘，甘温

辛以散之，芫花之辛，以散饮；苦以泄之，甘遂、大戟之苦，以泄水。水者，肾所主也；甘者，脾之味也。大枣之甘者，益土而胜水。

右上三味等份，各别捣为散。以水一升半，先煮大枣肥者十枚，取八合，去滓，内药末。强人服一钱匕，羸人服半钱，温服之，平旦服。若下少病不除者，明日更服，加半钱，得快下利后，糜粥自养。

【点评】太阳中风证兼水饮内结证，当先解表而治里，这是仲景治病的一般原则。十枣汤为攻水逐饮的主要方剂，表证未解者，当在禁用之例。成氏用“邪热内蓄而有伏饮”概括本方证之病机，十分准确。《金匮要略·痰饮咳嗽病脉证并治》把本证称为“悬饮”，列为四饮之一，论述较详，可结合起来学习理解。

太阳病，医发汗，遂发热恶寒，因复下之，心下痞，表里俱虚，阴阳气并竭，无阳则阴独，复加烧针，因胸烦，面色青黄，肤瞤者，难治；今色微黄，手足温者，易愈。

太阳病，因发汗，遂发热恶寒者，外虚阳气，邪复不除也，因复下之，又虚其里，表中虚，邪内陷，传于心下为痞。发汗表虚为竭阳，下之里虚为竭阴；表证罢为无阳，里有痞为阴独。又加烧针，虚不胜火，火气内攻，致胸烦也。伤寒之病，以阳为主，其人面色青，

肤肉瞤动者，阳气大虚，故云难治；若面色微黄，手足温者，即阳气得复，故云易愈。

【点评】此节论述误用汗下烧针导致的变证及预后。成氏的注释层层深入，十分明晰，说理透彻。惟对误治后面色望诊的意义阐述不够。气色是脏腑气血荣枯状况的反映，青为肝之色，黄为脾之色，此面色青黄不华，是土虚木乘，脾受克贼之色，阴阳俱虚，脾气溃败，肌肤失充而瞤动。此脏气已大伤，故云“难治”，而预后较差。假令面色微黄，微黄是脾之正色，标志着胃气尚存。手足温者，说明脾主能主灌四旁，温煦肌肤。此正气虽虚，尚能与邪相争，故云易愈，则预后为佳。

心下痞，按之濡，其脉关上浮者，大黄黄连泻心汤主之。

心下硬，按之痛，关脉沉者，实热也。心下痞，按之濡，其脉关上浮者，虚热也，大黄黄连汤，以导其虚热。

大黄黄连泻心汤方

大黄二两，味苦寒　黄连一两，味苦寒

《内经》曰：火热受邪，心病生焉。苦入心，寒除热。大黄、黄连之苦寒，以导泻心下之虚热。治以麻沸汤渍服者，取其气薄而泄虚热。

上二味，以麻沸汤二升渍之，须臾绞去滓，分温再服。

【点评】原文言简意赅，成注晓畅明白。谓大黄黄连泻心汤是“导其虚热”，此“虚”非“正气夺则虚”之虚，是与痰热互结的结胸证以及阳明腑实证等有形实邪热结相对而言的。此证属火热邪气痞结于心下，使胃气不和而作痞证，故又有“火痞”或“气痞”之称。无形邪热，结聚心下，致成痞证，故方取大黄、黄连苦寒之品，泄热消痞。不取煎而用麻沸汤渍服之，是“取其气薄”，阐发了仲景用法之妙。徐灵胎在《伤寒论类方》中总结为：“凡治下焦之补剂，当多煎以熟为主，治上焦之泻剂，当不煎以生为佳”，该原则对临证用药尤具指导意义。

心下痞而复恶寒，汗出者，附子泻心汤主之。

心下痞者，虚热内伏也；恶寒汗出者，阳气外虚也。与泻心汤攻痞，加附子以固阳。

【点评】附子泻心汤方见本书《辨发汗吐下后病脉证并治法第二十二》卷十，附子泻心汤由大黄、黄连、黄芩、炮附子组成，“泻心汤攻痞，加附子以固阳”，明确了本方的治法要义。本方采取了极为特殊的煎服法，当尤为重视。尤怡在《伤寒贯珠集》卷二《痞证七条》对特殊的煎煮法做了精辟论述：“方以麻沸汤渍寒药，别煮附子取汁，合和与服，取寒热异其气，生熟异其性，药虽同行，而功则各奏，乃先圣之妙用也。”

本以下之，故心下痞，与泻心汤，痞不解，其人渴而口燥烦，小便不利者，五苓散主之。

本因下后成痞，当与泻心汤除之；若服之痞不解，其人渴而口燥烦，小便不利者，为水饮内蓄，津液不行，非热痞也，与五苓散，发汗散水则愈。一方：忍之，一日乃愈者，不饮水者，外水不入，所停之水得行，则痞亦愈也。

【点评】成注对水饮内蓄，津液不行而致痞的证治，阐述明确。水液内蓄之痞治法有二，轻者若能坚持不饮水或少饮水，通过自身的气化，使水饮得行，逐渐散开，则痞消不药而自愈。重者治用五苓散，以发汗行水，气化宣通，水饮得散，气机通畅则痞证得除。

伤寒汗出，解之后，胃中不和，心下痞硬，干噫，食臭，胁下有水气，腹中雷鸣，下利者，生姜泻心汤主之。

胃为津液之主，阳气之根。大汗出后，外亡津液，胃中空虚，客气上逆，心下痞硬。《金匮要略》曰：中焦气未和，不能消谷，故令噫。干噫食臭者，胃虚而不杀谷也。胁下有水气，腹中雷鸣，土弱不能胜水也。与泻心汤以攻痞，加生姜以益胃。

【点评】成氏从胃虚水胜两方面阐述生姜泻心汤证的病机证候，切中要点。生姜泻心汤方见本书《辨发汗吐下后病脉证并治法第二十二》卷十，由半夏泻心汤减干姜二两，加生姜四两而成。成氏谓“加生姜以益胃”不够贴切，实取其和胃散水之功。正如吴谦在《医宗金鉴》谓：“名生姜泻心汤者，其义重在散水气之痞也。”

伤寒中风，医反下之，其人下利，日数十行，谷不化，腹中雷鸣，心下痞硬而满，干呕，心烦不得安。医见心下痞，谓病不尽，复下之，其痞益甚，此非结热，但以胃中虚，客气上逆，故使硬也，甘草泻心汤主之。

伤寒中风，是伤寒或中风也。邪气在表，医反下之，虚其肠胃而气内陷也。下利日数十行，谷不化，腹中雷鸣者，下后里虚胃弱也。心下痞硬，干呕心烦，不得安者，胃中空虚，客气上逆也。与泻心汤以攻表①，加甘草以补虚。前以汗后胃虚，是外伤阳气，故加生姜；此以下后胃虚，是内损阴气，故加甘草。

【点评】此节论述误下胃虚、痞利俱甚的证治。甘草泻心汤是由半夏泻心汤加重甘草用量而成。重用甘草，意在补中缓急。

伤寒服汤药，下利不止，心下痞硬。服泻心汤已，复以他药下之，利不止，医以理中与之，利益甚。理中者，理中焦，此利在下焦，赤石脂禹余粮汤主之。复利不止者，当利其小便。

---

① 攻表：疑为攻痞。

伤寒服汤药下后，利不止，而心下痞硬者，气虚而客气上逆也，与泻心汤攻之则痞已，医复以他药下之，又虚其里，致利不止也。理中丸，脾胃虚寒下利者，服之愈。此以下焦虚，故与之，其利益甚。《圣济经》曰：滑则气脱，欲其收也。如开肠洞泄，便溺遗失，涩剂所以收之。此利由下焦不约，与赤石脂禹余粮汤以涩洞泄。下焦主分清浊，下利者，水谷不分也。若服涩剂，而利不止，当利小便，以分其气。

赤石脂禹余粮汤方

赤石脂一斤，碎，味甘温　禹余粮一斤，碎，味甘平

《本草》云：涩可去脱，石脂之涩以收敛之；重可去怯，余粮之重以镇固。

已上二味，以水六升，煮取二升，去滓，三服。

【点评】此节实属伤寒误治临床病例的真实记录，成注引经据典，对原文层层剖析，把握要点。对于痞和下利，因病机不同，病位不同，其治疗各异，不可执一法而应万变。痞利俱甚，若属胃虚气逆，中焦升降失司者，此时可选用甘草泻心汤或生姜泻心汤，以补中和胃，消痞止利；若属中焦虚寒者，当以理中汤温中健脾；若属下焦滑脱下利不止者，当用赤石脂禹余粮汤温涩固脱；若属下焦清浊不分，水液便渗大肠所致下利，又当利其小便，分清泌浊。通过对本节下利不止，心下痞硬证治的分析，充分说明了中医治病审证求因的重要意义。

伤寒吐下后发汗，虚烦，脉甚微。八九日，心下痞硬，胁下痛，气上冲咽喉，眩冒。经脉动惕者，久而成痿。

伤寒吐下后发汗，则表里之气俱虚，虚烦，脉甚微，为正气内虚，邪气独在。至七八日，正气当复，邪气当罢，而心下痞，胁下痛，气上冲咽喉，眩冒者，正气内虚而不复，邪气留结而不去。经脉动惕者，经络之气虚极，久则热气还经，必成痿弱。

【点评】此节论述伤寒误吐下发汗致虚及久而成痿的变证。成注不但从正气内虚角度来把握其病机根本，而且还特别强调邪气在发病中的重要性，如所说“正气内虚，邪气独在”“正气内虚而不复，邪气留结而不去”“经络之气虚极，久则热气还经”。但对于邪气所指，语而不详。汪琥在《伤寒论辨证广注·辨太阳病脉证并治下》从土虚热壅阐释：“仲景云痿者，当是肉痿之病，……今者，阴阳衰虚，土失其滋生之气，脾胃邪热壅结，其始也，邪热之气上冲于头，则眩冒；其继也，邪热之气，下还于经，则痿弱也。”此外，另有从阳虚痰饮解析者，如方有执、尤怡、刘渡舟等。均可参考。

伤寒发汗，若吐若下，解后，心下痞硬，噫气不除者，旋覆代赭石汤主之。

大邪虽解，以曾发汗吐下，胃气弱而未和，虚气上逆，故心下痞硬，噫气不除，与旋覆代赭石汤降虚气而和胃。

旋覆代赭石汤方

旋覆花三两，味咸温　人参二两，味甘温　生姜五两，切，味辛温　半夏半升，洗，味辛温　代赭石一两，味苦寒　大枣十二枚，擘，甘温　甘草三两，炙，味甘平

硬则气坚，咸味可以软之，旋覆之咸，以软痞硬。虚则气浮，重剂可以镇之，代赭石之重，以镇虚逆。辛者散也，生姜、半夏之辛，以散虚痞。甘者缓也，人参、甘草、大枣之甘，以补胃弱。

上件七味，以水一斗，煮取六升，去滓，再煎，取三升，温服一升，日三服。

【点评】成氏从胃虚气逆解释“心下痞硬，噫气不除”之病机，简明扼要；旋覆代赭汤具“降虚气而和胃”之功用，其方义分析，有理有据。对本方证的病机，后世医家多从胃虚气逆，痰浊内阻来认识，如方有执、张璐等，更趋合理。尤怡在《伤寒

贯珠集》说："伤寒发汗，或吐或下，邪气则解，而心下痞硬，噫气不除者，胃气弱而未和，痰气动而上逆也。旋覆花咸温，行水下气；代赭石味苦质重，能坠痰降气；半夏、生姜辛温；人参、大枣、甘草甘温，合而用之，所以和胃气而止虚逆也。"可资参考。

下后，不可更行桂枝汤。若汗出而喘，无大热者，可与麻黄杏子甘草石膏汤。

前第三卷二十六证云：发汗后，不可更行桂枝汤。汗出而喘，无大热者，为与此证治法同。汗下虽殊，既不当损正气则一，邪气所传既同，遂用一法治之。经所谓若发汗、若下、若吐后是矣。

太阳病，外证未除而数下之，遂协热而利。利下不止，心下痞硬，表里不解者，桂枝人参汤主之。

外证未除而数下之，为重虚其里，邪热乘虚而入，里虚协热，遂利不止而心下痞。若表解而下利，心下痞者，可与泻心汤，若不下利，表不解而心下痞者，可先解表而后攻痞，以表里不解，故与桂枝人参汤和里解表。

桂枝人参汤方

桂枝四两，去皮，味辛热　甘草四两，炙，味甘平　白术三两，味甘平　人参三两，味甘温　干姜三两，味辛热

表未解者，辛以散之；里不足者，甘以缓之。此以里气大虚，表里不解，故加桂枝、甘草于理中汤也。

上五味，以水九升，先煮四味，取五升，内桂更煮，取三升，温服一升，日再、夜一服。

【点评】此节论述里虚寒协表热下利的证治。太阳病误下，邪陷入里，伤及脾胃，中焦虚寒，运化失职，则心下痞硬，下利不止；表证未解，遂称"协热利"。因其"表里不解"，故以桂枝人参汤，温中解表而表里同治。

伤寒大下后，复发汗，心下痞，恶寒者，表未解也，不可攻痞，当先解表，表解乃可攻痞。解表宜桂枝汤，攻痞宜大黄黄连泻心汤。

大下后，复发汗，则表里之邪当悉已。此心下为痞，恶寒者，表里之邪俱不解也。因表不解而下之，为心下痞，先与桂枝汤解表，表解，乃与大黄黄连泻心汤攻痞。《内经》曰：从外之内而盛于内者，先治其外，而后调其内。

【点评】本节与前节同是表里同病，但治法有别。表里同病，有表兼里虚和表兼里实两种情况。本节所论是邪热内陷之痞证而兼表证，属表兼里实，当遵循先表后里的治疗原则，先发汗解表，然后攻痞。前节是表兼里虚证，宜用温中解表以表里同治。此亦体现了虚人伤寒建其中，实人伤寒发其汗的治疗原则。

伤寒，发热，汗出不解，心下痞硬，呕吐而下利者，大柴胡汤主之。

伤寒发热，寒已成热也。汗出不解，表和而里病也。吐利，心腹濡软为里虚；呕吐而下利，心腹①痞硬者，是里实也，与大柴胡汤以下里热。

病如桂枝证，头不痛，项不强，寸脉微浮，胸中痞硬，气上冲咽喉，不得息者，此为胸有寒也，当吐之，宜瓜蒂散。

病如桂枝证，为发热、汗出、恶风，言邪在表也。头痛、项强，为桂枝汤证具。若头不痛，项不强，则邪不在表而传里也。浮为在表，沉为在里。今寸脉微浮，则邪不在表，亦不在里，而在胸中也。胸中与表相应，故知邪在胸中者，犹如桂枝证而寸脉微浮也。以胸中痞硬，上冲咽喉不得息，知寒邪客于胸中而不在表也。《千金》曰：气浮上部，填塞心胸，胸中满者，吐之则愈。与瓜蒂散，以吐胸中之邪。

---

① 腹：赵本作“下”。

瓜蒂散方

瓜蒂一分，熬黄，味苦寒　赤小豆一分，味微酸

其高者越之，越以瓜蒂、豆豉之苦；在上者涌之，涌以赤小豆之酸。《内经》曰：酸苦涌泄为阴。

上二味，各别捣筛，为散已，合治之，取一钱匕。以香豉一合，用热汤七合，煮作稀糜，去滓，取汁和散，温顿服之。不吐者，少少加，得快吐乃止。诸亡血虚家，不可与瓜蒂散。

【点评】此节论述胸中邪实的证治。原文“此为胸有寒也”，是自注之词，说明该病的病因病机。这里的“寒”字，成氏从寒邪解；后世医家亦有从痰饮解者，如方有执、尤怡等。根据《素问·阴阳应象大论》曰：“其高者，因而越之”的治疗原则，用瓜蒂散吐之。吐出胸中痰实邪气，胸阳得伸，其病自愈。

病胁下素有痞，连在脐旁，痛引少腹，入阴筋者，此名脏结。死。

素有宿昔之积，结于胁下为痞。今因伤寒邪气入里，与宿积相助，使脏之真气，结而不通，致连在脐傍，痛引少腹，入阴筋而死。

【点评】脏结，证见胁下痞块，连在脐旁，痛引少腹入阴筋者，是内脏真阳极虚，寒凝气滞尤甚，故预后不良。

伤寒病，若吐、若下后，七八日不解，热结在里，表里俱热，时时恶风，大渴，舌上干燥而烦，欲饮水数升者，白虎加人参汤主之。

若吐若下后，七八日则当解，复不解，而热结在里。表热者，身热也；里热者，内热也。本因吐下后，邪气乘虚内陷为结热，若无表热而纯为里热，则邪热结而为实，此以表热未罢，时时恶风。若邪气纯在表，则恶风无时；若邪气纯在里，则更不恶风。以时时恶风，知表里俱有热也。邪热结而为实者，则无大渴；邪热散漫则渴。今虽热

结在里，表里俱热，未为结实，邪气散漫，熏蒸焦膈，故大渴，舌上干燥而烦，欲饮水数升。与白虎加人参汤散热生津。

【点评】此节论述误治伤津，邪热入里的证治。成氏紧紧把握本证“热结在里”和“邪热散漫”这一病机特点，对其证候加以阐释和分析，切中要点。需要指出的是，这里的“热结在里”是邪气已由表入里；表里俱热，是指里热太甚，热由内向外而发于肌表，并非表有邪热。“时时恶风”是热邪郁结在里，阳不外达所致。由此可见，成氏“此以表热未罢，时时恶风”句，与下文“其表不解，不可与白虎汤”相抵触，显然有误，不可取。

伤寒无大热，口燥渴，心烦，背微恶寒者，白虎加人参汤主之。

无大热者，为身无大热也。口燥渴心烦者，当作阳明病；然以背微恶寒，为表未全罢，所以属太阳也。背为阳，背恶寒口中和者，少阴病也，当与附子汤；今口燥而渴，背虽恶寒，此里热也，则恶寒亦不至甚，故云微恶寒。与白虎汤和表散热，加人参止渴生津。

【点评】白虎加人参汤证因有“无大热”和“背微恶寒”之证，而易与少阴阳虚附子汤证相混淆，故成氏将两者加以鉴别分析，确属必要。附子汤证虽也见到背恶寒，但必是口中和而不燥渴，并见厥逆、脉微等虚寒之象，于本证截然不同。

伤寒脉浮，发热无汗，其表不解，不可与白虎汤。渴欲饮水，无表证者，白虎加人参汤主之。

伤寒脉浮，发热无汗，其表不解，不渴者，宜麻黄汤；渴者宜五苓散，非白虎所宜。大渴欲水，无表证者，乃可与白虎加人参汤，以散里热。临病之工，大宜精别。

【点评】此节论述白虎汤的禁忌证及白虎加人参汤的适应证。仲景强调伤寒表证未罢，发热无汗，不可与白虎汤。渴欲饮水，无表证者，白虎加人参汤主之。这是基本原则。“其表不解”者，非白虎所宜，当求其治法。成氏谓不渴者，宜麻黄汤；渴者宜五苓散。此不但补仲景之言未及，而且对临床辨证用方确有指导意义。

太阳少阳并病，心下硬，颈项强而眩者，当刺大椎、肺俞、肝俞，慎勿下之。

心下痞硬而眩者，少阳也；颈项强者，太阳也。刺大椎、肺俞，以泻太阳之邪，以太阳脉下项侠脊故尔；肝俞以泻少阳之邪，以胆为肝之腑故尔。太阳为在表，少阳为在里，即是半表半里证。前第五证云：不可发汗，发汗则谵语。是发汗攻太阳之邪，少阳之邪益甚干胃，必发谵语。此云慎勿下之，攻少阳之邪，太阳之邪乘虚入里，必作结胸。经曰：太阳少阳并病，而反下之，成结胸。

太阳与少阳合病，自下利者，与黄芩汤；若呕者，黄芩加半夏生姜汤主之。

太阳阳明合病，自下利为在表，当与葛根汤发汗。阳明少阳合病，自下利，为在里，可与承气汤下之。此太阳少阳合病，自下利，为在半表半里，非汗下所宜，故与黄芩汤以和解半表半里之邪。呕者，胃气逆也，故加半夏、生姜，以散逆气。

黄芩汤方

黄芩三两，味苦寒　甘草二两，炙，味甘平　芍药二两，味酸平　大枣十二枚，擘，味甘温

虚而不实者，苦以坚之，酸以收之，黄芩、芍药之苦酸，以坚敛肠胃之气。弱而不足者，甘以补之，甘草、大枣之甘，以补固肠胃之弱。

上四味，以水一斗，煮取三升，去滓，温服一升，日再夜一服。若呕者，加半夏半升，生姜三两。

【点评】成氏举三阳合病而下利的不同特点，综合分析其有治

表、治里、治半表半里的不同，有一定参考意义。惟黄芩汤以“和解半表半里之邪”一句尚需斟酌。因为本节所言以下利、呕为主证，是少阳邪热逆阻于胃肠所致。从黄芩汤的方药组成分析，黄芩苦寒坚阴而清肠热；芍药味酸微苦，敛阴和荣，缓急止痛；甘草、大枣益气和中。诸药合用以清热止利。黄芩汤中四味药无一解表治太阳病者，说明所谓“太阳少阳合病”，其太阳病已罢。对此，柯韵伯《伤寒来苏集·伤寒论注·黄芩汤证》谓“太阳与少阳合病，是邪已入少阳之里”；汪琥《伤寒论辨证广注·辨少阳病脉证病并治法》言：“太少合病而至自利，则在表之寒邪，悉郁而为里热矣”，可有助于理解此节证治。

伤寒胸中有热，胃中有邪气，腹中痛，欲呕吐者，黄连汤主之。

湿家下后，舌上如苔者，以丹田有热，胸中有寒，是邪气入里，而为下热上寒也；此伤寒邪气传里，而为下寒上热也。胃中有邪气，使阴阳不交，阴不得升，而独治于下，为下寒腹中痛；阳不得降而独治于上，为胸中热，欲呕吐。与黄连汤，升降阴阳之气。

黄连汤方

黄连味苦寒　甘草炙，味甘平　干姜味辛热　桂枝去皮，味辛热，各三两　人参二两，味甘温　半夏半升，洗，味辛温　大枣十二枚，擘，味甘温

上热者，泄之以苦，黄连之苦以降阳；下寒者，散之以辛，桂、姜、半夏之辛以升阴；脾欲缓，急食甘以缓之，人参、甘草、大枣之甘以益胃。

上七味，以水一斗，煮取六升，去滓，温服一升，日三服，夜二服。

【点评】成注从下寒上热、阴阳不交对病机、证候及方义的分析，清晰有理，可从。

伤寒八九日，风湿相搏，身体疼烦，不能自转侧，不呕不渴，脉

浮虚而涩者，桂枝附子汤主之。

伤寒与中风家，至七八日再经之时，则邪气多在里，身必不苦疼痛，今日数多，复身体疼烦，不能自转侧者，风湿相搏也。烦者风也；身疼不能自转侧者湿也。经曰：风则浮虚。《脉经》曰：脉来涩者，为病寒湿也。不呕不渴，里无邪也；脉得浮虚而涩，身有疼烦，知风湿但在经也，与桂枝附子汤，以散表中风湿。

若其人大便硬，小便自利者，去桂枝加白术汤主之。

桂，发汗走津液。此小便利，大便硬，为津液不足，去桂加术。

桂枝附子汤方

桂枝四两，去皮，味辛热　附子三枚，炮，去皮，破八片，辛热　生姜三两，切，辛温　甘草二两，炙，味甘温　大枣十二枚，擘，味甘温

风在表者，散以桂枝、甘草之辛甘；湿在经者，逐以附子之辛热；姜、枣辛甘行荣卫，通津液，以和表也。

上五味，以水六升，煮取二升，去滓，分温三服。

【点评】此节论述风湿痹阻肌表的证治。成氏以“风湿但在经”解读桂枝附子汤方证之病机脉证，以“散表中风湿”分析和概括其方义，强调桂枝附子汤证病偏于表。本证身体疼烦的烦字，当指疼痛剧烈的程度较重。而成氏认为烦为风，疼为湿，有牵强附会之嫌。

关于去桂加白术汤方，本书未录，今依赵开美本补入。

去桂加白术汤方

附子三枚，炮，去皮，破　白术四两　生姜三两，切　甘草二两，炙　大枣十二枚，擘

上五味，以水六升，煮取两升，去滓，分温三服。初一服，其人身如痹，半日许复服之，三服都尽，其人如冒状，勿怪。此以附子、术并走皮内，逐水气未得除，故使之耳，法当加桂四两。此本一方两法：以大便硬、小便自利，去桂也；以大便不

硬，小便不利，当加桂。附子三枚，恐多也。虚弱家及产妇，宜减之。

风湿相搏，骨节烦疼，掣痛，不得屈伸，近之则痛剧，汗出短气，小便不利，恶风不欲去衣，或身微肿者，甘草附子汤主之。

风则伤卫，湿流关节，风湿相搏，两邪乱经，故骨节疼烦，掣痛，不得屈伸，近之则痛剧也。风胜则卫气不固，汗出，短气，恶风不欲去衣，为风在表；湿胜则水气不行，小便不利，或身微肿，为湿外薄①也。与甘草附子汤，散湿固卫气。

甘草附子汤方

甘草二两，炙，味甘平　附子二枚，炮，去皮破，味辛热　白术二两，味甘温　桂枝四两，去皮，味辛热

桂枝、甘草之辛甘，发散风邪而固卫；附子、白术之辛甘，解湿气而温经。

上四味，以水六升，煮取三升，去滓，温服一升，日三服。初服得微汗则解。能食，汗出复烦者，服五合，恐一升多者，宜服六七合为妙。

【点评】桂枝附子汤、去桂枝加白术汤、甘草附子汤三方，均具温经助阳，祛湿止痛之功用，同治风湿阳虚之痹证，简称风湿三方。由于配伍不同，又各有偏重。桂枝附子汤治风气偏胜，病偏于表，以身体疼烦为主症，故重用桂枝、附子祛风除湿，温经散寒；去桂枝加白术汤治湿气偏盛，病偏于肌肉，以身体沉重不能自转侧为主症，故用白术、附子并走于皮中而逐水气；甘草附子汤治风湿俱胜，病偏于关节，以骨节疼痛剧烈为主症，兼汗出短气、小便不利、恶风不欲去衣，或身微肿，故桂枝、白术、附子并用，以温经助阳，散风祛湿止痛。

① 薄：赵本作“搏”。

伤寒脉浮滑，此表有热，里有寒，白虎汤主之。

浮为在表，滑为在里。表有热，外有热也；里有寒，有邪气传里也。以邪未入腑，故止言寒，如瓜蒂散证云：胸上有寒者是矣。与白虎汤，以解内外之邪。

白虎汤方

知母六两，味苦寒　石膏一斤，碎，味甘寒　甘草二两，味甘平　粳米六合，味甘平

《内经》曰：热淫所胜，佐以苦甘。知母、石膏之苦甘以散热，热则伤气。甘以缓之，甘草、粳米之甘以益气。

上四味，以水一斗，煮米熟，汤成，去滓，温服一升，日三服。

【点评】此节的“里有寒”，颇为费解，注释多歧。成氏以寒字当邪字解，是为一说。《医宗金鉴》引王三阳云：“‘经文寒字，当邪字解，亦热也’。其说甚是，若是寒字，非白虎的证候。”言表里俱热，更与临床相合。

伤寒脉结代，心动悸，炙甘草汤主之。

结代之脉，动而中止①能自还者，名曰结；不能自还者，名曰代。由血气虚衰，不能相续也。心中悸动，知真气内虚也，与炙甘草汤，益虚补血气而复脉。

炙甘草汤方

甘草四两，炙，味甘平　生姜三两，切，味辛温　桂枝三两，去皮，味辛热　人参二两，味甘温　生地黄一斤，味甘寒　阿胶二两，味温甘　麦门冬半升，去心，味甘平　麻子仁半升，味甘平　大枣十二枚，擘，味甘温

补可以去弱，人参、甘草、大枣之甘，以补不足之气；桂枝、生姜之辛，以益正气。《圣济经》曰：津耗散为枯，五脏痿弱，荣卫涸

---

① 止：原作“出”，据赵本改。

流，温剂所以润之。麻仁、阿胶、麦门冬、地黄之甘，润经益血，复脉通心也。

上九味，以清酒七升，水八升，先煮八味，取三升，去滓，内胶烊消尽，温服一升，日三服，一名复脉汤。

【点评】此节论述伤寒脉结代，心动悸的证治。成氏据脉来歇止，能否自还，辨别结脉、代脉，甚为明晰。脉结代，心动悸之作，或为阳气不能温煦鼓动，或为阴血不能滋养，或因寒饮湿痰上犯，或因瘀血阻滞等。成氏认为本证是“血气虚衰”所致，故用炙甘草汤益虚补血气而复脉，其方义分析符合经旨。

脉按之来缓，而时一止复来者，名曰结。又脉来动而中止，更来小数，中有还者反动，名曰结阴也；脉来动而中止，不能自还，因而复动，名曰代阴也。得此脉者，必难治。

结代之脉，一为邪气留结，一为真气虚衰。脉来动而中止，若能自还，更来小数，止是邪气留结，名曰结阴；若动而中止，不能自还，因其呼吸，阴阳相引复动者，是真气衰极，名曰代阴，为难治之脉。经曰：脉结者生，代者死，此之谓也。

【点评】此节补述结脉、代脉的特征、性质及其预后。成氏认为结代之脉，一为邪气留结，一为真气虚衰，言简意赅，得其要领。

释　音

俛音免，俯也　**瞤**水伦切，目动也　**匮**求位切，匣也　**痿**于危切，痹病也　**耎**音软，柔也　**椎**音槌　**掣**昌列切　**涸**乎各切，竭也　**烊**音羊

卷五

辨阳明病脉证并治法第八

问曰：病有太阳阳明，有正阳阳明，有少阳阳明，何谓也？答曰：太阳阳明者，脾约是也。

阳明胃也。邪自太阳经传之入腑者，谓之太阳阳明。经曰：太阳病，若吐、若下、若发汗后，微烦，小便数，大便因硬者，与小承气汤，即是太阳阳明脾约病也。

正阳阳明者，胃家实是也。

邪自阳明经传入腑者，谓之正阳阳明。经曰：阳明病，脉迟，虽汗出不恶寒，其身必重，短气，腹满而喘，有潮热者，外欲解，可攻里也。手足濈濈然汗出者，此大便已硬也，大承气汤主之，即是正阳阳明胃家实也。

少阳阳明者，发汗，利小便已，胃中燥烦实，大便难是也。

邪自少阳经传之入腑者，谓之少阳阳明。经曰：伤寒，脉弦细，头痛发热者，属少阳。少阳不可发汗，发汗则谵语，此属胃，即是少阳阳明病也。

【点评】以上三节是论述阳明病的成因与来路。阳明病的成因不同，可分三类，即太阳阳明、正阳阳明、少阳阳明。成氏认为，凡从太阳病发展而来的叫做太阳阳明，邪自阳明经入腑者叫做正阳阳明，邪自少阳经传之入腑者叫做少阳阳明。此观点多为后世注家所遵循。

阳明之为病，胃家实是也。

邪传入胃，热毒留结，则胃家为实。华佗曰：热毒入胃要须下去之，不可留于胃中。是知邪在阳明，为胃家实也。

【点评】此节是阳明病的提纲。阳明病是胃家实所形成，胃家，概括胃肠系统。何谓胃家实？在成氏看来，“邪传入胃，热毒留结，则胃家为实”，治以下法。据此，可理解其所释“胃家实”，是指阳明腑实，即大便秘结的阳明实证。

问曰：何缘得阳明病？答曰：太阳病发汗、若下、若利小便，此亡津液，胃中干燥，因转属阳明。不更衣，内实，大便难者，此名阳明也。

本太阳病不解，因汗、利小便，亡津液，胃中干燥，太阳之邪入腑，转属阳明。古人登厕必更衣，不更衣者，通为不大便。不更衣，则胃中物不得泄，故为内实。胃无津液，加之蓄热，大便则难，为阳明里实也。

【点评】此节所述为太阳病发汗、利小便、攻下，致耗伤津液，而使病邪化燥转归阳明。“不更衣”“大便难”是言证候，“内实”是对阳明里实这一病变实质的概括。

问曰：阳明病，外证云何？答曰：身热，汗自出，不恶寒，反恶热也。

阳明病，为邪入腑也。邪在表，则身热，汗出而恶寒；邪既入腑，则表证已罢，故不恶寒，但身热，汗出，而恶热也。

【点评】阳明病是里热实证，其反映于外的证候，称之为外证。“不恶寒，反恶热”是本节辨证的重点。阳明由于热结在里，里热外达，表里俱热，故不恶寒而反恶热。

问曰：病有得之一日，不发热而恶寒者，何也？答曰：虽得之一日，恶寒将自罢，即自汗出而恶热也。

邪客在阳明，当发热而不恶寒，今得之一日，犹不发热而恶寒者，即邪未全入腑，尚带表邪；若表邪全入，则更无恶寒，必自汗出而恶热也。

问曰：恶寒何故自罢？答曰：阳明居中，土也，万物所归，无所复传。始虽恶寒，二日自止，此为阳明病也。

胃为水谷之海，主养四旁。四旁有病，皆能传入于胃。入胃则更不复传，如太阳传之入胃，则更不传阳明；阳明病传之入胃，则更不传少阳；少阳病传之入胃，则更不传三阴。

【点评】“邪未全入腑，尚带表邪”，点出了阳明本经初感外邪而见“不发热而恶寒”的病机。但阳明为燥土，热变最速，故始虽恶寒，很快自罢，继而出现“自汗出而恶热”等阳明病外证，这是阳明病的特点之一。

本太阳病初得病时，发其汗，汗先出不彻，因转属阳明也。

伤寒传经者，则一日太阳，二日阳明。此太阳传经，故曰转属阳明。

伤寒发热无汗，呕不能食，而反汗出濈濈然者，是转属阳明也。

伤寒发热，无汗，呕不能食者，太阳受病也；若反汗出濈濈然者，太阳之邪转属阳明也。经曰：阳明病法多汗。

【点评】以上两节叙述了太阳病转变为阳明病的病理过程及转属阳明的辨证要点。太阳病发汗不彻，病邪化热入里；或不经误治，病邪化热入里，均可转属阳明。“反汗出濈濈然者”是转属阳明的主要标志，当是辨证的关键。因为只有阳明里热蒸腾、腠理开泄，才会使汗出连绵不断。

伤寒三日，阳明脉大。

伤寒三日，邪传阳明之时。经曰：尺寸俱长者，阳明受病，当二三日发。阳明气血俱多，又邪并于经，是以脉大。

【点评】大脉为阳明病的主脉，成氏认为脉大的原因在于“阳明气血俱多，又邪并于经”，可谓一语破的。盖阳明为多气多血之经，邪入阳明，燥热炽盛，鼓动气血，又“邪并于经”，未成阳明腑实，则脉象应指而大。《素问·脉要精微论》曰：“大则病进”，王冰注云“大为邪盛，故病进也。”说明热势鸱张，病在发展。若与糟粕凝结，成阳明腑实，则常可表现脉沉实有力。

伤寒脉浮而缓，手足自温者，是为系在太阴。太阴者，身当发黄；若小便自利者，不能发黄。至七八日大便硬者，为阳明病也。

浮为阳邪，缓为脾脉。伤寒脉浮缓，太阴客热。邪在三阳，则手足热；邪在三阴，则手足寒。今手足自温，是知系在太阴也。太阴土也，为邪烝之，则色见于外，当发身黄。小便自利者，热不内蓄，不能发黄，至七八日，大便硬者，即太阴之邪入腑，转属阳明也。

【点评】此节论述病由太阴转属阳明的辨证要点。伤寒脉浮而缓，手足自温是太阴病的临床表现之一。对其病机，成氏以“太阴客热”释之，刘渡舟在《伤寒论诠解》亦称“今见手足自温而身不发热，又手足不厥冷的，则知是脾经有热的表现，故为‘系在太阴’。”“系在太阴”有两种转归：一是太阴为阴土主湿。若湿热相合，蕴郁熏蒸，当发身黄。二是若小便自利，湿去热留，化燥而见大便硬者，是转属阳明。

伤寒转系阳明者，其人濈然微汗出也。

伤寒则无汗，阳明法多汗，此以伤寒邪转系阳明，故濈然微汗出。

阳明中风，口苦咽干，腹满微喘，发热恶寒，脉浮而紧；若下之，则腹满、小便难也。

脉浮在表，紧为里实。阳明中风，口苦咽干，腹满微喘者，热传于里也；发热恶寒者，表仍未解也。若下之，里邪虽去，表邪复入于里，又亡津液，故使腹满而小便难。

【点评】成氏以“热传于里”和“表仍未解”来分析阳明中风的病机和主证，比较切当。阳明中风，是指伤寒表证向阳明里证发展，逐渐化热化燥但尚未成实，而表证仍然未解的一种病证。此时，表证、里证同是存在，于法则不可下，只宜清里透表。

阳明病，若能食，名中风；不能食，名中寒。

阳明病，以饮食别受风寒者，以胃为水谷之海，风为阳邪。阳杀谷，故中风者能食；寒为阴邪，阴邪不杀谷，故伤寒者不能食。

【点评】风属阳，阳明中风是胃阳偏盛，阳热杀谷，故能食；寒属阴，阳明中寒，胃阳偏衰，不能消谷，故不能食。本节意在以能食不能食辨胃家之虚实寒热。诚如柯韵伯在《伤寒来苏集·伤寒论注·阳明脉证》指出：“先辨胃家虚实，为诊家提纲，使其着眼处，不是为阳明分中风、伤寒之法也。”

阳明病，若中寒，不能食，小便不利，手足濈然汗出，此欲作固瘕，必大便初硬后溏。所以然者，以胃中冷，水谷不别故也。

阳明中寒不能食者，寒不杀谷也。小便不利者，津液不化也。阳明病法多汗，则周身汗出，此手足濈然而汗出，而身无汗者，阳明中寒也。固瘕者，寒气结积也。胃中寒甚，欲留结而为固瘕，则津液不得通行，而大便必硬者，若汗出小便不利者，为实也。此以小便不利，水谷不别，虽大便初硬，后必溏也。

【点评】此节论述阳明中寒欲作固瘕的病证。“以胃中冷，水谷不别故也”，是对小便不利、大便初硬后溏等证的病机概括。

阳明病，欲食，小便反不利，大便自调，其人骨节疼，翕翕如有热状，奄然发狂，濈然汗出而解者，此水不胜谷气，与汗共并，脉紧则愈。

阳明客热，初传入胃，胃热则消谷而欲食。阳明病热为实者，则小便当数，大便当硬，今小便反不利，大便自调者，热气散漫，不为实也。欲食，则胃中谷多，《内经》曰：食入于阴，长气于阳。谷多则阳气胜，热消津液则水少。经曰：水入于经，其血乃成，水少则阴血弱。《金匮要略》曰：阴气不通，即骨疼。其人骨节疼者，阴气不足也。热甚于表者，翕翕发热；热甚于里者，蒸蒸发热。此热气散漫，不专著于表里，故翕翕如有热状。奄，忽也。忽然发狂者，阴不胜阳也。《内经》曰：阴不胜其阳者，则脉流薄疾，并乃狂。阳明蕴热为实者，须下之愈；热气散漫，不为实者，必待汗出而愈，故云濈然而汗出解也。水谷之等者，阴阳气平也。水不胜谷气，是阴不胜阳也。汗出则阳气衰，脉紧则阴气生。阴阳气平，两无偏胜则愈，故云与汗共并，脉紧则愈。

【点评】此节论述阳明病从狂汗而解的机制。“此水不胜谷气”，是张仲景对本病自愈机制的概括说明。但历代诸家对此节所述的阳明病病机的认识不一。成注从“阳明客热”立论；尤怡认为“此阳明风湿为痹之证”；陆渊雷认为是阳明中风；李克绍、刘渡舟从阳明中寒，胃气得复而狂汗病愈作解，诸家各从不同角度阐释其理，均有参考意义。

阳明病欲解时，从申至戌上。

四月为阳，土旺于申、酉、戌，向王时，是为欲解。

阳明病，不能食，攻其热必哕。所以然者，胃中虚冷故也。以其人本虚，故攻其热必哕。

不能食，胃中本寒，攻其热，复虚其胃，虚寒相搏，故令哕也。经曰：关脉弱，胃气虚，有热不可大攻之，热去则寒起。此之谓也。

阳明病脉迟，食难用饱，饱则微烦，头眩，必小便难，此欲作谷疸，虽下之，腹满如故。所以然者，脉迟故也。

阳明病脉迟，则邪方入里，热未为实也。食入于阴，长气于阳。胃中有热，食难用饱，饱则微烦而头眩者，谷气与热气相搏也。两热相合，消搏津液，必小便难。利者不能发黄，言热得泄也。小便不利，则热不得泄，身必发黄。疸，黄也。以其发于谷气之热，故名谷疸。热实者，下之则愈；脉迟为热气未实，虽下之，腹满亦不减也。经曰：脉迟尚未可攻。

【点评】此节论述阳明病“欲作谷疸”的脉证特点。对本证病机的认识，成氏从疸“发于谷气之热”立论，认为谷疸由热所致。后世不少注家多释“脉迟为寒”，认为本节之谷疸属胃中寒湿所致，如程郊倩、舒驰远等。两种解释皆通，临床当具体分析，辨证论治。

阳明病法多汗，反无汗，其身如虫行皮中状者，此以久虚故也。

胃为津液之府，气虚津液少，病则反无汗。胃候身之肌肉，其身如虫行皮中者，知胃气久虚也。

阳明病，反无汗，而小便利，二三日，呕而咳，手足厥者，必苦头痛；若不咳不呕，手足不厥者，头不痛。

阳明病法多汗，反无汗，而小便利者，阳明伤寒，而寒气内攻也。至二三日，呕咳而支厥者，寒邪发于外也，必苦头痛；若不咳不呕，手足不厥者，是寒邪但攻里而不外发，其头亦不痛也。

【点评】以上两节论述阳明虚寒的证候。一是阳明气虚，水谷无以化生津液，则无以作汗，身如虫行皮中状。二是胃阳虚衰，阴寒内盛，挟寒饮上逆，而发作呕、咳、手足厥逆、头痛等。

阳明病，但头眩，不恶寒，故能食而咳，其人必咽痛；若不咳者，咽不痛。

阳明病，身不重痛，但头眩而不恶寒者，阳明中风而风气内攻也。经曰：阳明病，若能食，名中风。风邪攻胃，胃气上逆则咳。咽门者，胃之系，咳甚则咽伤，故必咽痛；若胃气不逆，则不咳，其咽亦不痛也。

【点评】阳明病，若能食，名中风。故成氏从阳明中风阐释本节，切合经旨。但将咳与咽痛释为风邪攻胃，胃气上逆，则欠妥。盖阳明内有邪热，热邪上逆于肺则咳；咽为呼吸之门户，关系于肺，咳甚则咽伤，又可见咽痛等症。

阳明病无汗，小便不利，心中懊憹者，身必发黄。

阳明病无汗，而小便不利者，热蕴于内而不得越；心中懊憹者，热气郁蒸，欲发于外而为黄也。

阳明病，被火，额上微汗出，小便不利者，必发黄。

阳明病则为内热，被火，则火热相合而甚。若遍身汗出而小便利者，热得泄越不能发黄，今额上微汗出，而小便不利，则热不得越，郁蒸于胃，必发黄也。

【点评】以上两节论述阳明热证发黄疸的见证。前节是阳明湿热郁蒸发黄；后节是阳明病误用火法而发黄。

阳明病，脉浮而紧者，必潮热，发作有时。但浮者，必盗汗出。

浮为在经，紧者里实。脉浮而紧者，表热里实也。必潮热，发作有时，若脉但浮而不紧者，止是表热也，必盗汗出。盗汗者，睡而汗出也。阳明病里热者自汗，表热者盗汗。

【点评】脉浮紧为太阳伤寒之脉，浮主表，紧主寒，为风寒外束所致。阳明病见浮紧之脉，则临床意义不同。浮为热盛，紧为邪实，为腑实有内结。可见，成氏释其“浮为在经，紧者里实”，切中要旨。

阳明病，口燥，但欲漱水不欲咽者，此必衄。

阳明之脉起于鼻，络于口。阳明里热，则渴欲饮水，此口燥但欲漱水不欲咽者，是热在经而里无热也。阳明气血俱多，经中热甚，迫血妄行，必作衄也。

阳明病，本自汗出，医更重发汗，病已差，尚微烦不了了者，此大便必硬故也。以亡津液，胃中干燥，故令大便硬。当问其小便日几行。若本小便日三四行，今日再行，故知大便不久出。今为小便数少，以津液当还入胃中，故知不久必大便也。

先亡津液，使大便硬，小便数少，津液分别，大便必自下也。

【点评】以小便次数的多少判断胃肠津液之恢复情况，来推测大便是否通利的方法，具有一定的临床意义。

伤寒呕多，虽有阳明证不可攻之。

呕者，热在上焦，未全入腑，故不可下。

阳明病，心下硬满者，不可攻之。攻之，利遂不止者死，利止者愈。

阳明病腹满者，为邪气入腑，可下之。心下硬满，则邪气尚浅，未全入腑，不可便下之。得利止者，为邪气去，正气安，正气安则愈；若因下利不止者，为正气脱而死。

阳明病，面合赤色，不可攻之，必发热色黄，小便不利也。

合，通也。阳明病面色通赤者，热在经也，不可下之。下之虚其胃气，耗其津液，经中之热，乘虚入胃，必发热色黄，小便不利也。

【点评】以上三节论述阳明病不可攻下之证。攻下一法为阳明腑实证而设。凡伤寒呕多，心下硬满，面合色赤者，分属病势上逆，病位在上，热郁于经，均禁攻下。

阳明病，不吐不下，心烦者，可与调胃承气汤。

吐后心烦，谓之内烦；下后心烦，谓之虚烦。今阳明病不吐不下心烦，则是胃有郁热也，与调胃承气汤，以下郁热。

【点评】此节论述阳明胃热心烦的证治。主证是心烦，因为胃络上通于心，胃热上扰神明，则心烦，还可见蒸蒸发热、大便难等症。关于"不吐不下"，成氏从治法言，认为是未经吐下；后世注家也有从症状言的，即其人既不吐，又不泻。二说可并存。

阳明病脉迟，虽汗出，不恶寒者，其身必重，短气腹满而喘，有潮热者，此外欲解，可攻里也。手足濈然而汗出者，此大便已硬也，大承气汤主之；若汗多微发热恶寒者，外未解也，其热不潮，未可与承气汤；若腹大满不通者，可与小承气汤，微和胃气，勿令大泄下。

阳明病脉迟，若汗出多，微发热恶寒者，表未解也；若脉迟，虽汗出而不恶寒者，表证罢也。身重，短气，腹满而喘，有潮热者，热入腑也。四肢诸阳之本，津液足，为热烝之，则周身汗出；津液不足，为热烝之，其手足濈然而汗出，知大便已硬也，与大承气汤，以下胃热。经曰：潮热者，实也。其热不潮，是热未成实，故不可便与大承气汤，虽有腹大满不通之急，亦不可与大承气汤。与小承气汤微和胃气。

大承气汤方

大黄四两，苦寒，酒洗　厚朴半斤，苦温，炙，去皮　枳实五枚，苦寒，炙　芒硝三合，咸寒

《内经》曰：燥淫所胜，以苦下之。大黄、枳实之苦，以润燥除热。又曰：燥淫于内，治以苦温。厚朴之苦，下结燥。又曰：热淫所胜，治以咸寒。芒硝之咸，以攻蕴热。

上四味，以水一斗，先煮二物，取五升，去滓，内大黄，煮取二升，去滓，内芒硝，更上微火一两沸，分温再服。得下，余勿服。

小承气汤方

大黄四两　厚朴二两，炙，去皮　枳实三枚，大者，炙

大热结实者，与大承气汤；小热微结者，与小承气汤。以热不大甚，故于大承气汤去芒硝；又以结不至坚，故不减[①]厚朴、枳实也。

已上三味，以水四升，煮取一升二合，去滓，分温二服。初服汤，当更衣，不尔者，尽饮之；若更衣者，勿服之。

【点评】此节为辨大、小承气汤及其用法。核心内容有三：一是强调表证未解，腑实尚未形成的不可与承气汤。二是脉迟、潮热、手足濈然汗出，是运用大承气汤的典型脉证。“脉迟”，仲景虽有“脉迟为寒”之言，而此脉迟为实热之邪结聚，腑气壅滞，气血流行不畅，脉道郁滞所致。三是大、小承气汤的用法。成注“大热结实者，与大承气汤；小热微结者，与小承气汤”，说得比较明白：前者里实燥结甚，程度重；后者里实虽满而燥结不甚，程度轻。

阳明病，潮热，大便微硬者，可与大承气汤；不硬者，不与之。若不大便六七日，恐有燥屎，欲知之法，少与小承气汤，汤入腹中，转失气者，此有燥屎，乃可攻之；若不转失气者，此但初头硬，后必溏，不可攻之，攻之，必胀满不能食也。欲饮水者，与水则哕。其后发热者，必大便复硬而少也，以小承气汤和之。不转失气者，慎不可攻也。

潮热者实，得大便微硬者，便可攻之；若便不硬者，则热未成实，虽有潮热亦未可攻。若不大便六七日，恐有燥屎，当先与小承气汤渍之，如有燥屎，小承气汤药势缓，不能宣泄，必转气下失；若不转失气，是胃中无燥屎，但肠间少硬尔，止初头硬，后必溏，攻之则虚其胃气，致腹胀满不能食也。胃中干燥，则欲饮水，水入胃中，虚寒相搏，气逆则哕。其后却发热者，则热气乘虚还复聚于胃中，胃燥

① 不减：结合前后文，以及大小承气汤的厚朴、枳实用量对比，当作“减”，即减厚朴、枳实用量。

得热，必大便复硬，而少与小承气汤，微利与和之，故以重云不转失气，不可攻内，慎之至也。

夫实则谵语，虚则郑声。郑声，重语也。

《内经》曰：邪气盛则实，精气夺则虚。谵语由邪气盛，而神识昏也；郑声，由精气夺而声不全也。谵语者，言语不次也；郑声者，郑音不正也。《论语》云：恶郑声之乱雅乐。又曰：放郑声，远佞人。郑声淫，佞人殆。言郑声不正也。今新差气虚，人声转者，是所谓重语者也。若声重亦声转之。

直视谵语，喘满者死。下利者亦死。

直视谵语，邪胜也。喘满为气上脱；下利为气下脱，是皆主死。

发汗多，若重发汗者，亡其阳，谵语脉短者死；脉自和者不死。

亡阳胃燥，谵语者脉短，津液已绝，不可复治；脉自和，为正气未衰而犹可生也。

【点评】以上三节论述谵语和郑声的虚实属性及预后。成无己以虚实分谵语与郑声，指出"谵语由邪气盛，而神识昏也；郑声，由精气夺而声不全也"，可谓一语破的。

成氏释郑声为郑音不正，但对于声如何"不正"，未作详解，后世医家也众说纷纭，如《此事难知》认为"声战无力，不相接续"。明·楼英在《医学纲目》则直言"成无己谓郑声为郑卫之声，非是"，"郑声者，谓郑重频频也，只将一句旧言，重叠频言之，终日殷勤，不换他声也。盖神有余，则能机变而乱语，数数更端，神不足则无机变，而只守一声也。"亦有医家认为郑声表现形式多样，如清·阎纯玺《胎产心法》谓："若虚甚而声转无力，言语不能接续，有头无尾，一两句即止；或重言叠语，说过又说；或造字出于喉中，若郑声之轻怯，此郑声之谓。"综上，历代医家对于"郑声"的释义各具特点，虽然认识有不同，但这些都是"精气虚"病机在神明活动中的表现，所以临证时不可偏废，应相互参酌，理解全面。

伤寒若吐、若下后，不解，不大便五六日，上至十余日，日晡所发潮热，不恶寒，独语如见鬼状。若剧者，发则不识人，循衣摸床，惕而不安，微喘直视，脉弦者生，涩者死，微者但发热谵语者，大承气汤主之。若一服利，止后服。

若吐、若下，皆伤胃气，不大便五六日上至十余日者，亡津液，胃气虚，邪热内结也。阳明王于申酉戌，日晡所发潮热者，阳明热甚也；不恶寒者，表证罢也。独语如见鬼状者，阳明内实也，以为热气有余。若剧者，是热气甚大也，热大甚于内，昏冒正气，使不识人，至于循衣摸床，惕而不安，微喘直视。伤寒阳胜而阴绝者死，阴胜而阳绝者死。热剧者，为阳胜。脉弦为阴有余，涩为阴不足。阳热虽剧，脉弦，如阴未绝而犹可生；脉涩则绝阴，故不可治。其邪热微而未至于剧者，但发热谵语，可与大承气汤，以下胃中热。经曰：凡服下药，中病即止，不必尽剂。此以热未剧，故云若一服利，则止后服。

阳明病，其人多汗，以津液外出，胃中燥，大便必硬，硬则谵语，小承气汤主之。若一服谵语止，更莫复服。

亡津液胃燥，大便硬而谵语，虽无大热内结，亦须与小承气汤和其胃气，得一服谵语止，则胃燥以润，更莫复与承气汤，以本无实热故也。

阳明病，谵语发潮热，脉滑而疾者，小承气汤主之。因与承气汤一升，腹中转失气者，更服一升；若不转失气，勿更与之。明日不大便，脉反微涩者，里虚也，为难治，不可更与承气汤也。

阳明病谵语，发潮热，若脉沉实者，内实者也，则可下；若脉滑疾，为里热未实，则未可下，先与小承气汤和之。汤入腹中得失气者，中有燥屎，可更与小承气汤一升以除之；若不转失气者，是无燥屎，不可更与小承气汤。至明日邪气传时，脉得沉实紧牢之类，是里实也；反得微涩者，里气大虚也。若大便利后，脉微涩者，止为里虚而犹可，此不曾大便，脉反微涩，是正气内衰，为邪气所胜，故云难治。

阳明病，谵语有潮热，反不能食者，胃中必有燥屎五六枚也。若能食者，但硬尔，宜大承气汤下之。

谵语潮热为胃热，当消谷引食；反不能食者，胃中有燥屎，而胃中实也。若能食者，胃中虚热，虽硬不得为有燥屎。杂病虚为不欲食，实为欲食；伤寒则胃实热甚者，不能食，胃中虚热甚者能食，与杂病为异也。大承气汤以下燥屎、逐结热。

【点评】以上四节论述阳明里实所致谵语的证治。成氏注解清晰明了，切中肯綮。对“脉弦者生，涩者死”，成注为“阳热虽剧，脉弦，如阴未绝而犹可生；脉涩则绝阴，故不可治。”突出强调了阴液存亡关系着阳明腑实证病人的生死转归，具有重要的临床意义。

阳明病，下血谵语者，此为热入血室，但头汗出者，刺期门，随其实而泻之，濈然汗出则愈。

阳明病热入血室，迫血下行，使下血谵语。阳明病法多汗，以夺血者无汗，故但头汗出也。刺期门以散血室之热，随其实而泻之，以除阳明之邪热，散邪除热，荣卫得通，津液得复，濈然汗出而解。

【点评】此节论述热入血室之下血谵语的证治，以与阳明腑实证相鉴别。成氏在《伤寒明理论·热入血室》谓：“阳明病下血谵语，此为热入血室者，斯盖言男子，不止谓妇人而言也。”“冲之经并足阳明，男子阳明内热，方得而入也。冲之得热，血必妄行，在男子则下血谵语。”可见，成氏谓此节阳明下血谵语是指男子的热入血室证。对此，后世医家多持否定意见，认为“血室”即胞宫，为妇人独有，本节亦是妇人病。“热入血室”所致谵语，与阳明腑实证之谵语病机显然不同，而是与血热扰肝相关，盖肝主魂，热扰肝魂，肝魂迷乱，则发谵语。血室隶属于肝脉，故刺肝经募穴的期门，以疏利肝胆之气而泄血室之邪。

汗出谵语者，以有燥屎在胃中，此为风也，须下之，过经乃可下之。下之若早，语言必乱，以表虚里实故也。下之则愈，宜大承气汤。

胃中有燥屎则谵语，以汗出为表未罢，故云风也。燥屎在胃则当下，以表未和则未可下，须过太阳经，无表证，乃可下之。若下之早，燥屎虽除，则表邪乘虚复陷于里，为表虚里实，胃虚热甚，语言必乱。与大承气汤，却下胃中邪热则止。

【点评】成氏释汗出为表未罢，表未解者不可下，表解里实者方可下之，是合理的。但释表虚里实为表邪乘虚复陷于里则欠妥；认为大承气汤是用于误下之后，又使人混淆不清。因下之过早，语言必乱，是说明过早应用大承气汤的后果，而不是说误下之后再用大承气汤。章虚谷在《伤寒论本旨·辨阳明病脉证并治法》指出："尚下早而语乱，当用救治之法，非谓仍用大承气也。此倒装文法，不可错解。"可谓独具只眼。

伤寒四五日，脉沉而喘满。沉为在里，而反发其汗，津液越出，大便为难，表虚里实，久则谵语。

邪气入内之时，得脉沉而喘满，里证具也，则当下之；反发其汗，令津液越出，胃中干燥，大便必难，久则屎燥胃实，必发谵语。

【点评】此节"表虚里实"，里实为阳明里实；表虚之义，是指反发其汗，令津液越出，则"虚其表"。柯韵伯在《伤寒来苏集·伤寒论注·阳明脉证上》指出"汗出为表虚，然是谵语，归重只在里实。"比较明了。

三阳合病，腹满身重，难以转侧，口不仁而面垢，谵语遗尿。发汗则谵语，下之则额上生汗，手足逆冷。若自汗出者，白虎汤主之。

腹满身重，难以反侧，口不仁谵语者，阳明也。《针经》曰：少阳病甚则面微尘。此面垢者，少阳也；遗尿者，太阳也。三者以阳明证多，故出阳明篇中。三阳合病，为表里有邪，若发汗攻表，则燥热益甚，必愈谵语；若下之攻里，表热乘虚内陷，必额上汗出，手足逆冷；其自汗出者，三阳经热甚也。《内经》曰：热则腠理开，荣卫通，汗大泄，与白虎汤，以解内外之热。

【点评】此节论述三阳合病的证治。成氏认为三阳合病，而以阳明证多，释义妥切。“若自汗出者”，是仲景单独强调的症状，也是运用白虎汤的重要依据。成氏释其病机为“三阳经热甚”，标明热邪炽盛，弥漫表里内外，故与白虎汤，以解内外之热。

二阳并病，太阳证罢，但发潮热，手足漐漐汗出，大便难而谵语者，下之则愈，宜大承气汤。

本太阳病并于阳明，名曰并病。太阳证罢，是无表证；但发潮热，是热并阳明。一身汗出为热越，今手足漐漐汗出，是热聚于胃也，必大便难而谵语。经曰：手足漐然而汗出者，必大便已硬也，与大承气汤，以下胃中实热。

【点评】此节是对上面有关条文的总结，归纳了大承气汤的主证及应用的基本原则。即表解里实者方可用攻下法；应用大承气汤攻下以潮热、手足漐漐汗出、大便难及谵语为主要指征。

阳明病，脉浮而紧，咽燥口苦，腹满而喘，发热汗出，不恶寒，反恶热，身重。若发汗则燥，心愦愦，反谵语。若加烧针，必怵惕烦躁，不得眠；若下之，则胃中空虚，客气动膈，心中懊侬，舌上苔者，栀子豉汤主之。

脉浮发热，为邪在表；咽燥口苦，为热在经；脉紧腹满而喘，汗出，不恶寒，反恶热，身重，为邪在里。此表里俱有邪，犹当双解之。若发汗攻表，表热虽除，而内热益甚，故燥而愦愦，反谵语。愦愦者，心乱。经曰：荣气微者，加烧针则血不行，更发热而躁烦。此表里有热，若加烧针，则损动阴气，故怵惕烦躁不得眠也；若下之，里热虽去，则胃中空虚，表中客邪之气乘虚陷于上焦，烦动于膈，使心中懊侬而不了了也。舌上苔黄者，热气客于胃中；舌上苔白，知热气客于胸中，与栀子豉汤，以吐胸中之邪。

若渴欲饮水，口干舌燥者，白虎加人参汤主之。

若下后，邪热客于上焦者为虚烦；此下后，邪热不客于上焦而客于中焦者，是为干燥烦渴，与白虎加人参汤，散热润燥。

若脉浮发热，渴欲饮水，小便不利者，猪苓汤主之。

此下后，客热客于下焦者也。邪气自表入里，客于下焦，三焦俱带热也。脉浮发热者，上焦热也；渴欲饮水者，中焦热也；小便不利者，邪客下焦，津液不得下通也。与猪苓汤利小便，以泻下焦之热也。

猪苓汤方

猪苓去皮，甘平　**茯苓**甘平　**阿胶**甘平　**滑石**碎，甘寒　**泽泻**甘咸寒，各一两

甘甚而反淡，淡味渗泄为阳，猪苓、茯苓之甘，以行小便；咸味涌泄为阴，泽泻之咸，以泄伏水；滑利窍，阿胶、滑石之滑，以利水道。

上五味，以水四升，先煮四味，取二升，去滓，内下阿胶烊消，温服七合，日三服。

阳明病，汗出多而渴者，不可与猪苓汤，以汗多胃中燥，猪苓汤复利其小便故也。

《针经》曰：水谷入于口，输于肠胃，其液别为五，天寒衣薄则为溺，天热衣厚则为汗，是汗溺一液也。汗多为津液外泄，胃中干燥，故不可与猪苓汤利小便也。

【点评】以上四节论述阳明热证误治后的各种变证。成氏解释了阳明热证的病理，治疗上不宜用发汗、温针及攻下。若辛温发汗，则必助热伤津，扰乱心神，致心中烦乱不安，谵语等；若加烧针，则以热助热，损动阴液，而惊恐失眠；误用攻下，邪热乘虚而入。客于上焦，则发虚烦，栀子豉汤主之；客于中焦，为干燥烦渴，白虎加人参汤主之；客于下焦，津液不得通而停蓄不行，为渴欲饮水，小便不利者，与猪苓汤。以上中下三焦分别三方应用，为辨治阳明热在三焦提出了辨证纲目。清·柯韵伯将此归纳为阳明病"起手三法"，即阳明热邪内入，或上、或中、或下的三个不同阶段的治法。热在上者，以栀子豉汤清宣火郁；热在中者，以白虎加人参汤清热生津；热在下者，以猪苓汤清热育阴以利水。

脉浮而迟，表热里寒，下利清谷者，四逆汤主之。

浮为表热，迟为里寒。下利清谷者，里寒甚也，与四逆汤，温里散寒。

【点评】浮为表热，迟为里寒。对于"表热"，注家有两解：一是认为脉浮、身热是兼有表邪；二是认为表热当为虚热、假热。本证同时见有下利清谷，因此属后者证情较为妥切。条文所言"表热里寒"是指真寒假热，治当用四逆汤以回阳救逆，引阳归根则愈。

若胃中虚冷，不能食者，饮水则哕。

哕者，咳逆是也。《千金》曰：咳逆者，哕逆之名。胃中虚冷，得水则水寒相搏，胃气逆而哕。

脉浮发热，口干鼻燥，能食者则衄。

脉浮发热，口干鼻燥者，热在经也；能食者里和也。热甚于经，迫血为衄。胃中虚冷阴胜也，水入于经，其血乃成，饮水者助阴，气逆为哕。发热口干阳胜也，食入于阴，长气于阳，能食者助阳，血妄为衄。三者偏阴偏阳之疾也。

【点评】上两节，一是胃中虚冷，不能食，饮水则哕；一是阳明经热炽盛，表现为脉浮发热，口干鼻燥，能食则衄。成氏将两节从证候性质的寒热阴阳等对比分析，具有一定的辨证启示意义。

阳明病下之，其外有热，手足温，不结胸，心中懊憹，饥不能食，但头汗出者，栀子豉汤主之。

表未罢而下者，应邪热内陷也。热内陷者，则外热而无手足寒；今外有热而手足温者，热虽内陷，然而不深，故不作结胸也。心中懊憹，饥不能食者，热客胸中为虚烦也。热自胸中熏蒸于上，故但头汗出而身无汗。与栀子豉汤，以吐胸中之虚烦。

阳明病，发潮热，大便溏，小便自可，胸胁满不去者，小柴胡汤主之。

阳明病潮热，为胃实，大便硬而小便数；今大便溏，小便自可，则胃热未实，而水谷不别也。大便溏者，应气降而胸胁满去；今反不去者，邪气犹在半表半里之间，与小柴胡汤，以去表里之邪。

阳明病，胁下硬满，不大便而呕，舌上白苔者，可与小柴胡汤。上焦得通，津液得下，胃气因和，身濈然而汗出解也。

阳明病，腹满，不大便，舌上苔黄者，为邪热入腑可下；若胁下硬满，虽不大便而呕，舌上白苔者，为邪未入腑，在表里之间，与小柴胡汤以和解之。上焦得通，则呕止；津液得下，则胃气因和，汗出而解。

【点评】阳明少阳同病，若少阳病邪初入阳明，里实未成，以少阳为主者，不能轻用攻下，须从少阳论治，用小柴胡汤。前节是虽有潮热，却见“大便溏，小便自可”，说明虽病及阳明，但并未成实；“胸胁满不去”是辨证少阳的关键。后节是虽有不大便，但伴有“胁下硬满”和呕吐的少阳见证；“舌上白苔者”，是提示里无燥热的辨证眼目。

小柴胡汤是和解之剂，“上焦得通，津液得下，胃气因和，身濈然而汗出解也”是服用小柴胡汤后病愈的表现及机制。对此，张令韶在《伤寒论直解·阳明篇》谓：“……不大便者，下焦不通，津液不得下也。呕者，中焦不治，胃气不和也。舌上白苔者，上焦不通，火郁于上也。可与小柴胡汤，调和三焦之气。上焦得通而白苔去，津液得下而大便利，胃气和而呕止。三焦通畅，气机旋转，身濈然汗出而解也。”其分析颇有见地。

阳明中风，脉弦浮大而短气。腹都满，胁下及心痛，久按之气不通，鼻干不得汗，嗜卧，一身及面目悉黄，小便难，有潮热，时时哕，耳前后肿，刺之小差。外不解，病过十日，脉续浮者，与小柴胡汤。脉但浮，无余证者，与麻黄汤；若不尿，腹满加哕者，不治。

浮大为阳，风在表也；弦则为阴，风在里也。短气腹满，胁下及心痛，风热壅于腹中而不通也。若寒客于内而痛者，按之则寒气散而痛止，此以风热内壅，故虽久按而气亦不通。阳明病，鼻干不得卧，自汗出者，邪在表也；此鼻干不得汗而嗜卧者，风热内攻，不干表也。一身面目悉黄，小便难，有潮热，时时哕者，风热攻于胃也。阳明之脉出大迎，循颊车，上耳前过客主人，热胜则肿，此风热在经，故耳前后肿，刺之经气通，肿则小差。如此者，外证罢则可攻。若外证不解，虽过十日，脉续浮者，邪气犹在半表半里，与小柴胡汤以和解之；若其脉但浮而不弦大，无诸里证者，是邪但在表也，可与麻黄汤以发其汗；若不尿腹满加哕者，关格之疾也，故云不治，《难经》曰：关格者，不得尽其命而死。

【点评】此节论述阳明中风发黄的证治。成氏以“风热内壅”病机立论，解析诸症，颇有启示意义。本病是风热毒邪侵袭机体所致的温热（疫）类疾病。从原文所述诸多症状分析，病变的中心是风湿热毒侵犯肝胆肠胃，表现为黄疸、腹满、小便难、潮热、时时哕，以及耳前后肿等病证，其病变部位广，病情复杂且危重。“若不尿腹满加哕者，不治”，说明了本病证预后不良。成氏释为“关格”之疾，颇得要领。

对于本病证，有的注家认为是三阳合病，也有的认为是阳明少阳同病，均具有参考价值。

阳明病，自汗出，若发汗，小便自利者，此为津液内竭，虽硬不可攻之，当须自欲大便，宜蜜煎导而通之。若土瓜根及与大猪胆汁，皆可为导。

津液内竭，肠胃干燥，大便因硬，此非结热，故不可攻，宜以药外治而导引之。

蜜煎导方

蜜七合一味，内铜器中微火煎之，稍凝似饴状，搅之勿令焦著，欲可丸，并手捻作挺，令头锐，大如指，长二寸许，当热时急作。冷则硬。以内谷道中，以手急抱，欲大便时乃去之。

猪胆汁方

大猪胆一枚，泻汁，和醋少许，以灌谷道中，如一食顷，当大便出。

【点评】此节论述阳明病津亏便秘，运用导引之法。成氏以“此非结热，故不可攻”，阐释津亏便秘取用导法的依据，为是。

阳明病脉迟，汗出多，微恶寒者，表未解也，可发汗，宜桂枝汤。

阳明病脉迟，汗出多，当责邪在里，以微恶寒知表未解，与桂枝汤和表。

阳明病脉浮，无汗而喘者，发汗则愈，宜麻黄汤。

阳明伤寒表实，脉浮，无汗而喘也，与麻黄汤以发汗。

【点评】以上两条，皆论阳明兼表之证，一为汗出表虚，一为无汗表实，分别用桂枝汤和麻黄汤治疗。

阳明病，发热汗出，此为热越，不能发黄也。但头汗出，身无汗，齐颈而还，小便不利，渴引水浆者，此为瘀热在里，身必发黄，茵陈汤主之。

但头汗出，身无汗，齐颈而还者，热不得越也；小便不利，渴引水浆者，热甚于胃，津液内竭也；胃为土而色黄，胃为热蒸，则色夺于外，必发黄也。与茵陈汤，逐热退黄。

茵陈蒿汤方

茵陈蒿六两，苦微寒　栀子十四枚，擘，苦寒　大黄二两，去皮，苦寒

小热之气，凉以和之；大热之气，寒以取之。茵陈、栀子之苦寒，以逐胃燥；宜下必以苦，宜补必以酸。大黄之苦寒，以下瘀热。

上三味，以水一斗，先煮茵陈，减六升，内二味，煮取三升，去滓，分温三服，小便当利，尿如皂角汁状，色正赤，一宿腹减，黄从小便去也。

【点评】阳明病郁热在里，与湿相合，熏蒸肝胆则发为黄疸。成氏于此仅言热蒸而不言湿郁，欠妥。若结合他在本篇对"伤寒七八日，身黄如橘子色，小便不利，腹微满者，茵陈蒿汤主之"一节的注释，即"当热甚之时，身黄如橘子色，是热毒发泄于外。《内经》曰：膀胱者，津液藏焉，气化则能出。小便不利，小腹满者，热气甚于外而津液不得下行也，与茵陈蒿汤，利小便，退黄逐热。"则为比较全面。茵陈蒿汤由茵陈蒿、栀子、大黄三味药组成，方中茵陈蒿苦泄下降，清利湿热，为治黄疸的主药；栀子清利，从前阴通利湿热；大黄则通导腑气，从后阴清泄毒热。诸药合用，达清热利湿退黄之功效。

阳明证，其人喜忘者，必有蓄血。所以然者，本有久瘀血，故令喜忘，屎虽硬，大便反易，其色必黑，宜抵当汤下之。

《内经》曰：血并于下，乱而喜忘，此下本有久瘀血，所以喜忘也。津液少，大便硬，以蓄血在内。屎虽硬，大便反易，其色必黑也。与抵当汤，以下瘀血。

【点评】此节论述阳明蓄血的证治。成氏引用《素问·调经论》“血并于下，气并于上，乱而喜忘”，阐明了瘀血导致善忘的病机。因“血主濡之”，素有胃肠内有瘀血，与燥粪相混，故大便反易解下，且粪色多黑如胶漆。

阳明病，下之，心中懊憹而烦，胃中有燥屎者可攻。腹微满，初头硬，后必溏，不可攻之。若有燥屎者，宜大承气汤。

下后，心中懊憹而烦者，虚烦也，当与栀子豉汤。若胃中有燥屎者，非虚烦也，可与大承气汤下之。其腹微满，初硬后溏，是无燥屎，此热不在胃而在上也，故不可攻。

病人不大便五六日，绕脐痛，烦躁，发作有时者，此有燥屎，故使不大便也。

不大便五六日者，则大便必结为燥屎也。胃中燥实，气不得下通，故绕脐痛，烦躁，发作有时也。

病人烦热，汗出则解，又如疟状，日晡所发热者，属阳明也。脉实者宜下之；脉浮虚者，宜发汗。下之与大承气汤，发汗宜桂枝汤。

虽得阳明证，未可便为里实，审看脉候，以别内外。其脉实者，热已入腑为实，可与大承气汤下之；其脉浮虚者，是热未入腑，犹在表也，可与桂枝汤，发汗则愈。

大下后，六七日不大便，烦不解，腹满痛者，此有燥屎也。所以然者，本有宿食故也，宜大承气汤。

大下之后，则胃弱不能消谷，至六七日不大便，则宿食已结不消，故使烦热不解而腹满痛，是知有燥屎也，与大承气汤以下除之。

病人小便不利，大便乍难乍易，时有微热，喘冒不能卧者，有燥屎也，宜大承气汤。

小便利，则大便硬；此以有燥屎，故小便不利，而大便乍难乍易。胃热者，发热，喘冒无时及嗜卧也。此燥屎在胃，故时有微热，喘冒不得卧也，与大承气汤以下燥屎。

【点评】以上五节论述燥屎的成因、主症及治疗。所谓燥屎，系指积留在大肠所形成的异常干燥粪块。通过以上的烦躁、绕脐痛、日晡潮热、腹满痛、不大便、脉实等证，以及小便不利、大便乍难乍易等证，辨识燥屎已成，治用大承气汤以攻之。

食谷欲呕者，属阳明也，吴茱萸汤主之。得汤反剧者，属上焦也。

上焦主内，胃为之市，食谷欲呕者，胃不受也，与吴茱萸汤以温胃气。得汤反剧者，上焦不内也，以治上焦法治之。

吴茱萸汤方

吴茱萸一升，洗，辛热　人参三两，甘温　生姜六两，切，辛温　大枣十二枚，擘，甘温

《内经》曰：寒淫于内，治以甘热，佐以苦辛。吴茱萸、生姜之辛以温胃，人参、大枣之甘以缓脾。

上四味，以水七升，煮取二升，去滓，温服七合，日三服。

【点评】此节论述阳明中焦虚寒呕吐的证治。胃主腐熟受纳水谷，阳明中寒，胃中阳虚化谷无力，反生寒浊，以致胃气上逆，故食谷欲呕。用吴茱萸汤以温胃散寒，益气降逆止呕。对于“得汤反剧者，属上焦也”，成氏认为是药证不符，病在上焦者，当用治上焦之药。尤怡在《伤寒贯珠集·阳明篇上》谓：“食谷欲呕，有中焦与上焦之别，盖中焦多虚寒，而上焦多火逆也。阳明中虚，客寒乘之，食谷则呕，故宜吴茱萸汤，以益虚而温胃。若

得汤反剧者，则仍是上焦火逆之病，宜清降而不宜温养者矣。”可资参考。

太阳病，寸缓、关浮、尺弱，其人发热汗出，复恶寒，不呕，但心下痞者，此以医下之也。如其不下者，病人不恶寒而渴者，此转属阳明也。小便数者，大便必硬，不更衣十日，无所苦也。渴欲饮水，少少与之，但以法救之。渴者，宜五苓散。

太阳病，脉阳浮阴弱，为邪在表；今寸缓、关浮、尺弱，邪气渐传里，则发热汗出，复恶寒者，表未解也。传经之邪入里，里不和者必呕；此不呕但心下痞者，医下之早，邪气留于心下也。如其不下者，必渐不恶寒而渴，太阳之邪转属阳明也。若吐、若下、若发汗后，小便数，大便硬者，当与小承气汤和之；此不因吐下、发汗后，小便数，大便硬，若是无满实，虽不更衣十日无所苦也，候津液还入胃中，小便数少，大便必自出也。渴欲饮水者，少少与之，以润胃气，但审邪气所在，以法救之。如渴不止，与五苓散是也。

【点评】原文及成注均体现此节所论是以辨证为主：一辨表证与里证；二辨误下邪入成痞与未下邪转属阳明；三辨承气汤证与津亏肠燥之便秘证；四辨津伤口渴与停饮津不上承的五苓散证。

脉阳微而汗出少者，为自和也；汗出多者，为太过。

脉阳微者，邪气少，汗出少者为适当，故自和；汗出多者，反损正气，是汗出太过也。

阳脉实，因发其汗出多者，亦为太过。太过为阳绝于里，亡津液，大便因硬也。

阳脉实者，表热甚也。因发汗，热乘虚蒸津液外泄，致汗出太过。汗出多者，亡其阳，阳绝于里，肠胃干燥，大便因硬也。

【点评】上节以汗出多少辨自和与太过；本节论发汗太过而致津伤大便硬。对于“阳绝于里”，成氏释“汗出多者，亡其阳，阳绝于里”欠妥。此“阳绝于里”是指出汗太过，体内津液亏损，阳气独盛于里。《医宗金鉴》言为“阳极于里”；程郊倩谓“孤阳独治”，可供参考。

脉浮而芤，浮为阳，芤为阴，浮芤相搏，胃气生热，其阳则绝。

浮芤相搏，阴阳不谐，胃气独治，郁而生热，消灼津液，其阳为绝。

趺阳脉浮而涩，浮则胃气强，涩则小便数，浮涩相搏，大便则难，其脾为约，麻子仁丸主之。

趺阳者，脾胃之脉，诊浮为阳，知胃气强；涩为阴，知脾为约。约者，俭约之约，又约束之约。《内经》曰：饮入于胃，游溢精气，上输于脾，脾气散精，上归于肺，通调水道，下输于膀胱，水精四布，五经并行，是脾主为胃行其津液者也。今胃强脾弱，约束津液，不得四布，但输膀胱，致小便数，大便难，与脾约丸，通肠润燥。

麻仁丸方

麻子仁二升，甘平　芍药半斤，酸平　枳实半斤，炙，苦寒　大黄一斤，去皮，苦寒　厚朴一斤，炙，去皮，苦寒　杏仁一斤，去皮尖，熬，别作脂，甘温

《内经》曰：脾欲缓，急食甘以缓之。麻子、杏仁之甘，缓脾而润燥；津液不足，以酸收之，芍药之酸，以敛津液；肠燥胃强，以苦泄之，枳实、厚朴、大黄之苦，下燥结而泄胃强也。

上六味，为末，炼蜜为丸，桐子大，饮服十丸，日三服，渐加，以知为度。

【点评】上节以脉浮而芤论述阳气独盛而阴血亏虚；本节以趺阳脉浮而涩论述脾约的病机及治疗。“脾约”是病症名。在此，成氏释脾约之“约”，为“约束之约”。由于“胃强脾弱，约束津液，不得四布，但输膀胱，致小便数，大便难，”其脾为约。其说理通畅，多为后世所沿用。

脾约的主症是大便硬，其病机是脾阴亏损，肠胃干燥，里热

未清。麻子仁丸方中麻仁、杏仁、芍药，滋阴润脾以治脾约；枳实、厚朴、大黄，泻热通便以治胃强；蜜制为丸，缓图以治，为滋阴润燥通便之名方。

太阳病三日，发汗不解，蒸蒸发热者，属胃也，调胃承气汤主之。

蒸蒸者，如热熏蒸，言甚热也。太阳病三日，发汗不解，则表热已罢，蒸蒸发热，胃热为甚，与调胃承气汤下胃热。

伤寒吐后，腹胀满者，与调胃承气汤。

《内经》曰：诸胀腹大，皆属于热。热在上焦则吐，吐后不解，复腹胀满者，邪热入胃也，与调胃承气汤下其胃热。

【点评】以上两节论述调胃承气汤的证治。蒸蒸发热和腹胀满，反映了阳明邪热入胃，里热亢盛，邪结较轻的病机特点，治以泻下邪热为主，用调胃承气汤。

太阳病，若吐、若下、若发汗，微烦，小便数，大便因硬者，与小承气汤和之愈。

吐下发汗，皆损津液，表邪乘虚传里。大烦者，邪在表也；微烦者，邪入里也。小便数，大便因硬者，其脾为约也。小承气汤和之愈。

【点评】成氏以脾约解本节，显然不恰当。“脾约”是麻子仁丸证的专用术语，本证虽和脾约都可以由误治而形成，同见小便数，大便硬，但两者在缓急轻重证候上是有不同的。脾约证是津亏燥结为主，故用麻子仁丸滋阴润燥通便；本证是既有里热，又有结聚的证候，治当泻热通便，攻积导滞。“与小承气汤和之愈”，是对比大承气汤攻下峻猛而言，为轻下法。

得病二三日，脉弱，无太阳柴胡证，烦躁，心下硬，至四五日，虽能食，以小承气汤少少与，微和之，令小安，至六日，与承气汤一升。若不大便六七日，小便少者，虽不能食，但初头硬，后必溏，未定成硬，攻之必溏，须小便利，屎定硬，乃可攻之，宜大承气汤。

《针经》曰：脉软者，病将下。弱为阴脉，当责邪在里，得病二三日脉弱，是日数虽浅，而邪气已入里也。无太阳证，为表证已罢；无柴胡证，为无半表半里之证。烦躁心下硬者，邪气内甚也。胃实热甚，则不能食；胃虚热甚，至四五日虽能食，亦当与小承气汤微和之，至六日则热甚，与大承气汤一升。若不大便六七日，小便多者，为津液内竭，大便必硬，则可下之。小便少者，则胃中水谷不别，必初硬后溏，虽不能食，为胃实，以小便少则未定成硬，亦不可攻，须小便利，屎定硬，乃可攻之。

【点评】此节以能食与不能食，小便利与不利，并病程日期，论述了大、小承气汤的使用方法与辨证要点。

伤寒六七日，目中不了了，睛不和，无表里证，大便难，身微热者，此为实也，急下之，宜大承气汤。

《内经》曰：诸脉者，皆属于目。伤寒六七日，邪气入里之时，目中不了了，睛不和者，邪热内甚，上熏于目也。无表里证，大便难者，里实也。身大热者，表热也，身微热者，里热也。《针经》曰：热病目不明，热不已者死。此目中不了了，睛不和，则证近危恶也，须急与大承气汤下之。

阳明，发热汗多者，急下之，宜大承气汤。

邪热入腑，外发热汗多者，热迫津液将竭，急与大承气汤以下其腑热。

发汗不解，腹满痛者，急下之，宜大承气汤。

发汗不解，邪热传入腑，而成腹满痛者，传之迅也，是须急下之。

【点评】以上三节，后世称为“阳明三急下证”。之所以急下，成氏认为“目中不了了，睛不和”，是邪热内甚，上熏于目，证近危恶；发热汗多，是热迫津液将竭；发汗不解，腹满痛者，是传变迅速，病势急迫。其分析比较透彻，切合要义。程郊倩在《伤寒论后条辨·阳明篇》总结谓：“此等之下，皆为救阴而设”，用大承气汤是为了急下存阴，符合《伤寒论》“保胃气，存津液”的基本精神。

腹满不减，减不足言，当下之，宜大承气汤。

腹满不减，邪气实也。经曰：大满大实，自可除下之。大承气汤，下其满实。若腹满时减，非内实也，则不可下。《金匮要略》曰：腹满时减复如故，此为寒，当与温药。是减不足言也。

【点评】腹满一证，有虚实之异。成氏引《金匮要略》“腹满时减复如故，此为寒，当与温药”文，与本节相互对比，其腹满证一虚一实，一寒一热，鉴别明了。

阳明少阳合病，必下利，其脉不负者，顺也；负者，失也。互相克贼，名为负也。脉滑而数者，有宿食也，当下之，宜大承气汤。

阳明土，少阳木，二经合病，气不相和，则必下利。少阳脉不胜，阳明不负，是不相克为顺也；若少阳脉胜，阳明脉负者，是鬼贼相克，为正气失也。《脉经》曰：脉滑者，为病食也。又曰：滑数则胃气实。下利者，脉当微厥冷；脉滑数，知胃有宿食，与大承气汤以下除之。

【点评】此节根据五行生克，从脉象上解释疾病的顺逆。成注以“少阳脉不胜，阳明不负，是不相克为顺也；若少阳脉胜，阳明脉负者，是鬼贼相克，为正气失也。”言明病机，有助于对本节的理解。

病人无表里证，发热七八日，虽脉浮数者，可下之。假令已下，脉数不解，合热则消谷善饥，至六七日，不大便者，有瘀血，宜抵当汤。

七八日，邪入腑之时，病人无表里证，但发热，虽脉浮数，亦可与大承气汤下之。浮为热客于气，数为热客于血，下之，邪热去，而浮数之脉，俱当解。若下后，数脉去而脉但浮，则是荣血间热并于卫气间也，当为邪气独留，心中则饥，邪热不杀谷，潮热发渴之证。此下之后，浮脉去而数不解，则是卫气间热合于荣血间也，热气合并，迫血下行，胃虚协热，消谷善饥。血至下焦，若大便利者，下血乃愈。若六七日不大便，则血不得行，蓄积于下为瘀血，与抵当汤以下去之。

若脉数不解，而下不止，必协热而便脓血也。

下后，脉数不解，而不大便者，是热不得泄，蓄血于下，为瘀血也。若下后，脉数不解而下利不止者，为热得下泄，迫血下行，必便脓血。

【点评】以上两节论述阳明病热在荣血的证治。对于“脉浮数”，成氏以“浮为热客于气，数为热客于血”释之，指出了本证荣热内盛，气血两燔的病机特点。运用下法，为里热开一出路。若下后脉数不解，可出现几种不同的转归：一是热陷肠胃，则消谷善饥；二是热无出路，留滞肠中，瘀血阻滞，腑气不降，须用抵当汤下之；三是邪热下迫，则下利不止；灼伤阴络，迫血下行，则大便脓血。

伤寒，发汗已，身目为黄，所以然者，以寒湿在里，不解故也。以为不可下也，于寒湿中求之。

《金匮要略》曰：黄家所起，从湿得之。汗出热去，则不能发黄。发汗已，身目为黄者，风气去湿气在也。脾恶湿，湿气内著，脾色外夺者，身目为黄。若瘀血在里发黄者，则可下；此以寒湿在里，故不可下，当从寒湿法治之。

【点评】此节论述寒湿发黄的证治。寒湿发黄，后世称之为阴黄。治当温中散寒除湿。

伤寒七八日，身黄如橘子色，小便不利，腹微满者，茵陈蒿汤主之。

当热甚之时，身黄如橘子色，是热毒发泄于外。《内经》曰：膀胱者，津液藏焉，气化则能出。小便不利，小腹满者，热气甚于外而津液不得下行也，与茵陈汤，利小便，退黄逐热。

伤寒身黄发热者，栀子柏皮汤主之。

伤寒身黄，胃有瘀热，当须下去之；此以发热，为热未实，与栀子柏皮汤解散之。

栀子柏皮汤方

栀子一十五个，苦寒　甘草一两，甘平　黄柏二两

上三味，以水四升，煮取一升半，去滓，分温再服。

伤寒瘀热在里，身必发黄，麻黄连轺赤小豆汤主之。

湿热相交，民多病瘅。瘅，黄也。伤寒为寒湿在表，发黄为瘀热在里，与麻黄连轺赤小豆汤除热散湿。

麻黄连轺赤小豆汤方

麻黄二两，去节，甘温　赤小豆一升，甘平　连轺二两，连翘根也，苦寒　杏仁四十个，甘温，去皮尖　大枣十二枚，甘温　生梓白皮一升，苦寒　生姜二两，辛温，切　甘草二两，炙，甘平

《内经》曰：湿上甚而热，治以苦温，佐以甘平，以汗为故正，此之谓也。又煎用潦水者，亦取其水味薄，则不助湿气。

已上八味，以潦水一斗，先煮麻黄再沸，去上沫，内诸药，煮取三升，分温三服，半日服尽。

【点评】以上三节论述阳明湿热发黄的三种证治。湿热发黄的特征是身目为黄、尿黄、黄色鲜明如橘子色，后世称之为阳黄。仲景治以三方，即茵陈蒿汤、栀子柏皮汤、麻黄连轺赤小豆汤。湿热偏结于里，见内实腹满、不大便者，用茵陈蒿汤利小便，退黄逐热；热邪虽盛，但未成实者，用栀子柏皮汤清解郁热退黄；寒湿在表，瘀热在里者，用麻黄连轺赤小豆汤除热散湿退黄。

辨少阳病脉证并治法第九

少阳之为病，口苦、咽干、目眩也。

足少阳胆经也。《内经》曰：有病口苦者，名曰胆瘅。《甲乙经》曰：胆者中精之腑，五脏取决于胆，咽为之使。少阳之脉，起于目锐眦，少阳受邪，故口苦、咽干、目眩。

【点评】少阳病以口苦、咽干、目眩等主要症状为提纲，反映了少阳受邪，胆火上炎的基本病机。成氏从足少阳胆的生理病理着眼阐析本节，颇得要领。

少阳中风，两耳无所闻，目赤，胸中满而烦者，不可吐下，吐下则悸而惊。

少阳之脉，起于目眦，走于耳中；其支者，下胸中贯膈。风伤气，风则为热。少阳中风，气壅而热，故耳聋，目赤，胸满而烦。邪在少阳，为半表半里。以吐除烦，吐则伤气，气虚者悸；以下除满，下则亡血，血虚者惊。

伤寒，脉弦细，头痛，发热者，属少阳。少阳不可发汗，发汗则谵语。此属胃，胃和则愈，胃不和，则烦而悸。

经曰：三部俱弦者，少阳受病。脉细者，邪渐传里，虽头痛、发热，为表未解。以邪客少阳，为半在表半在里，则不可发汗，发汗亡津液，胃中干燥。少阳之邪，因传入胃，必发谵语，当与调胃承气汤下之，胃和则愈；不下，则胃为少阳木邪干之，故烦而悸。

【点评】以上两节论述少阳病脉证及其治禁。邪侵少阳，风夹胆火上壅，则症见两耳无所闻，目赤，胸中满而烦；“脉弦细”为少阳主脉。“邪在少阳，为半表半里”，故不可吐、下、发汗。成氏认为，前节是误用吐下则伤气、亡血，而致惊悸；后节是误用发汗则津伤胃燥而谵语，胃不和则烦而悸。实际上，将两节合看，更为全面。如喻嘉言在《尚论篇·少阳经全篇》谓：“少阳伤寒禁发汗，少阳中风禁吐、下，二义互举。其旨益严。”陈修园在《伤寒论浅注·辨少阳病脉证篇》也说：“所谓少阳有汗、吐、下三禁是也。汉文辞短意长，读者当于互文见意。”其见解颇为贴切，深得仲景之意。

本太阳病不解，转入少阳者，胁下硬满，干呕不能食，往来寒热，尚未吐下，脉沉紧者，与小柴胡汤。

太阳转入少阳，是表邪入于里。胁下硬满，不能食，往来寒热者，邪在半表半里之间。若已经吐下，脉沉紧者，邪陷入腑为里实；尚未经吐下，而脉沉紧为传里，虽深，未全入腑，外犹未解也，与小柴胡汤以和解之。

若已吐、下、发汗、温针，谵语，柴胡汤证罢，此为坏病，知犯何逆，以法治之。

少阳之邪，在表里之间，若妄吐、下、发汗、温针，损耗津液，胃中干燥，木邪干胃，必发谵语。若柴胡证不罢者，则不为逆；柴胡证罢者，坏病也，详其因何治之逆，以法救之。

【点评】上节论太阳病不解，转入少阳的证治，少阳病证在，尚未经误治，与小柴胡汤和解之。本节论少阳病证曾误用吐、下、发汗、温针等法，使“柴胡汤证罢”，而见谵语者，则为坏病。应详其因何治之逆，以法救之。

三阳合病，脉浮大，上关上，但欲眠睡，目合则汗。

关脉，以候少阳之气，太阳之脉浮，阳明之脉大。脉浮大，上关上，知三阳合病。胆热则睡，少阴病但欲眠睡，目合则无汗，以阴不得有汗。但欲眠睡，目合则汗，知三阳合病，胆有热也。

【点评】此节论述三阳合病，热偏少阳之脉证。三阳合病之所以热偏少阳，成注强调两点：一是关脉，以候少阳之气；二是胆热则睡，目合则汗。文中虽未提及治法，根据病情分析可取小柴胡汤以和解少阳之邪。本节“但欲眠睡”与少阴病“但欲寐”相比较，两者寒热殊异，虚实迥别。

伤寒六七日，无大热，其人躁烦者，此为阳去入阴故也。

表为阳，里为阴。邪在表则外有热。六七日，邪气入里之时，外无大热，内有躁烦者，表邪传里也，故曰阳去入阴。

【点评】此节论述表邪传里证。成氏言表为阳，里为阴，故由阳入阴，当理解为表邪传里证。柯韵伯《伤寒来苏集·伤寒论注·伤寒总论》承此说加以发挥，谓“阴者指里而言，非指三阴也。或入太阳之本，而热结膀胱；或入阳明之本，而胃中干燥；或入少阳之本，而胁下硬满；或入太阴而暴烦下利；或入少阴而口燥舌干；或入厥阴而心中疼热，皆入阴之谓。”可供参考。

伤寒三日，三阳为尽，三阴当受邪。其人反能食而不呕，此为三阴不受邪也。

伤寒四日，表邪传里，里不和，则不能食而呕；今反能食而不呕，是邪不传阴，但在阳也。

【点评】三阳为太阳、阳明、少阳，三阴为太阴、少阴、厥阴。

按照伤寒发病的一般规律，三阳病多定型于三日之前，三阴病多见定型于三日之后。伤寒三日，三阳为尽，若“三阴受邪”，则太阴首当其冲，因为太阴为三阴之始。太阴病应见腹满而吐，食不下等证候。而今“其人反能食而不呕”，表明脾胃之气调和。太阴脾气健旺，则少阴、厥阴亦不会发病。故称“邪不传阴，但在阳也”。

伤寒三日，少阳脉小者，欲已也。

《内经》曰：大则邪至，小则平。伤寒三日，邪传少阳，脉当弦紧；今脉小者，邪气微而欲已也。

【点评】此节辨少阳欲愈的脉象，成氏引经据典加以阐释，有助于对本节的理解。

少阳病，欲解时，从寅至辰上。

《内经》曰：阳中之少阳，通于春气。寅、卯、辰，少阳木王之时。

释音

厕初吏切，圊溷也 瘕音假，腹中久病 疸音旦，黄病 愦古对切，心乱也 怵敕律切，愍也 惕音踢，敬也。又忧惧也 瘅丁贺切，劳病也

卷六

辨太阴病脉证并治法第十

太阴之为病，腹满而吐，食不下，自利益甚，时腹自痛。若下之，必胸下结硬。

太阴为病，阳邪传里也。太阴之脉，布胃中，邪气壅而为腹满。上不得降者，呕吐而食不下；下不得升者，自利益甚，时腹自痛。阴塞①在内而为腹痛者，则为常痛；此阳邪干里，虽痛而亦不常痛，但时时腹自痛也。若下之，则阴邪留于胸下为结硬。经曰：病发于阴，而反下之，因作痞。

【点评】此节论述太阴病提纲证。成氏从“太阴为病，阳邪传里”着眼，阐释太阴病病机及证候，有失本意。因为太阴病的基本病机为太阴脾阳虚衰，寒湿内盛。由于脾阳不足，健运失职，寒湿不化，气机滞涩，则腹满时痛；脾阳虚衰，不能运化水谷，就会食欲不振，上吐下泻。病属虚寒，治当以温中散寒化湿，禁用下法。

太阴中风，四肢烦疼，阳微阴涩而长者，为欲愈。

太阴，脾也，主营四末。太阴中风，四肢烦疼者，风淫末疾也。表邪少则微，里向和则涩而长。长者阳也，阴病见阳脉则生，以阴得阳则解，故云欲愈。

---

① 塞：赵本作“寒”。

【点评】此节论述太阴中风欲愈的脉证。“太阴中风”指脾虚之人感受风邪，这一认识为后世诸多医家所遵循。李克绍先生在《伤寒论语释》又认为：太阴中风的形成，是脾虚素有内湿之人，复外感风邪所致。脾主四肢，里湿由四肢外与风邪相搏，所以“四肢烦疼”。可供参考。

太阴病欲解时，从亥至丑上。

脾为阴土，王于丑、亥、子，向阳①，故云解时。

太阴病，脉浮者，可发汗，宜桂枝汤。

经曰：浮为在表，沉为在里。太阴病，脉浮者，邪在经也，故当汗散之。

自利不渴者，属太阴，以其脏有寒故也。当温之，宜服四逆辈。

自利而渴者，属少阴，为寒在下焦；自利不渴者，属太阴，为寒在中焦，与四逆等汤，以温其脏。

【点评】三阴病皆有下利一证，成氏以“自利而渴者，属少阴”；“自利不渴者，属太阴”相互对勘，有助于对原文的理解。“自利不渴”是脾脏阳虚，寒湿内盛，所以说“属太阴”。治当用理中、四逆之类，以温阳祛寒。

伤寒脉浮而缓，手足自温者，系在太阴。太阴当发身黄，若小便自利者，不能发黄。至七八日，虽暴烦，下利日十余行，必自止，以脾家实，腐秽当去故也。

太阴病至七八日，大便硬者，为太阴入腑，传于阳明也。今至七八日，暴烦，下利十余行者，脾家实，腐秽去也。下利烦躁者死，此以脾气和，逐邪下泄，故虽暴烦，下利日十余行，而利必自止。

【点评】阳明病篇原文有“伤寒脉浮而缓，手足自温者，是为

---

① 阳：赵本作“王”。

系在太阴。太阴者，身当发黄；若小便自利者，不能发黄。至七八日大便硬者，为阳明病也。”此节继之论述太阴病脾阳恢复的症状及自愈的转归。成氏以“脾气和，逐邪下泄，故虽暴烦，下利日十余行，而利必自止”，阐释太阴病脾阳恢复，正气抗邪，正胜邪却，疾病向愈之转归，可谓深得要旨。

本太阳病，医反下之，因而腹满时痛者，属太阴也，桂枝加芍药汤主之。

表邪未罢，医下之，邪因乘虚传于太阴，里气不和，故腹满时痛，与桂枝汤以解表，加芍药以和里。

大实痛者，桂枝加大黄汤主之。

大实大满，自可除下之，故加大黄以下大实。

太阴为病脉弱，其人续自便利，设当行大黄芍药者，宜减之，以其人胃气弱，易动故也。

腹满痛者，太阴病也。脉弱，其人续自便利，则邪虽在里，未成大实。欲与大黄、芍药攻满痛者，宜少与之，以胃气尚弱，易为动利也。

【点评】以上三节论述太阴里实证的证治。对于本证，成氏认为太阳病误下之后，表邪内陷于太阴，里气不和，则症见腹满时痛；大实大满，则症见大实痛。证属表里同病，故与桂枝汤以解表，腹满时痛者加芍药以和里；大实痛者加大黄以下大实。对此，后世不少注家提出异议，集中在两点：一是认为本证并非表里同病，桂枝加芍药汤也并非是用桂枝汤以解外。二是“大实痛”之实是指胃家实，还是脾家实？对此，李克绍先生在《伤寒论语释》明确指出：“属太阴也”是说本证的病灶在脾络，而不是胃家实。邪陷脾络，轻者，脾络时通时阻，证见“腹满时痛”，当用桂枝汤调和荣卫，畅血行，倍芍药以破阴结，通脾络；重者腹部持续作痛，痛而拒按，成为“大实痛”，应在前方的基础上再加大黄以破血行瘀。

辨少阴病脉证并治法第十一

少阴之为病，脉微细，但欲寐也。

少阴为病，脉微细，为邪气传里深也。卫气行于阳则寤，行于阴则寐。邪传少阴，则气行于阴而不行于阳，故但欲寐。

【点评】此节论述少阴病提纲证。对于“脉微细”，成氏言其“为邪气传里深也”，显得过于笼统。实际上，病在少阴，脉微是阳气虚鼓动乏力，脉细是阴虚血亏无以充盈，故脉微细主少阴阴阳俱虚。少阴为病，阴阳皆虚，精气不足，神失所养，故见精神萎靡不振，而主似睡非睡之状。一脉一证，足以显示少阴病的特征，所以作为少阴病的提纲证。

少阴病，欲吐不吐，心烦，但欲寐，五六日，自利而渴者，属少阴也，虚故引水自救。若小便色白者，少阴病形悉具。小便白者，以下焦虚有寒，不能制水，故令色白也。

欲吐不吐，心烦者，表邪传里也。若腹满痛，则属太阴；此但欲寐，则知属少阴。五六日，邪传少阴之时。自利不渴者，寒在中焦，属太阴；此自利而渴，为寒在下焦，属少阴。肾虚水燥，渴欲引水自救。下焦虚寒，不能制水，小便色白也。经曰：下利欲饮水者，以有热故也。此下利虽渴，然以小便色白，明非里热，不可不察。

【点评】成氏运用仲景擅长的对比写法，以太阴腹满痛与少阴但欲寐；太阴自利不渴与少阴自利而渴；以及小便色白，明非里热等，析其异同，深入辨证，这对认识和把握少阴寒化证的病机及辨证思路，大有裨益。

病人脉阴阳俱紧，反汗出者，亡阳也，此属少阴，法当咽痛，而复吐利。

脉阴阳俱紧，为少阴伤寒，法当无汗；反汗出者，阳虚不固也，故云亡阳。以无阳阴独，是属少阴。《内经》曰：邪客少阴之络，令人嗌痛，不可内食。少阴寒甚，是当咽痛而复吐利。

【点评】此节论述阴盛亡阳的脉证。少阴病阴寒内盛，则脉阴阳俱紧；虚阳外越，阳气不固，则汗出；阴寒内盛，中阳不守，上为呕吐，下为泻利，循经上逆，又能咽痛。

少阴病，咳而下利谵语者，被火气劫故也，小便必难，以强责少阴汗也。

咳而下利，里寒而亡津液也，反以火劫，强责少阴汗者，津液内竭，加火气烦之，故谵语、小便难也。

【点评】此节论述少阴被火劫伤阴的变证。咳而下利系未经火劫前的少阴病证，谵语、小便难是火劫后的变证，也是辨证的关键。

少阴病，脉细沉数，病为在里，不可发汗。

少阴病，始得之，反发热脉沉者，为邪在经，可与麻黄附子细辛汤发汗。此少阴病，脉细沉数，为病在里，故不可发汗。

少阴病，脉微，不可发汗，亡阳故也。阳已虚，尺脉弱涩者，复不可下之。

脉微为亡阳表虚，不可发汗；脉弱涩为亡阳里虚，复不可下。

【点评】以上两节论述少阴病禁汗、禁下。

少阴病，脉紧，至七八日，自下利，脉暴微，手足反温，脉紧反去者，为欲解也，虽烦下利，必自愈。

少阴病，脉紧者，寒甚也。至七八日传经尽，欲解之时，自下利，脉暴微者，寒气得泄也。若阴寒胜正，阳虚而泄者，则手足厥，而脉紧不去；今手足反温，脉紧反去，知阳气复，寒气去，故为欲解。下利烦躁者逆；此正胜邪微，虽烦下利，必自止。

少阴病，下利，若利自止，恶寒而蜷卧，手足温者，可治。

少阴病下利，恶寒，蜷卧，寒极而阴胜也；利自止，手足温者，里和阳气得复，故为可治。

少阴病，恶寒而蜷，时自烦，欲去衣被者可治。

恶寒而蜷，阴寒甚也；时时自烦，欲去衣被，为阳气得复，故云可治。

【点评】少阴病虚寒证的预后，决定于阳气的盛衰。以上三节论述少阴病阳虚阴盛证，若阳气得复，病可自愈或可治。成注分析切当。

少阴中风，脉阳微阴浮者，为欲愈。

少阴中风，阳脉当浮，而阳脉微者，表邪缓也；阴脉当沉，而阴脉浮者，里气和也。阳中有阴，阴中有阳，阴阳调和，故为欲愈。

【点评】此节从脉象测知少阴中风欲愈。成氏从阳脉微是表邪缓，阴脉浮是里气和，阴阳调和，故为欲愈角度解读，比较中肯，符合“阴阳自和者，必自愈”的基本精神。

少阴病欲解时，从子至寅上。

阳生于子。子为一阳，丑为二阳，寅为三阳，少阴解于此者，阴得阳则解也。

少阴病，吐利，手足不逆冷，反发热者，不死。脉不至者，灸少阴七壮。

经曰：少阴病，吐利躁烦四逆者，死；吐利，手足不厥冷者，则阳气不衰，虽反发热，不死。脉不至者，吐利，暴虚也，灸少阴七壮，以通其脉。

【点评】此节提示少阴病吐利，手足不逆冷的阳回指征。成氏谓“手足不厥冷者，则阳气不衰”，是认证之关键。若脉不至，则属吐利后正气暴虚，脉搏一时不能接续所致。当急温其阳以复其脉，灸少阴七壮。至于具体穴位，据临床报道可灸太溪、涌泉、关元、气海等穴。

少阴病，八九日，一身手足尽热者，以热在膀胱，必便血也。

膀胱，太阳也。少阴太阳为表里。少阴病至八九日，寒邪变热，复传太阳。太阳为诸阳主气，热在太阳，故一身手足尽热；太阳经多血少气，为热所乘，则血散下行，必便血也。

【点评】成氏以少阴与太阳为表里，认为少阴病，八九日，一身手足尽热，便血者，是病由寒邪变热，由阴转阳所致。此说为后世注家多遵循。然亦有认识不同者，如喻嘉言在《尚论篇》称“一身手足尽热”是“肾移热于膀胱之证”，“便血”是“膀胱气血为少阴之热所逼”。张正昭在《伤寒论归真》直言：“此实乃少阴热化入血形成的血分热证，《论》中未出方治，可按温病学血分证论治，用清热凉血养阴法，如犀角地黄汤等。”两家注解亦颇有见地，临证时可参考。

少阴病，但厥无汗，而强发之，必动其血，未知从何道出，或从口鼻，或从目出，是名下厥上竭，为难治。

但厥无汗，热行于里也，而强发汗，虚其经络，热乘经虚，迫血妄行，从虚而出，或从口鼻，或从目出。诸厥者，皆属于下，但厥为下厥，血亡于上为上竭，伤气损血，邪甚正虚，故为难治。

【点评】此节论述强发少阴汗而致动血之变证。少阴病有寒化、热化两大证型。成氏从误发少阴热证之汗导致迫血妄行立论，有理有据。因为少阴热化，热邪深伏，阳不外达，则四肢厥冷；阴津匮乏，无津作汗，故无汗。治疗只需育阴清热。若逆其病机强发其汗，热邪不得外出，必迫血妄行，变成坏证。这和阳衰阴盛的但厥无汗，虽然症状相似，但因病理截然不同，误汗的结果就不一样。阳虚者误汗则亡阳，阴虚者误汗则伤阴，甚则动血。恰如《医宗金鉴·订正仲景全书·伤寒论注》所说："此条申明强发少阴热邪之汗，则有动血之变也。"

少阴病，恶寒身蜷而利，手足逆冷者，不治。

《针经》曰：多热者易已，多寒者难已。此内外寒极，纯阴无阳，故云不治。

少阴病，吐利，躁烦，四逆者，死。

吐利者，寒甚于里；四逆者，寒甚于表；躁烦则阳气欲绝，是知死矣。

少阴病，下利止而头眩，时时自冒者死。

下利止，则水谷竭，眩冒则阳气脱。故死。

少阴病，四逆恶寒而身蜷，脉不至，不烦而躁者，死。

四逆恶寒而身蜷，则寒甚。脉不至则真气绝。烦，热也；躁，乱也。若烦躁之躁，从烦至躁，为热来有渐则犹可；不烦而躁，是气欲脱而争也，譬犹灯将灭而暴明，其能久乎。

少阴病，六七日，息高[①]者，死。

肾为生气之源，呼吸之门。少阴病六七日不愈而息高者，生气断绝也。

少阴病，脉微细沉，但欲卧，汗出不烦，自欲吐，至五六日，自利，复烦躁，不得卧寐者，死。

阴气方盛，至五六日传经尽，阳气得复则愈；反更自利，烦躁，不得卧寐，则正气弱，阳不得复，病胜脏，故死。

【点评】以上六节论述少阴不治证。少阴寒化证为阳虚阴盛，

① 息高：息指呼吸，高指吸气不能下达。即呼吸浅表的意思。

其预后的吉凶决定于阳气的存亡，阳回则生，阳亡则死，阴竭亦死。诸如恶寒身蜷而利、手足逆冷、吐利躁烦、四逆、下利止而头眩、时时自冒、脉不至、息高、不烦而躁等，或为阳气虚脱，或为阴阳俱亡，或为脏气衰竭，故多为不治之证。

少阴病，始得之，反发热，脉沉者，麻黄附子细辛汤主之。

少阴病，当无热，恶寒；反发热者，邪在表也。虽脉沉，以始得，则邪气未深，亦当温剂发汗以散之。

麻黄附子细辛汤方

麻黄二两，去节，甘热　细辛二两，辛热　附子一枚，炮，去皮，破八片，辛热

《内经》曰：寒淫于内，治以甘热，佐以苦辛，以辛润之。麻黄之甘，以解少阴之寒；细辛、附子之辛，以温少阴之经。

上三味，以水一斗，先煮麻黄，减二升，去上沫，内药，煮取三升，去滓，温服一升，日三服。

【点评】六经皆有表证，此节论述少阴病表证的证治。成氏对原文的分析简明扼要。少阴病本为里虚寒证，应不发热，而“始得之，反发热”，故称“反”。“反发热”示邪在表，脉沉示虚在里，此为少阴病表证的发病特征。论治需温经解表，麻黄附子细辛汤主之。方中麻黄发汗散寒以解表邪，附子、细辛温少阴之经以兼顾里虚，三药合用，表里兼治。

少阴病，得之二三日，麻黄附子甘草汤微发汗。以二三日无里证，故微发汗也。

二三日，邪未深也。既无吐利厥逆诸里证，则可与麻黄附子甘草汤，微汗以散之。

麻黄附子甘草汤方

麻黄二两，去节　甘草二两，炙　附子一枚，炮，去皮

麻黄、甘草之甘，以散表寒；附子之辛，以温寒气。

上三味，以水七升，先煮麻黄一两沸，去上沫，内诸药，煮取三升，去滓，温服一升，日三服。

【点评】本节当与前节合看。原文提出“无里证”，是少阴病表证的审证要点，对少阴发汗有非常重大意义。所谓“无里证”，成氏注解为“无吐利厥逆诸里证”，颇为准确。由此证明邪尚在表，故选用麻黄附子甘草汤以微发汗。本方即麻黄附子细辛汤去细辛加甘草。因表证更轻，故去细辛之辛烈，加甘草以缓麻黄发汗之力，且可益气和中，保护正气。

少阴病，得之二三日以上，心中烦，不得卧，黄连阿胶汤主之。

《脉经》曰：风伤阳，寒伤阴。少阴受病，则得之于寒，二三日已上，寒极变热之时，热烦于内，心中烦，不得卧也。与黄连阿胶汤，扶阴散热。

黄连阿胶汤方

黄连四两，苦寒　黄芩一两，苦寒　芍药二两，酸平　鸡子黄二枚，甘温　阿胶三两，甘温

阳有余，以苦除之，黄芩、黄连之苦，以除热；阴不足，以甘补之，鸡黄、阿胶之甘，以补血；酸，收也，泄也，芍药之酸，收阴气而泄邪热。

上五味，以水五升，先煮三物，取二升，去滓，内胶烊尽，小冷，内鸡子黄，搅令相得，温服七合，日三服。

【点评】此节论述少阴病热化心烦不得卧的证治。成氏以风伤阳，寒伤阴，少阴病二三日以上是“寒极变热之时”解释少阴热化之病机，未免失之局限。陈修园在《伤寒论浅注·辨少阴病脉证篇》以心肾不交、水火不济解释本证病机，谓“少阴病，得之二三日以上，各随三阳主气之期，以助上焦君火之热化也。下焦

水阴之气，不能上交于君火，故心中烦；上焦君火之气，不能下入于水阴，故不得卧。宜壮水之主，以制阳光，以黄连阿胶汤主之。”这对认识本证很有启示意义。刘渡舟在《伤寒论诠解》则直言“此即阴虚火旺、心肾不交最典型的证候”。故治以黄连阿胶汤滋阴泻火，使心神相交、水火既济则愈。

少阴病，得之一二日，口中和，其背恶寒者，当灸之，附子汤主之。

少阴客热，则口燥舌干而渴。口中和者，不苦不燥，是无热也。背为阳，背恶寒者，阳气弱，阴气胜也。经曰：无热恶寒者，发于阴也。灸之，助阳消阴；与附子汤，温经散寒。

附子汤方

附子二枚，破八片，去皮，辛热　茯苓三两，甘平　人参二两，甘温　白术四两，甘温　芍药三两，酸平

辛以散之，附子之辛以散寒；甘以缓之，茯苓、人参、白术之甘以补阳；酸以收之，芍药之酸以扶阴。所以然者，偏阴偏阳则为病，火欲实，水当平之，不欲偏胜也。

上五味，以水八升，煮取三升，去滓，温服一升，日三服。

少阴病，身体痛，手足寒，骨节痛，脉沉者，附子汤主之。

少阴肾水而主骨节，身体疼痛，支冷，脉沉者，寒成于阴也。身疼骨痛，若脉浮，手足热，则可发汗；此手足寒，脉沉，故当与附子汤温经。

【点评】以上两节论述附子汤证。前节言“口中和，其背恶寒”，是辨证的着眼点，反映其病机特点是“阳气弱，阴气胜”。后节以身痛、骨节痛为主证；手足寒，脉沉是辨证的关键所在，说明其病机特点是阳气虚衰，阴寒内盛。两节合参，方能全面把握本方的病机、证治要旨。附子汤为温经散寒之剂，方由附子、茯苓、人参、白术、芍药组成，重用附子温经以散寒，伍以人参

大补元阳。凡阳虚则阴必盛，多水湿凝滞而不化，故加茯苓、白术健脾以除湿；加芍药者，以护阴和营。

少阴病，下利便脓血者，桃花汤主之。

阳病下利便脓血者，协热也；少阴病下利便脓血者，下焦不约而里寒也。与桃花汤，固下散寒。

桃花汤方

赤石脂一斤，一半全用，一半筛末，甘温　干姜一两，辛热　粳米一斤，甘平

涩可去脱，赤石脂之涩，以固肠胃；辛以散之，干姜之辛，以散里寒；粳米之甘以补正气。

上三味，以水七升，煮米令熟，去滓，温服七合，内赤石脂末方寸匕，日三服。若一服愈，余勿服。

少阴病，二三日至四五日，腹痛，小便不利，下利不止，便脓血者，桃花汤主之。

二三日以至四五日，寒邪入里深也。腹痛者，里寒也；小便不利者，水谷不别也；下利不止便脓血者，肠胃虚弱下焦不固也。与桃花汤，固涩止利也。

【点评】以上两节论述虚寒下利，滑脱不禁的证治。成氏用“下焦不约而里寒”概括少阴病下利、便脓血的病机，十分称道。临床可见，本证多为下利脓血，滑脱不禁，所下脓血色晦黯或浅淡，无臭秽气味，无肛门灼热及里急后重感，而腹痛绵绵，喜温喜按，脉沉细等。治以桃花汤旨在温阳涩肠固脱。桃花汤由赤石脂、干姜、粳米组成。赤石脂涩肠固脱止利，辛温之干姜温里散寒，甘平之粳米益胃补脾。赤石脂一半整用煎汤，另一半用末冲服，其用意是加强药物的吸着固肠作用。《肘后方》疗伤寒若下利便脓血者，用赤石脂汤。其方即赤石脂、干姜、附子三味，脐下痛者加当归、白芍。此有临床参考价值。

少阴病，下利便脓血者，可刺。

下焦血气留聚，腐化则为脓血。刺之，以利下焦，宣通气血。

少阴病，吐利，手足厥冷，烦躁欲死者，吴茱萸汤主之。

吐利手足厥冷，则阴寒气甚；烦躁欲死者，阳气内争，与吴茱萸汤，助阳散寒。

【点评】此节所述与前文中“少阴病，吐利，躁烦，四逆者，死”在字面上颇为接近，然一者用吴茱萸汤，一者曰死。何故？成氏用“吐利手足厥冷，则阴寒气甚；烦躁欲死者，阳气内争”来阐释本证，有一定道理。说明阴寒之邪虽盛，但阳虚尚未至甚，尚能与阴寒之邪剧争，所以表现为“烦躁欲死”。此证非阴盛阳亡，故治疗用吴茱萸汤以助阳散寒。

吴茱萸汤证在《伤寒论》凡三见，除了本节外，还见于阳明病篇：“食谷欲呕，属阳明也，吴茱萸汤主之”；厥阴病篇：“干呕，吐涎沫，头痛者，吴茱萸汤主之”。把三节内容联系起来认识吴茱萸证的病机十分必要。如陈亦人从“中虚肝逆”立论，谓：“吴茱萸汤证以呕吐为主证，下利、厥冷不是必备的症状。证属中虚肝逆，而浊阴上犯，与四逆汤证的阴盛阳虚不同，是以虽有下利，但并不太严重。其烦躁欲死，因阴阳剧争所致，所以用吴茱萸汤温降肝胃，泄浊通阳”(《伤寒论译释·辨少阴病脉证并治》)。姜建国在《伤寒思辨》亦认为：本节是“胃寒生浊”，列入少阴病篇且冠以“少阴病”，但却非少阴本病，而是为了与少阴阳亡之吐利烦躁鉴别辨证。这些见解，有助于深刻领会仲景之辨证思维。

少阴病，下利，咽痛，胸满心烦者，猪肤汤主之。

少阴之脉，从肾上贯肝膈，入肺中，则循喉咙；其支别者，从肺出，络心注胸中。邪自阳经传于少阴，阴虚客热，下利，咽痛，胸满，心烦也，与猪肤汤，调阴散热。

猪肤汤方

猪肤一斤，甘寒

猪，水畜也，其气先入肾。少阴客热，是以猪肤解之。加白蜜以润燥除烦，白粉以益气断利。

上一味，以水一斗，煮取五升，去滓，加白蜜一升，白粉五合，熬香，和相得，温分六服。

【点评】此节论述少阴阴虚下利、咽痛的证治。成氏以经络循行解释本证病机，从邪自阳经传于少阴，阴虚客热分析诸证，有助于对本证的理解。少阴病下利最易耗伤阴液，阴虚则内热，虚热循经上扰，扰于胸中则胸满心烦；闭阻咽喉，则咽部疼痛。虚火上炎之咽痛，其咽部多不太红肿，疼痛亦轻，不若风热实证之红肿而痛甚。故治用猪肤汤“调阴散热”。方用猪肤滋肾养阴，兼清虚热；米粉甘平，健脾止利；白蜜甘润，润肺滋燥。三药并用，具有滋肾、润肺、补脾之功用，为治疗阴虚咽痛之良方。刘渡舟在《伤寒论诠解》谓：本方清热而不伤阴，润燥而不滞腻，对治疗阴虚而热不甚，又兼下利脾虚的虚热咽喉疼痛，最为适宜。

少阴病，二三日咽痛者，可与甘草汤；不差者，与桔梗汤。

阳邪传于少阴，邪热为咽痛，服甘草汤则差；若寒热相搏为咽痛者，服甘草汤，若不差，与桔梗汤，以和少阴之气。

甘草汤方

甘草二两

上一味，以水三升，煮取一升半，去滓，温服七合，日三服。

桔梗汤方

桔梗一两，辛甘，微温　甘草二两，甘平

桔梗辛温以散寒，甘草味甘平以除热，甘梗相合，以调寒热。

上二味，以水三升，煮取一升，去滓，分温再服。

【点评】此节论述少阴客热咽痛的证治。少阴客热咽痛，治以甘草汤和桔梗汤。甘草汤仅用一味生甘草，以清热解毒利咽。桔梗汤即甘草加桔梗。对于桔梗汤方义，成氏谓："桔梗辛温以散寒，甘草味甘平以除热，甘梗相合，以调寒热"，用于治疗"若寒热相抟为咽痛者"。李时珍在《本草纲目》第十二卷《草部》加以补充，谓："仲景治肺痈唾脓，用桔梗甘草，取其苦辛清肺，又能排脓血补内漏也。其治少阴病二三日咽痛，亦用桔梗甘草，取其苦辛散寒，甘平除热，合而用之，能调寒热也。后人易名甘桔汤，通治咽喉口舌诸痛。"后世治疗咽痛等咽喉疾病的诸多方剂多由本方加味而成。

少阴病，咽中伤生疮，不能语言，声不出者，苦酒汤主之。

热伤于络，则经络干燥，使咽中伤，生疮，不能言语，声不出者，与苦酒汤，以解络热，愈咽疮。

苦酒汤方

半夏洗，破，如枣核大，十四枚，辛温　鸡子一枚，去黄，内上苦酒著鸡子壳中。甘微寒

辛以散之，半夏之辛，以发声音；甘以缓之，鸡子之甘，以缓咽痛；酸以收之，苦酒之酸，以敛咽疮。

上二味，内半夏，著苦酒中，以鸡子壳，置刀镮中，安火上，令三沸，去滓，少少含咽之。不差，更作三剂。

【点评】此节论述咽中疮伤，声不得出的证治。苦酒汤由半夏、鸡子白、苦酒组成，其功用为"解络热，愈咽疮"。成氏对方义的解释比较合理，惟对方中"半夏之辛，以发声音"之释义，显得笼统。钱天来言其"开上焦痰热之结邪"(《伤寒溯源集》)，刘渡舟谓其"涤痰散结，清洁疮面，以开喉痹"(《伤寒论诠解》)，

可参考。

少阴病咽中痛，半夏散及汤主之。

甘草汤，主少阴客热咽痛；桔梗汤，主少阴寒热相搏咽痛；半夏散及汤，主少阴客寒咽痛也。

半夏散及汤方

半夏洗，辛温　桂枝去皮，辛热　甘草炙，甘平，以上各等分

《内经》曰：寒淫所胜，平以辛热，佐以甘苦。半夏、桂枝之辛，以散经寒；甘草之甘，以缓正气。

已上三味，各别捣筛已，合治之，白饮和，服方寸匕，日三服。若不能散服者，以水一升，煎七沸，内散两方寸匕，更煎三沸，下火令小冷，少少咽之。

【点评】“半夏散及汤，主少阴客寒咽痛”一句，指明该方证的主病机及适应证。原文只有“咽中痛”一证，因是寒邪痰湿客阻咽喉，应伴有恶寒，痰涎缠喉，气逆欲吐等证。

少阴病，下利，白通汤主之。

少阴主水。少阴客寒，不能制水，故自利也。白通汤温里散寒。

白通汤方

葱白四茎，辛温　干姜一两，辛热　附子一枚，生用，去皮，破八片，辛热

《内经》曰：肾枯燥，急食辛以润之。葱白之辛，以通阳气；姜附之辛，以散阴寒。

上三味，以水三升，煮取一升，去滓，分温再服。

少阴病，下利脉微者，与白通汤。利不止，厥逆无脉，干呕烦者，白通加猪胆汁汤主之。服汤脉暴出者死，微续者生。

少阴病，下利，脉微，为寒极阴胜，与白通汤复阳散寒。服汤利不止，厥逆无脉，干呕烦者，寒气大甚，内为格拒，阳气逆乱也，与白通汤加猪胆汁汤以和之。《内经》曰：逆而从之，从而逆之。又曰：

逆者正治，从者反治，此之谓也。服汤脉暴出者，正气因发泄而脱也，故死；脉微续者，阳气渐复也，故生。

白通加猪胆汁汤方

葱白四茎　干姜一两　附子一枚，生，去皮，破八片　人尿五合，咸寒　猪胆汁一合，苦寒

《内经》曰：若调寒热之逆，冷热必行，则热物冷服，下嗌之后，冷体既消，热性便发，由是病气随愈，呕哕皆除，情且不违，而致大益。此和人尿、猪胆汁咸苦寒物于白通汤热剂中，要其气相从，则可以去格拒之寒也。

已上三味，以水三升，煮取一升，去滓，内胆汁、人尿，和令相得，分温再服，若无胆亦可用。

【点评】以上两节合参。少阴病，下利，脉微，为寒极阴盛，治用白通汤。白通汤即四逆汤去甘草，加葱白组成。成氏释“葱白之辛，以通阳气；姜附之辛，以散阴寒”，可谓简明扼要。对于葱白通阳，后世注家各有发挥，如《医宗金鉴》认为是少阴病“更加下利，恐阴降极，阳下脱也，故君以葱白，大通其阳而上升”。《姜建国伤寒一得》则称其“治以葱白升阳举陷”。王晋三在《绛雪园古方选注·温剂》谓：“葱白通上焦之阳，下交于肾”。《中医药学高级丛书·伤寒论(第二版)》谓：“本方以葱白伍姜附，主要取其温通阳气，使被格于上的阳气得以下达于阴”。诸此，可供参考。

对于服白通汤后出现利不止，厥逆无脉，干呕烦者，成氏释其为“寒气大甚，内为格拒，阳气逆乱”所致，并引经据典，阐述白通加猪胆汁汤中加人尿、猪胆汁之用是取其反佐，以从阴引阳，消除格拒之寒。同时，猪胆汁与人尿又有滋阴养液的作用，对阳气来复可奠定物质基础，有利于机体“阴平阳秘”“阴阳自和”的出现。成氏谓“与白通汤加猪胆汁汤以和之”，和者，和其

阴阳也。若阴阳和，脉“微续者生”。

少阴病，二三日不已，至四五日，腹痛，小便不利，四肢沉重疼痛，自下利者，此为有水气。其人或咳，或小便利，或下利，或呕者，真武汤主之。

少阴病二三日，则邪气犹浅，至四五日邪气已深。肾主水，肾病不能制水，水饮停为水气。腹痛者，寒湿内甚也；四肢沉重疼痛，寒湿外甚也；小便不利，自下利者，湿胜而水谷不别也。《内经》曰：湿胜则濡泄。与真武汤，益阳气散寒湿。

真武汤方

茯苓三两，甘平　芍药三两，酸平　生姜三两，切，辛温　白术二两，甘温　附子一枚，炮，去皮，破八片，辛热

脾恶湿，甘先入脾。茯苓、白术之甘，以益脾逐水。寒淫所胜，平以辛热；湿淫所胜，佐以酸平。附子、芍药、生姜之酸辛，以温经散湿。

上五味，以水八升，煮取三升，去滓，温服七合，日三服。

后加减法：

若咳者，加五味半升，细辛、干姜各一两。

气逆咳者，五味子之酸，以收逆气，水寒相搏则咳，细辛、干姜之辛，以散水寒。

若小便利者，去茯苓。

小便利，则无伏水，故去茯苓。

若下利者，去芍药，加干姜二两。

芍药之酸泄气，干姜之辛散寒。

若呕者，去附子，加生姜，足前成半斤。

气逆则呕，附子补气，生姜散气。《千金》曰：呕家多服生姜，此为呕家圣药。

【点评】此节论述少阴阳虚水泛的证治。少阴阳虚，不能制

水，以致水邪泛滥而为病。治以真武汤以温阳散寒，化气行水。真武汤由茯苓、白术、芍药、生姜、附子五味药组成，成氏以《内经》气味制方理论释方义，于理解本方功效配伍及其加减用药，不无裨益。对于真武汤方义的理解，可参阅《中医古籍名家点评丛书》之《伤寒明理论·真武汤方》之点评。

少阴病，下利清谷，里寒外热，手足厥逆，脉微欲绝，身反不恶寒，其人面赤色，或腹痛，或干呕，或咽痛，或利止脉不出者，通脉四逆汤主之。

下利清谷，手足厥逆，脉微欲绝，为里寒；身热，不恶寒，面色赤，为外热。此阴甚于内，格阳于外，不相通也，与通脉四逆汤，散阴通阳。

通脉四逆汤方

甘草二两，炙　附子大者一枚，生用，去皮，破八片　干姜三两，强人可四两

上三味，以水三升，煮取一升二合，去滓，分温再服。其脉即出者愈。

面色赤者，加葱九茎。

葱味辛，以通阳气。

腹中痛者，去葱，加芍药二两。

芍药之酸，通寒利。腹中痛，为气不通也。

呕者，加生姜二两。

辛以散之，呕为气不散也。

咽痛者，去芍药，加桔梗一两。

咽中如结，加桔梗则能散之。

利止脉不出者，去桔梗，加人参二两。

利止脉不出者，亡血也，加人参以补之。经曰：脉微而利，亡血也。四逆加人参汤主之，脉病皆与方相应者，乃可服之。

【点评】此节论述阴盛格阳于外的证治。“里寒外热”点明了

本证的病机和证候特点。成氏用“阴盛于内，格阳于外，不相通也”对其加以阐释，可谓确切精准。里寒为阳虚阴寒内盛，是真寒；外热是为虚阳被格于外，属假热。阴盛格阳，虚阳外越，甚是危重。故治以通脉四逆汤破阴回阳，通达内外。通脉四逆汤即四逆汤重用附子、倍用干姜而成，其回阳破阴之力较四逆汤更强。其加减方中，若“腹中痛者，去葱，加芍药二两”，成注以“腹中痛，为气不通”释之，欠妥。陈修园在《长沙方歌括·少阴方》释为“腹中痛者，脾络不通也，去葱白加芍药以通脾络。”较为贴切。

少阴病，四逆，其人或咳，或悸，或小便不利，或腹中痛，或泄利下重者，四逆散主之。

四逆者，四肢不温也。伤寒邪在三阳，则手足必热；传到太阴，手足自温；至少阴则邪热渐深，故四肢逆而不温也；及至厥阴，则手足逆冷，是又甚于逆。四逆散以散传阴之热也。

四逆散方

甘草炙，甘平　枳实破，水渍炙干，苦寒　柴胡苦寒　芍药酸微寒

《内经》曰：热淫于内，佐以甘苦，以酸收之，以苦发之。枳实、甘草之甘苦，以泄里热；芍药之酸，以收阴气；柴胡之苦，以发表热。

上四味，各十分，捣筛，白饮和，服方寸匕，日三服。

咳者，加五味子、干姜各五分，并主下利。

肺寒气逆则咳。五味子之酸，收逆气；干姜之辛，散肺寒。并主下利者，肺与大肠为表里，上咳下利，治则颇同。

悸者，加桂枝五分。

悸者，气虚而不能通行，心下筑筑然悸动也。桂，犹圭也。引导阳气，若热以使。

小便不利者，加茯苓五分。

茯苓味甘而淡，用以渗泄。

腹中痛者，加附子一枚，炮令坼。

里虚遇邪则痛，加附子以补虚。

泄利下重者，先以水五升，煮薤白三升，煮取三升，去滓，以散三方寸匕，内汤中，煮取一升半，分温再服。

泄利下重者，下焦气滞也，加薤白以泄气滞。

【点评】少阴病见四逆，多为阳虚寒盛所致。本节叙证过简，只写“少阴病，四逆”一个主证，后面是一系列的或然证，仅仅据此是难以辨明其病机的。然从以方测证的原则来分析，方用四逆散，药用柴胡、枳实、芍药，甘草，可见本节所述四逆，其性质与阳虚寒盛之四逆显然有别。成氏从“传经为热”立论，认为“至少阴则邪热渐深，故四肢逆而不温也。……四逆散以散传阴之热也。”成氏传经之说对后世影响较大，如徐大椿《伤寒论类方》亦云：“此乃少阴传经之热邪”。然而，成氏对一系列或然证的注释显然与“邪热渐深”这一病机难以契合，如“肺寒气逆则咳”，“里虚遇邪则痛，加附子以补虚”等。

以方测证，目前比较集中的认识是本证四逆重在阳郁于里，不能达于四末。如《医宗金鉴·订正仲景全书·伤寒论注》谓：“凡少阴四逆，虽属阴盛不能外温，然亦有阳为阴郁，不得宣达，而令四肢逆冷者……今但四逆而无诸寒热证，是既无可温之寒，又无可下之热，惟宜疏畅其阳，故用四逆散主之。”四逆散方中柴胡疏肝解郁，枳实行气散结，芍药和营而调肝脾，甘草甘缓调和诸药。全方具疏肝理气，通阳解郁之功。

少阴病，下利六七日，咳而呕渴，心烦，不得眠者，猪苓汤主之。

下利不渴者，里寒也。经曰：自利不渴者，属太阴，以其脏寒故也。此下利呕渴，知非里寒；心烦不得眠，知协热也。与猪苓汤渗泄小便，分别水谷。经曰：复不止，当利其小便。此之谓欤？

【点评】此节论述少阴热化，水气不利的证治。

少阴病，得之二三日，口燥咽干者，急下之。宜大承气汤。

伤寒传经五六日，邪传少阴，则口燥舌干而渴，为邪渐深也。今少阴病得之二三日，邪气未深入之时，便作口燥咽干者，是邪热已甚，肾水干也，急与大承气汤下之，以全肾也。

少阴病，自利清水，色纯青，心下必痛，口干燥者，急下之，宜大承气汤。

少阴，肾水也。青，肝色也。自利色青，为肝邪乘肾。《难经》曰：从前来者为实邪。以肾蕴实邪，必心下痛，口干燥也，与大承气汤以下实邪。

少阴病，六七日，腹胀不大便者，急下之，宜大承气汤。

此少阴入腑也，六七日，少阴之邪入腑之时，阳明内热壅甚，腹满，不大便也。阳明病，土胜肾水则干，急与大承气汤下之，以救肾水。

【点评】以上三节论述少阴三急下证的论治。成氏从邪传少阴、肝邪乘肾、少阴之邪入腑，阳明内热壅甚等三个方面来分别阐释其所见证候，虽然后世注家对此提出不少疑义，但对成氏提出的基本原则是急下存阴，以救肾水的认识是一致的，符合经旨。后世增液承气诸方，可视作急下存阴法之发展与深化。

少阴病，脉沉者，急温之，宜四逆汤。

既吐且利，小便复利，而大汗出，下利清谷，内寒外热，脉微欲绝者，不云急温。此少阴病脉沉而云急温者，彼虽寒甚，然而证已形见于外，治之则有成法。此初头脉沉，未有形证，不知邪气所之，将发何病，是急与四逆汤温之。

【点评】此节论述少阴病治宜急温的原则。少阴病，仅言脉沉，即治以“急温之”，是本节着眼点。其关键在于病入少阴，涉及根本，阳亡迅速。提示病入少阴，必须及早救治，以免贻误病机。所以成氏提出：“此初头脉沉，未有形证，不知邪气所之，将发何病，是急与四逆汤温之。”本节体现了中医“治未病”的预防治疗思想，值得重视。

少阴病，饮食入口则吐，心中温温欲吐，复不能吐，始得之，手足寒，脉弦迟者，此胸中实，不可下也，当吐之。若膈上有寒饮，干呕者，不可吐也，急温之，宜四逆汤。

伤寒表邪传里，至于少阴。少阴之脉，从肺出，络心注胸中。邪既留于胸中而不散者，饮食入口则吐，心中温温欲吐，阳气受于胸中，邪既留于胸中，则阳气不得宣发于外，是以始得之，手足寒，脉弦迟，此是胸中实，不可下，而当吐。其膈上有寒饮，亦使人心中温温而手足寒，吐则物出，呕则物不出，吐与呕别焉。胸中实，则吐而物出；若膈上有寒饮，则但干呕而不吐也，此不可吐，可与四逆汤以温其膈。

【点评】此节论述胸中实邪与膈上寒饮的辨证治疗。胸中有实邪，则郁遏胸中阳气，故见手足寒，饮食入口即吐，脉弦迟等，“病在上者，因而越之”，故当吐，不宜下。而少阴阳虚，胸阳不振，膈上有寒饮，干呕者，则不可用吐法，宜四逆汤温少阴之阳以化寒饮之邪。成注对两证加以鉴别分析，有一定启发作用。

少阴病，下利，脉微涩，呕而汗出，必数更衣；反少者，当温其上，灸之。

脉微为亡阳，涩为亡血。下利呕而汗出，亡阳亡血也。津液不足，里有虚寒，必数更衣；反少者，温其上，以助其阳也，灸之以消其阴。

【点评】此节论述少阴阳虚血少下利的证候和治法。针对阳虚血少下利，治当“温其上，灸之”，以温阳消阴。所灸穴位当以百会穴为是。

辨厥阴病脉证并治法第十二

厥阴之为病，消渴，气上撞心，心中疼热，饥而不欲食，食则吐蚘。下之利不止。

邪传厥阴，则热已深也。邪自太阳传至太阴，则腹满而嗌干，未成渴也；邪至少阴者，口燥舌干而渴，未成消也；至厥阴成消渴者，热甚能消水故也。饮水多而小便少者，谓之消渴。木生于火，肝气通心，厥阴客热，气上撞心，心中疼热。伤寒六七日，厥阴受病之时，为传经尽，则当入腑，胃虚客热，饥不欲食，蚘在胃中，无食则动，闻食嗅而出，得食吐蚘，此热在厥阴经也。若便下之，虚其胃气，厥阴木邪相乘，必吐下不止。

【点评】此节论述厥阴病的提纲证。成氏一是从传经为热立论，认为“邪传厥阴，则热已深也”，邪热甚则消灼津液，故见消渴。二是从厥阴属肝立论，认为肝为风木之脏，厥阴为病，木火上炎，则气上撞心，心中疼热；肝火犯胃，胃虚客热，则饥而不欲食，食则吐蛔。尤怡《伤寒贯珠集》推崇此说。然完全从热立论亦有偏颇之处。故后世不少注家从厥阴病阴尽阳生、寒热错杂的病机特点来阐释本证，指出此为上热下寒证。如丹波元坚在《伤寒论述义·述厥阴病》谓：“厥阴病者，里虚而寒热错杂证是也。其类有二：曰上热下寒，曰寒热胜复。……其为证也，消渴，气上撞心，心中疼热，饥而不欲食，上热之征也。食则吐蛔，下之利不止者，下寒之征也。是寒热二证，一时并见者，故治法以温凉兼施为主，如乌梅丸。”是论比较全面。

厥阴中风，脉微浮，为欲愈；不浮，为未愈。

经曰：阴病见阳脉而生，浮者阳也。厥阴中风，脉微浮，为邪气还表，向汗之时，故云欲愈。

厥阴病，欲解时，从寅至卯上。

厥阴，木也，王于卯、丑、寅，向王，故为解时。

厥阴病，渴欲饮水者，少少与之，愈。

邪至厥阴，为传经尽，欲汗之时，渴欲得水者，少少与之，胃气得润则愈。

【点评】以上三节论述厥阴病向愈的机转与愈期。成氏言“厥阴中风，脉微浮，为邪气还表，向汗之时，故云欲愈。”启示厥阴中风是为热证，若脉微浮，为风火出表之象，故为欲愈。“渴欲饮水者，少少与之，愈”，说明热邪初退，阴气未充，故少少饮水，“胃气得润则愈”。

诸四逆厥者，不可下之，虚家亦然。

四逆者，四肢不温也。厥者，手足冷也。皆阳气少而阴气多，故不可下，虚家亦然。下之是为重虚，《金匮玉函》曰：虚者十补，勿一泻之。

【点评】此节论述虚寒厥逆之证禁用下法。致厥的原因，虽寒热虚实皆有，但以阳虚阴盛之厥为多见，故不可用攻下之法。成氏“皆阳气少而阴气多”一句是要紧处。

伤寒先厥，后发热而利者，必自止。见厥复利。

阴气胜，则厥逆而利；阳气复，则发热，利必自止。见厥，则阴气还胜而复利也。

【点评】厥热胜复，是厥阴病发展过程中阴阳消长、邪正进退的外在反应。成氏顺文释义，言阴气胜，则厥逆而利；阳气复，则发热，利必自止。符合经旨。

伤寒始发热六日，厥反九日而利。凡厥利者，当不能食，今反能食者，恐为除中，食以索饼，不发热者，知胃气尚在，必愈，恐暴热来出而复去也。后三日脉之，其热续在者，期之旦日夜半愈。所以然者，本发热六日，厥反九日，复发热三日，并前六日，亦为九日，与厥相应，故期之旦日夜半愈。后三日脉之而脉数，其热不罢者，此为热气有余，必发痈脓也。

始发热，邪在表也。至六日，邪传厥阴，阴气胜者，作厥而利，厥反九日，阴寒气多，当不能食，而反能食者，恐为除中。除，去也；中，胃气也。言邪气大甚，除去胃气，胃欲引食自救，故暴能食，此欲胜也。食以索饼试之，若胃气绝，得面则必发热；若不发热者，胃气尚在也。恐是寒极变热，因暴热来而复去，使之能食，非除中也。《金匮要略》曰：病人素不能食，而反暴思之，必发热。后三日脉之，其热续在者，阳气胜也，期之旦日夜半愈；若旦日不愈，后三日脉数而热不罢者，为热气有余，必发痈脓。经曰：数脉不时，则生恶疮。

伤寒脉迟，六七日，而反与黄芩汤彻其热。脉迟为寒，今与黄芩汤，复除其热，腹中应冷，当不能食；今反能食，此名除中，必死。

伤寒脉迟，六七日，为寒气已深，反与黄芩汤寒药，两寒相搏，腹中当冷，冷不消谷，则不能食；反能食者，除中也。四时皆以胃气为本，胃气已绝，故云必死。

【点评】以上两节论述除中的辨证。除中，证候名，是胃气将绝的一种反常表现，即本应不能食，而反突然求救于食，食后可能导致病情恶化或死亡。前节是论厥热胜复中，厥利者应不能食，而反能食者，则有两种可能：一是阳复阴退，胃气来复的佳兆；一是胃气垂败的除中。仲景用“食以索饼”的方法进行试探加以鉴别，成氏顺文释义，于理可通。后节是阴证误用寒凉，而造成胃气垂败的除中，成氏以“两寒相搏”(寒证误用寒药)，胃气衰败，解释除中的病因病机，并进一步强调四时皆以胃气为本，有胃气则生，无胃气则死的重要原则，条理分明，切中要旨。

伤寒先厥后发热，下利必自止，而反汗出，咽中痛者，其喉为痹。发热无汗而利必自止，若不止，必便脓血。便脓血者，其喉不痹。

伤寒先厥而利，阴寒气胜也。寒极变热后发热，下利必自止，而反汗出，咽中痛，其喉为痹者，热气上行也。发热无汗而利必自止，利不止，必便脓血者，热气下行也。热气下而不上，其喉亦不痹也。

【点评】此节论述先厥后热，阳复太过的变证。先厥后热，阳复太过，热气上行，则发咽痛，其喉为痹；热气下行，则便脓血。刘渡舟《伤寒论诠解》又从厥阴属肝来认识阳复太过而出现的变证，谓：“因厥阴属肝，肝主藏血，故肝热伤阴又每有动血之患。”可启发思路，提供参考。

伤寒一二日，至四五日而厥者，必发热，前热者，后必厥，厥深者，热亦深，厥微者，热亦微，厥应下之，而反发汗者，必口伤烂赤。

前厥后发热者，寒极生热也；前热后厥者，阳气内陷也；厥深热深，厥微热微，随阳气陷之深浅也。热之伏深，必须下去之，反发汗者，引热上行，必口伤烂赤。《内经》曰：火气内发，上为口糜。

【点评】此节论述热厥的证治，以及误治后的变证。与寒厥的先厥后发热不同，热厥是先热后厥，其病机关键在于“阳气内陷”，所以成氏指出：“厥深热深，厥微热微，随阳气陷之深浅也”。热厥的治疗原则是清下里热。若误辛温发汗，必助热伤津，火邪上炎，而“口伤烂赤”。

伤寒病，厥五日，热亦五日，设六日当复厥，不厥者，自愈。厥终不过五日，以热五日，故知自愈。

阴胜则厥，阳胜则热。先厥五日为阴胜，至六日阳复胜，热亦五日，后复厥者，阴复胜；若不厥为阳全胜，故自愈。经曰：发热四日，厥反三日，复热四日，厥少热多，其病为愈。

凡厥者，阴阳气不相顺接，便为厥。厥者，手足逆冷是也。

手之三阴三阳，相接于手十指；足之三阴三阳，相接于足十指。阳气内陷，阳不与阴相顺接，故手足为之厥冷也。

【点评】此节论述厥证的病机及临床特征。“凡厥者”，是指论中所述及的许多厥证，如寒厥、热厥、蛔厥、痰厥等，其厥证共同的临床特征是四肢逆冷。厥证的形成，虽然可由各种原因引起，但其机制则一，皆是由于“阴阳气不相顺接”所致。对于“阴阳气不相顺接”，成氏从三阴三阳经气接于手足十指立论，并以阳气内陷，阳不与阴相顺接来认识手足逆冷，显然不够全面。陈平伯在《伤寒论浅注·辨厥阴病脉证并治》谓：“盖阳受气于四肢，阴受气于五脏，阴阳之气相贯，如环无端。若寒厥则阳不与阴相顺接，热厥则阴不与阳相顺接也。”李克绍在《伤寒论语释》指出；“阴阳气不相顺接”，即指阴阳的出、入、消、长不能协调之意。寒厥为阳虚寒盛，阳气消而不长，不能达于四肢；热厥为热邪内结，阳气内而不外，亦不能达于四肢。这些阐述比较全面合理。

伤寒，脉微而厥，至七八日，肤冷，其人躁，无暂安时者，此为脏厥，非为蛔厥也。蛔厥者，其人当吐蛔。令病者静，而复时烦，此为脏寒。蛔上入其膈，故烦，须臾复止，得食而呕，又烦者，蛔闻食臭出，其人当自吐蚘。蛔厥者，乌梅丸主之。又主久利方。

脏厥者死，阳气绝也。蛔厥，虽厥而烦，吐蛔已则静，不若脏厥而躁无暂安时也。病人脏寒胃虚，蛔动上膈，闻食臭出，因而吐蛔，与乌梅丸，温脏安虫。

乌梅丸方

乌梅三百个，味酸温　细辛六两，辛热　干姜十两，辛热　黄连一斤，苦寒　当归四两，辛温　附子六两，炮，辛热　蜀椒四两，去子，辛热　桂枝六两，辛热　人参六两，甘温　黄柏六两，苦寒

肺主气，肺欲收，急食酸以收之，乌梅之酸，以收肺气；脾欲缓，急食甘以缓之，人参之甘，以缓脾气；寒淫于内，以辛润之，以苦坚之，当归、桂、椒、细辛之辛，以润内寒；寒淫所胜，平以辛热，姜、附之辛热，以胜寒；蛔得甘则动，得苦则安，黄连、黄柏之苦，以安蛔。

上十味，异捣筛，合治之，以苦酒渍乌梅一宿，去核，蒸之五升米下，饭熟，捣成泥，和药令相得，内臼中，与蜜，杵二千下，员如梧桐子大，先食饮，服十丸，日三服，稍加至二十丸，禁生冷、滑物、臭食等。

【点评】此节论述脏厥与蛔厥的鉴别及蛔厥的治疗。成氏指出脏厥与蛔厥的主要发病机制，脏厥为阳气绝也，即真阳衰微，阳虚不能温煦四肢而厥；蛔厥是由于蛔虫扰动所致。可谓把握了紧要之处。但对于蛔厥证的病机，成氏主"脏寒胃虚"，没有注意其上热的一面，尚嫌偏颇。实际上，蛔厥证表现为上热(膈上)下寒(胃肠)。正因为蛔厥证是由上热下寒，蛔虫内扰所致，所以治疗宜清上温下，安蛔祛虫，方用乌梅丸。

乌梅丸是治疗蛔厥证之主方。成氏依据《内经》气味制方理论以释该方方义，有其合理之处。但以乌梅之酸，以收肺气来解释君药乌梅之用义，有牵强附会之嫌。重用乌梅，其义有二：一

者蛔虫有得酸则静、得苦则下、得辛则伏的习性，所以重用乌梅，以酸制蛔；二者，如柯韵伯所说："此方用酸收之品者，以厥阴主肝属木。……君乌梅之大酸，是伏其所主也。"配用蜀椒、桂枝、干姜、附子、细辛辛以制蛔，并温下寒；黄连、黄柏苦以制蛔，兼清上热；当归、人参、白蜜、米粉以调补气血。诸药合用，清上温下，调补气血，安蛔祛虫。故后世视该方不仅仅是治疗蛔厥证的主方，同时也是治疗厥阴病阴阳失调，木火内炽，寒热错杂证之重要方剂。

伤寒，热少厥微，指头寒，嘿嘿不欲食，烦躁数日，小便利，色白者，此热除也，欲得食，其病为愈；若厥而呕，胸胁烦满者，其后必便血。

指头寒者，是厥微热少也；嘿嘿不欲食烦躁者，邪热初传里也；数日之后，小便色白，里热去，欲得食，为胃气已和，其病为愈。厥阴之脉，挟胃贯膈，布胁肋。厥而呕，胸胁烦满者，传邪之热，甚于里也。厥阴肝主血，后数日热不去，又不得外泄，迫血下行，必致便血。

【点评】此节论述热厥轻证的两种转归。成注简明扼要，切合病机。若热除胃和，见小便色白，神静欲食，其病为愈。若热邪深入不去，又不能透达外泄，则厥深热甚，迫血下行，而发生便血的变证。

病者，手足厥冷，言我不结胸，小腹满，按之痛者，此冷结在膀胱关元也。

手足厥不结胸者，无热也；小腹满，按之痛，下焦冷结也。

伤寒发热四日，厥反三日，复热四日，厥少热多，其病当愈。四日至七日，热不除者，其后必便脓血。

先热后厥者，阳气邪传里也。发热为邪气在表。至四日后厥者，传之阴也。后三日复传阳经，则复热。厥少则邪微，热多为阳胜，其病为愈。至七日传经尽，热除则愈；热不除者，为热气有余，内搏厥阴之血，其后必大便脓血。

伤寒厥四日，热反三日，复厥五日，其病为进，寒多热少，阳气退，故为进也。

伤寒阴胜者先厥，至四日邪传里，重阴必阳，却热三日，七日传经尽，当愈。若不愈而复厥者，传作再经，至四日则当复热；若不复热，至五日厥不除者，阴胜于阳，其病进也。

【点评】以上二节论述厥热胜复证。前节是言伤寒先热后厥，厥少热多，其病好转；热久不去，内搏厥阴之血，则便脓血。后节是谓先厥后热，厥多热少，阴胜于阳，其病为进。

伤寒六七日，脉微，手足厥冷，烦躁，灸厥阴，厥不还者，死。

伤寒六七日，则正气当复，邪气当罢，脉浮身热为欲解；若反脉微而厥，则阴胜阳也。烦躁者，阳虚而争也。灸厥阴，以复其阳；厥不还，则阳气已绝，不能复正而死。

伤寒发热，下利，厥逆，躁不得卧者，死。

伤寒发热，邪在表也；下利厥逆，阳气虚也；躁不得卧者，病胜脏也，故死。

伤寒发热，下利至甚，厥不止者，死。

《金匮要略》曰：六腑气绝于外者，手足寒；五脏气绝于内者，利下不禁。伤寒发热，为邪气独甚，下利至甚，厥不止，为腑脏气绝，故死。

伤寒六七日，不利，便发热而利，其人汗出不止者，死。有阴无阳故也。

伤寒至七日，为邪正争之时，正胜则生，邪胜则死。始不下利，而暴忽发热，下利汗出不止者，邪气胜正，阳气脱也，故死。

【点评】以上四节所述皆为阴盛阳竭，正不胜邪之厥的危重之证，成注以“阳气已绝”“阳气脱”“邪气胜正”等阐述此症之病机，是中的之言。然把此证发热，解释为“邪在表也”，“为邪气独甚”，于理不合。钱天来在《伤寒溯洄集·厥阴病》谓“发热则阳气已回，利当自止，而反下利至甚，是阴气盛极于里，逼阳外出，乃虚阳浮越于外之热，非阳回之发热，故必死也。”可见，此发热并非邪在表之热，亦不是阳复之热，而是阳亡之热，所以预后为凶。

伤寒五六日，不结胸。腹濡，脉虚，复厥者，不可下，此为亡血，下之死。

伤寒五六日，邪气当作里实之时。若不结胸，而腹濡者，里无热也；脉虚者，亡血也；复厥者，阳气少也。不可下，下之为重虚，故死。《金匮玉函》曰：虚者重泻，真气乃绝。

【点评】此节论述血虚致厥的脉证及治疗禁忌。

发热而厥，七日，下利者，为难治。

发热而厥，邪传里也。至七日传经尽，则正气胜邪，当汗出而解，反下利，则邪气胜，里气虚，则为难治。

【点评】此节论述发热厥利难治证。成氏释本节为热厥，后世亦有医家认为是寒厥。由于本节言简，仅据原文难以判定为热厥与寒厥，故两者观点均可从，应根据具体情况做具体分析，以辨其寒热虚实。

伤寒脉促，手足厥逆者，可灸之。

脉促，则为阳虚不相续；厥逆，则为阳虚不相接。灸之，以助阳气。

伤寒脉滑而厥者，里有热也，白虎汤主之。

滑为阳厥，气内陷，是里热也，与白虎汤以散里热也。

【点评】以上两节突出脉象提出厥证的辨治。脉促，是阳虚不相续，故用灸法以助阳气；脉滑，是阳气内陷，里热壅盛，故用白虎汤以清散里热。

手足厥寒，脉细欲绝者，当归四逆汤主之。

手足厥寒者，阳气外虚，不温四末；脉细欲绝者，阴血内弱，脉行不利。与当归四逆汤，助阳生阴也。

当归四逆汤方

当归三两，辛温　桂枝三两，辛热　芍药三两，酸寒　细辛三两，辛热　大枣二十五个，甘温　甘草二两，炙，甘平　通草二两，甘平

《内经》曰：脉者，血之府也。诸血者，皆属心。通脉者，必先补心益血。苦先入心，当归之苦，以助心血；心苦缓，急食酸以收之，芍药之酸，以收心气；肝苦急，急食甘以缓之，大枣、甘草、通草之甘，以缓阴血。

上七味，以水八升，煮取三升，去滓，温服一升，日三服。

若其人内有久寒者，宜当归四逆加吴茱萸生姜汤主之。

茱萸辛温，以散久寒；生姜辛温，以行阳气。

【点评】此节论述血虚寒厥及内有久寒的证治。本节的着眼点在于“脉细欲绝”，成氏释其为“阴血内弱，脉行不利”所致，十分准确。血虚寒滞而不能荣于脉中，四肢失于温养，所以手足厥寒。既是血虚寒凝，经脉不利，治疗当养血散寒，温通经脉，当归四逆汤主之。

当归四逆汤由当归、桂枝、芍药、细辛、大枣、甘草、通草组成。成氏引用《内经》“脉者，血之府”，从“诸血者，皆属心”着眼，阐释该组方的配伍意义，有助于对本方养血散寒通脉功用的理解。但对方中桂枝、细辛的配伍作用未言及，谓通草之甘

“以缓阴血”亦令人难解。王晋三《绛雪园古方选注·和剂》指出当归四逆汤有“调和厥阴，温经复营”之功用，谓：“桂枝之辛，以温肝阳；细辛之辛，以通肝阴；当归之辛以补肝；甘枣之甘以缓肝；白芍之酸以泻肝；复以通草利阴阳之气，开厥阴之络。”此论可谓真知灼见，足以启发思路。

大汗出，热不去，内拘急，四肢疼，又下利，厥逆而恶寒者，四逆汤主之。

大汗出，则热当去；热反不去者，亡阳也。内拘急下利者，寒甚于里。四肢疼，厥逆而恶寒者，寒甚于表。与四逆汤，复阳散寒。

大汗，若大下利而厥冷者，四逆汤主之。

大汗，若大下利，内外虽殊，其亡津液、损阳气则一也。阳虚阴胜，故生厥逆，与四逆汤，固阳退阴。

【点评】以上两节皆是论述寒厥证的典型症状与治疗法则。

病人手足厥冷，脉乍紧者，邪结在胸中。心中满而烦，饥不能食者，病在胸中，当须吐之，宜瓜蒂散。

手足厥冷者，邪气内陷也。脉紧牢者，为实；邪气入腑，则脉沉。今脉乍紧，知邪结在胸中为实，故心下满而烦，胃中无邪则喜饥，以病在胸中，虽饥而不能食，与瓜蒂散，以吐胸中之邪。

【点评】此节论述胸中痰食致厥的证治。“邪结在胸中为实”，阻隔胸阳，不能外达于四肢，故手足厥冷；痰涎、宿食阻遏于里，气机不畅，脾胃升降失常，则心下满而烦，饥不能食。脉乍然而紧者，更是宿食阻滞于里的脉象，如《金匮要略·腹满寒疝宿食病脉证治》谓：“脉乍紧如转索无常者，有宿食也。”又云：“脉紧，头痛风寒，腹中有宿食不化也。”即是明证。因其病位高，本着“其高者，因而越之”的治疗原则，当用瓜蒂散涌吐胸中之邪。

伤寒厥而心下悸者，宜先治水，当服茯苓甘草汤，却治其厥，不尔，水渍入胃，必作利也。

《金匮要略》曰：水停心下，甚者则悸。厥虽寒胜，然以心下悸，为水饮内甚，先与茯苓甘草汤，治其水，而后治其厥；若先治厥，则水饮浸渍入胃，必作下利。

【点评】“厥而心下悸”证，仲景提出“宜先治水……却治其厥”的治疗原则。《金匮要略》谓：“水停心下，甚者则悸。”成氏认为“厥虽寒胜，然以心下悸，为水饮内甚”，故先与茯苓甘草汤治水饮，后治其厥。其解释比较妥切。茯苓甘草汤有温阳化饮利水之功用，临床经验证明，通过温阳化饮利水的治疗，使阳气得以振奋伸发，厥证每可得到改善或解除。从这个意义上说，温阳化水之法实寓有治本的积极作用。(《伤寒论诠解·辨厥阴病脉证并治法》)

伤寒六七日，大下后，寸脉沉而迟，手足厥逆，下部脉不至，咽喉不利，唾脓血，泄利不止者，为难治。麻黄升麻汤主之。

伤寒六七日，邪传厥阴之时。大下之后，下焦气虚，阳气内陷，寸脉迟而手足厥逆，下部脉不至。厥阴之脉，贯膈上注肺，循喉咙。在厥阴随经射肺，因亡津液，遂成肺痿，咽喉不利而唾脓血也。《金匮要略》曰：肺痿之病，从何得之，被快药下利，重亡津液，故得之。若泄利不止者，为里气大虚，故云难治。与麻黄升麻汤，以调肝肺之气。

麻黄升麻汤方

麻黄二两半，去节，甘温　升麻一两一分，甘平　当归一两一分，辛温　知母苦寒　黄芩苦寒　葳蕤甘平，各十八铢　石膏碎，绵裹，甘寒　白术甘温　干姜辛热　芍药酸平　天门冬去心，甘平　桂枝辛热　茯苓甘平　甘草炙，甘平，各六铢

《玉函》曰：大热之气，寒以取之；甚热之气，以汗发之。麻黄、

升麻之甘，以发浮热；正气虚者，以辛润之，当归、桂、姜之辛以散寒；上热者，以苦泄之，知母、黄芩之苦，凉心去热；津液少者，以甘润之，茯苓、白术之甘，缓脾生津；肺燥气热，以酸收之，以甘缓之，芍药之酸，以敛逆气，葳蕤、门冬、石膏、甘草之甘，润肺除热。

上十四味，以水一斗，先煮麻黄一两沸，去上沫，内诸药，煮取三升，去滓，分温三服，相去如炊三斗米顷，令尽，汗出愈。

【点评】麻黄升麻汤方证，因其症状多样，寒热虚实并见，其组方用药极其复杂，故历代颇多争议。成氏从病机上认为本方证是“下焦气虚，阳气内陷”和肝肺同病，确有精辟之处。其中，把咽喉不利而唾脓血症状与《金匮要略》之肺痿病联系起来，认为麻黄升麻汤是“以调肝肺之气”，这一认识尤为独到，对临床运用该方治疗肺系疾病有很好的指导作用。如《古今医案按·伤寒论医案集》载：陆中行室，年二十余。腊月中旬患咳嗽，过半月，病势稍减。后又重，日复渴倍前，自汗体倦，咽喉干痛，至除夕，忽微恶寒发热，明日转为腹痛自利，手足厥冷，咽痛异常。又三日则咳唾脓血。张（指张路玉）诊其脉，轻取微数，寻之则仍不数，寸口似动而软，尺部略重则无，审其脉证，寒热难分，颇似仲景厥阴病中麻黄升麻证。盖始本冬温，所伤原不为重，故咳至半月渐减，乃勉力支持岁事，过于劳役，伤其脾肺之气，故咳复甚前，至夜忽憎寒发热，来日遂自利厥逆者，当是病中体疏，复感寒邪之故。热邪既伤于内，寒邪复加于外，寒闭热郁不得外散，势必内奔而为自利、唾脓血也。虽伤寒大下后，与伤热后自利不同，而寒热错杂则一也。遂与麻黄升麻汤，服一剂，肢体微汗，手足温暖，自利即止。明日诊之，脉亦向和，嗣后与异功、生脉合服数剂而安。

伤寒四五日，腹中痛，若转气下趣少腹者，此欲自利也。

伤寒四五日，邪气传里之时。腹中痛，转气下趣少腹者，里虚遇寒，寒气下行，欲作自利也。

伤寒本自寒下，医复吐下之，寒格，更逆吐下；若食入口即吐，干姜黄连黄芩人参汤主之。

伤寒邪自传表，为本自寒下，医反吐下，损伤正气，寒气内为格拒。经曰：格则吐逆。食入口即吐，谓之寒格，更复吐下，则重虚而死，是更逆吐下，与干姜黄连黄芩人参汤以通寒格。

干姜黄连黄芩人参汤方

干姜辛热　黄连苦寒　黄芩苦寒　人参甘温，各三两

辛以散之，甘以缓之，干姜、人参之甘辛，以补正气；苦以泄之，黄连、黄芩之苦，以通寒格。

上四味，以水六升，煮取二升，去滓，分温再服。

【点评】此节论述因误治形成寒格的证治。成注随文衍义，可供参考。但把"伤寒本自寒下"一句，释为"伤寒邪自传表，为本自寒下"，令人费解。尤在泾在《伤寒贯珠集·厥阴温法》释为"伤寒本自寒下，盖即太阴腹满自利之证"，比较妥切。食入口即吐，谓之"寒格"，是指上热被下寒所格拒，所以方用干姜黄连黄芩人参汤以通寒格。

下利，有微热而渴，脉弱者，今自愈。

下利阴寒之疾，反大热者逆。有微热而渴，里气方温也。经曰：诸弱发热，脉弱者，阳气得复也，今必自愈。

下利，脉数，有微热汗出，今自愈；设复紧，为未解。

下利，阴病也。脉数，阳脉也。阴病见阳脉者生，微热汗出，阳气得通也，利必自愈。诸紧为寒，设复脉紧，阴气犹胜，故云未解。

【点评】以上二节，成氏从虚寒下利的转归加以阐释，符合经旨。微热而渴，脉弱者；脉数，有微热汗出者，均是阳气渐复，

邪气转衰，正复邪却的反应，故病向愈。设复紧，则提示阴邪犹胜，故为未解。

下利，手足厥冷无脉者，灸之不温，若脉不还，反微喘者，死。

下利，手足厥逆无脉者，阴气独胜，阳气大虚也。灸之，阳气复，手足温而脉还，为欲愈；若手足不温，脉不还者，阳已绝也，反微喘者，阳气脱也。

少阴负趺阳者，为顺也。

少阴肾水，趺阳脾土。下利，为肾邪干脾，水不胜土，则为微邪，故为顺也。

【点评】关于“少阴负趺阳者，为顺也”，成氏从水不胜土解释，可参考。亦有注家认为，通过诊察足部少阴脉和趺阳脉，以推测预后。前者属肾，后者主胃。“少阴负趺阳”，言趺阳脉尚可，说明胃气犹存，生化有源，“有胃气则生”，仍可救治，预后较好。

下利，寸脉反浮数，尺中自涩者，必清脓血。

下利者，脉当沉而迟，反浮数者，里有热也。涩为无血，尺中自涩者，肠胃血散也，随利下，必便脓血。清与圊通，《脉经》曰：清者厕也。

【点评】虚寒下利，阳复太过，热伤血分，下迫于肠，则大便脓血。

下利清谷，不可攻表，汗出，必胀满。

下利者，脾胃虚也。胃为津液之主，发汗亡津液，则胃气愈虚，必胀满。

【点评】仲景强调，虚寒下利兼表的治疗原则是先温里，后解表。若先攻表，使胃气愈虚，则必胀满。

下利，脉沉弦者，下重也；脉大者，为未止；脉微弱数者，为欲自止，虽发热不死。

沉为在里，弦为拘急，里气不足，是主下重；大则病进，此利未止；脉微弱数者，邪气微而阳气复，为欲自止，虽发热止由阳胜，非大逆也。

【点评】此节通过脉象之变化，反映正邪的消长进退，从而判断下利的转归预后。

下利，脉沉而迟，其人面少赤，身有微热，下利清谷者，必郁冒，汗出而解，病人必微厥。所以然者，其面戴阳，下虚故也。

下利清谷，脉沉而迟，里有寒也。面少赤，身有微热，表未解也。病人微厥，《针经》曰：下虚则厥。表邪欲解，临汗之时，以里先虚，必郁冒，然后汗出而解也。

【点评】下利清谷，脉沉而迟，是里有寒；“面少赤，身有微热”，成氏认为是表未解。说明本证里有阳气不足而虚寒，外有表邪郁遏。在这种情况下，若阳气得复，驱邪外出，表邪欲解，才有可能出现郁冒，然后汗出而解。表邪郁遏，里阳回复，是“郁冒，汗出而解”的基本机制。由此理解原条文所说的“其面戴阳”，其表现仅是微热，面少赤，不可与阴盛格阳，虚阳上浮的戴阳证等同对待。

下利，脉数而渴者，今自愈；设不差，必清脓血，以有热故也。

经曰：脉数不解，而下不止，必协热便脓血也。

下利后脉绝，手足厥冷，晬时脉还，手足温者生，脉不还者死。

下利后，脉绝，手足厥冷者，无阳也。晬时，周时也。周时厥愈，脉出，为阳气复则生；若手足不温，脉不还者，为阳气绝则死。

伤寒下利，日十余行，脉反实者死。

下利者，里虚也，脉当微弱反实者，病胜脏也，故死。《难经》曰：脉不应病，病不应脉，是为死病。

下利清谷，里寒外热，汗出而厥者，通脉四逆汤主之。

下利清谷，为里寒；身热不解，为外热。汗出阳气通行于外，则未当厥；其汗出而厥者，阳气大虚也，与通脉四逆汤，以固阳气。

【点评】里寒外热是本节证候病机之所在。里寒是脾肾阳虚，阴寒内盛；外热乃阴盛格阳所致。故治用通脉四逆汤回阳救逆，以挽回欲脱的阳气。

热利下重者，白头翁汤主之。

利则津液少，热则伤气，气虚下利，致后重也。与白头翁汤，散热厚肠。

白头翁汤方

白头翁二两，苦寒　黄柏苦寒　黄连苦寒　秦皮苦寒，各三两

《内经》曰：肾欲坚，急食苦以坚之。利则下焦虚，是以纯苦之剂坚之。

上四味，以水七升，煮取二升，去滓，温服一升；不愈，更服一升。

【点评】此节论述厥阴热利的证治。“热利”指出了本证的病性和主症；“下重”既是湿热下利的一个重要特征，也是厥阴热利的辨证眼目。成氏以“热则伤气，气虚下利，致后重”释之，显然欠妥。盖厥阴热利为肝经湿热毒邪下迫，壅滞于肠道所致，故见热利下重，便脓血。治用白头翁汤清热燥湿，凉血解毒止利。白头翁汤以白头翁为主药，白头翁性苦寒，入肝经，善清肝火，凉血热，解毒痢，为治疗厥阴热毒赤痢之要药；黄连、黄柏苦寒清热，燥湿止利；秦皮苦寒清肝胆及大肠湿热，并可凉血坚

阴止利。临床证实，本方对湿热、毒热下注之下利有很好的疗效。

下利，腹胀满，身体疼痛者，先温其里，乃攻其表。温里四逆汤，攻表桂枝汤。

下利腹满者，里有虚寒，先与四逆汤温里；身疼痛，为表未解，利止里和，与桂枝汤攻表。

下利，欲饮水者，以有热故也，白头翁汤主之。

自利不渴，为脏寒，与四逆以温脏；下利饮水为有热，与白头翁汤以凉中。

【点评】为什么在论述白头翁汤方证的两节原文中间插入了“下利，腹胀满”的四逆汤证？成氏之注，有助于领会其意。可见，此节既是对白头翁汤证的补充，又可与上节的下利腹胀满相互对勘比较。下利腹胀满，不渴者，病在太阴为寒，治用四逆以温脏止利；热利下重，渴欲饮水者，病在厥阴为热，治用白头翁汤以清热止利。

下利，谵语者，有燥屎也，宜小承气汤。

经曰：实则谵语。有燥屎为胃实，下利为肠虚，与小承气汤以下燥屎。

【点评】热利又有阳明燥屎形成者。燥屎为胃实，实则谵语，与小承气汤以下燥屎，燥屎下，则下利可止。但成氏言“下利为肠虚”，显系不妥。尤怡在《伤寒贯珠集·厥阴篇·简误》谓：“谵语者，胃实之征，下利得此，为有燥屎，所谓利者不利是也。与小承气汤下其燥屎，屎去脏通，下利自止。经云，通因通用，此之谓也。”此解释甚为合理。本证亦属吴有性在《温疫论·大便》所提出的“热结旁流”。

下利后更烦，按之心下濡者，为虚烦也，宜栀子豉汤。

下利后不烦，为欲解；若更烦而心下坚者，恐为谷烦。此烦而心下濡者，是邪热乘虚，客于胸中，为虚烦也，与栀子豉汤，吐之则愈。

【点评】此节论述热利后余热留扰胸膈的证治。

呕家有痈脓者，不可治呕，脓尽自愈。

胃脘有痈，则呕而吐脓，不可治呕，得脓尽，呕亦自愈。

呕而脉弱，小便复利，身有微热，见厥者难治。四逆汤主之。

呕而脉弱，为邪气传里。呕则气上逆，而小便当不利；小便复利者，里虚也。身有微热见厥者，阴胜阳也，为难治。与四逆汤温里助阳。

干呕，吐涎沫，头痛者，吴茱萸汤主之。

干呕，吐涎沫者，里寒也；头痛者，寒气上攻也。与吴茱萸汤温里散寒。

呕而发热者，小柴胡汤主之。

经曰：呕而发热者，柴胡证具。

【点评】以上四节论述呕吐的辨治。其中，后两节一则干呕，吐涎沫，头痛，病在厥阴，属肝寒犯胃，故用吴茱萸汤暖肝温胃散寒以止呕；一则呕而发热，病在少阳，属胆热犯胃，故用小柴胡汤和解少阳以止呕。可见，两节有类证鉴别的意味。

伤寒大吐大下之，极虚，复极汗出者，以其人外气怫郁，复与之水，以发其汗，因得哕。所以然者，胃中寒冷故也。

大吐大下，胃气极虚，复极发汗，又亡阳气。外邪怫郁于表，则身热，医与之水，以发其汗，胃虚得水，虚寒相搏成哕也。

伤寒哕而腹满，视其前后，知何部不利，利之即愈。

哕而腹满，气上而不下也。视其前后部，有不利者即利之，以降其气。前部，小便也；后部，大便也。

【点评】以上二节论述哕证及其治则。前节所述之哕，为虚寒相搏所致，治宜温中散寒；本节所论之哕而腹满，为实邪阻滞所致，治当视其前后，知何部不利，施以相应治法，使二便通利，气机调畅，则哕逆、腹满亦必随之而愈。

释 音

蜷音拳，不伸也　愤扶粉切，懑也　恶湿上乌路切，耻也，憎也　撞宅江切，击也

卷 七

辨霍乱病脉证并治法第十三

问曰：病有霍乱者何？答曰：呕吐而利，名曰霍乱。

三焦者，水谷之道路。邪在上焦，则吐而不利；邪在下焦，则利而不吐；邪在中焦，则既吐且利。以饮食不节，寒热不调，清浊相干，阴阳乖隔，遂成霍乱。轻者，止曰吐利；重者，挥霍缭乱，名曰霍乱。

【点评】“霍乱”之名始于《内经》，《灵枢·五乱》篇曰“清气在阴，浊气在阳”，“清浊相干”，“乱于肠胃，则为霍乱”。成氏从饮食不节，寒热不调，清浊相干，阴阳乖隔，遂成霍乱而立论，阐释霍乱之含义，堪称完善。

问曰：病发热，头痛，身疼，恶寒，吐利者，此属何病？答曰：此名霍乱。自吐下，又利止，复更发热也。

发热，头痛，身疼，恶寒者，本是伤寒，因邪入里，伤于脾胃，上吐下利，令为霍乱。利止里和，复更发热者，还是伤寒，必汗出而解。

【点评】理解成氏对本节的注释，应结合他在《伤寒明理论》中对霍乱的论述，即霍乱“与但称吐利者，有以异也。伤寒吐利者，邪气所伤；霍乱吐利者，饮食所伤也。其有兼伤寒之邪，内外不和者，加之头痛发热而吐利也。经曰：病发热头痛，身疼，恶寒，吐利者，此属何病？答曰：此名霍乱。自吐下又利止，复更发热也，是霍乱兼伤寒者也。”由此可知，成氏对霍乱兼表证者，是从霍乱兼伤寒之邪所发而认识的，所以，注释中才有“本是伤寒”“还是伤寒”之表述。

对于本节，多数医家是从霍乱与伤寒相鉴别来理解的。《伤寒论》以“伤寒”立论，而霍乱列入六经病之外，其目的主要是从类证的角度提出以与“伤寒”相鉴别。霍乱病多兼有表证的表现，本节即补述霍乱兼见表证，并指出与伤寒的不同之处。霍乱虽也是表里同病，但以吐利的里证为主，“自吐下”，即言病从内入，而不是受表邪的影响。太阳伤寒，是由于邪气内传，里气不和，脾胃升降失常而出现吐利。两者发病与疾病转归截然不同，应加以鉴别。

伤寒，其脉微涩者，本是霍乱，今是伤寒，却四五日，至阴经上，转入阴必利，本呕下利者，不可治也。欲似大便而反失气，仍不利者，属阳明也，便必硬，十三日愈，所以然者，经尽故也。

微为亡阳，涩为亡血。伤寒脉微涩，则本是霍乱，吐利亡阳、亡血，吐利止，伤寒之邪未已，还是伤寒，却四五日邪传阴经之时，里虚遇邪，必作自利，本呕者，邪甚于上，又利者，邪甚于下，先霍乱里气大虚，又伤寒之邪，再传为吐利，是重虚也，故为不治。若欲似大便，而反失气仍不利者，利为虚，不利为实，欲大便而反失气，里气热也，此属阳明，便必硬也。十三日愈者，伤寒六日，传遍三阴三阳，后六日再传经尽，则阴阳之气和，大邪之气去而愈也。

下利后，当便硬，硬则能食者愈；今反不能食，到后经中，颇能食，复过一经能食，过之一日，当愈。不愈者，不属阳明也。

下利后，亡津液，当便硬。能食为胃和，必自愈；不能食者，为未和。到后经中，为复过一经，言七日后再经也。颇能食者，胃气方和，过一日当愈。不愈者，暴热使之能食，非阳明气和也。

【点评】成氏认为此节是论先病霍乱，复病伤寒的病理转归。

《医宗金鉴》认为本节是论霍乱与伤寒的鉴别。对此，刘渡舟指出："对本条之释，意见不一，成氏认为曾病霍乱，今病伤寒的辨证，方氏亦同；《金鉴》认为此是霍乱与伤寒的鉴别，二者均有一定道理，但据原文本意，'本是霍乱，今是伤寒'，当以成氏注为优。"(李培生《高等中医院校教学参考丛书·伤寒论》)。

恶寒脉微，而复利，利止，亡血也，四逆加人参汤主之。

恶寒脉微而利者，阳虚阴胜也，利止则津液内竭，故云亡血。《金匮玉函》曰：水竭则无血，与四逆汤温经助阳，加人参生津液益血。

【点评】四逆加人参汤即四逆汤加人参。用四逆汤温经助阳，加人参生津液益血。临床如凡四逆而表现为大汗不止，吐利无度而致亡阳阴液消耗者，均可施用。

霍乱，头痛，发热，身疼痛，热多欲饮水者，五苓散主之；寒多不用水者，理中丸主之。

头痛发热，则邪自风寒而来。中焦为寒热相半之分，邪稍高者，居阳分，则为热，热多欲饮水者，与五苓散以散之；邪稍下者，居阴分，则为寒，寒多不用水者，与理中丸温之。

【点评】此节是辨霍乱表里寒热的不同证治。霍乱病以初起即见吐利为主证，又见头痛发热，身体疼痛等，是表里同病。"热多欲饮水者，五苓散主之"是本节的难点。这里的"热多"与"寒多"是相对之词，若以表证、阳证为主，口渴欲饮水者，则为"热多"，并非病性属热。所以，对成氏注"邪稍高者，居阳分，则为热"一句，应辨证理解。

成氏从中焦来分析五苓散和理中丸两方之证治对临床有指导意义。两方皆是主治中焦脾胃的方剂，阳虚里寒的程度轻，并水津布化失常，用五苓散温阳化气以利水；阳虚里寒的程度重，用理中丸温中健脾以散寒。正如徐灵胎在《伤寒论类方·理中汤类》所言："霍乱之症，皆由寒热之气不和，阴阳格拒，上下不通，水火不济之所致。五苓所以分其清浊；理中所以壮其阳气，皆中焦之法也。"

理中丸方

人参甘温　甘草炙，甘平　白术甘温　干姜辛热，已上各三两

《内经》曰：脾欲缓，急食甘以缓之，用甘补之。人参、白术、甘草之甘，以缓脾气调中。寒淫所胜，平以辛热。干姜之辛，以温胃散寒。

上四味，捣筛为末，蜜和丸，如鸡黄大。以沸汤数合，和一丸，研碎，温服之。日三四，夜二服。腹中未热，益至三四丸，然不及汤。汤法，以四物依两数切，用水八升，煮取三升，去滓，温服一升，日三服。

加减法：

若脐上筑者，肾气动也，去术加桂四两。

脾虚肾气动者，脐上筑动。《内经》曰：甘者，令人中满，术甘壅补，桂泄奔豚，是相易也。

吐多者，去术，加生姜三两。

呕家不喜甘，故去术；呕家多服生姜，以辛散之。

下多者，还用术；悸者，加茯苓二两。

下多者，用术以去湿；悸加茯苓以导气。

渴欲得水者，加术，足前成四两半。

津液不足则渴，术甘以缓之。

腹中痛者，加人参，足前成四两半。

里虚则痛，加人参以补之。

寒者，加干姜，足前成四两半。

寒淫所胜，平以辛热。

腹满者，去术，加附子一枚。服汤后，如食顷，饮热粥一升许，

微自温，勿发揭衣被。

胃虚则气壅腹满，甘令人中满，是去术也；附子之辛，以补阳散壅。

【点评】成氏运用《内经》气味制方理论训释理中丸方后加减法之意，多切中要旨。惟对“渴欲得水者，加术，足前成四两半”释为“津液不足则渴，术甘以缓之”，则显然欠妥。理中丸证，以寒湿之邪为主，“寒多不用水”是其本证，而其兼证“渴欲得水者”，是由于脾失健运，水湿停留，不能散精所致，非“津液不足”所形成，所以加术是为了增强健脾运湿、输布津液的功能。诚如邹澍在《本经疏证》所释：白术“辛能升散，用术加术之意，总在使脾气散精，上归于肺，通调水道，下属膀胱而已。”

吐利止而身痛不休者，当消息和解其外，宜桂枝汤小和之。

吐利止，里和也；身痛不休，表未解也。与桂枝汤小和之。《外台》云：里和表病，汗之则愈。

【点评】霍乱吐利止，说明里气已趋于安和；身痛不休，则言表邪仍羁留未解。其时，机体的总的状况是正气已虚，邪气亦微。故宜酌情解表，使邪去而正不伤，此即“消息和解其外”之意。

吐利汗出，发热恶寒，四肢拘急，手足厥冷者，四逆汤主之。

上吐下利，里虚汗出，发热恶寒，表未解也；四肢拘急，手足厥冷，阳虚阴胜也。与四逆汤助阳退阴。

【点评】对于本节病机的认识，注家有两种意见：一是成氏所解，即本证属霍乱兼表的表里同病，“发热恶寒”是表未解；四肢拘急，手足厥冷是里寒盛；里寒太盛，当急以四逆汤以温里。二是认为属阳气外亡，阴盛格阳。如尤怡《伤寒贯珠集·太阳篇下·霍乱十一条》谓："此阳虚霍乱之候，发热恶寒者，身虽热而恶寒，身热为阳格之假象，恶寒为虚冷之真谛也。四肢拘急，手足厥冷者，阳气衰少，不柔于筋，不温于四末也，故宜四逆汤助阳气而驱阴气。"

既吐且利，小便复利而大汗出，下利清谷，内寒外热，脉微欲绝者，四逆汤主之。

吐利亡津液，则小便当少，小便复利而大汗出，津液不禁，阳气大虚也。脉微为亡阳，若无外热，但内寒，下利清谷，为纯阴；此以外热，为阳未绝，犹可与四逆汤救之。

【点评】本证阳虚阴盛，虚阳被盛阴格拒而外浮，故以四逆汤急救回阳。"此以外热，为阳未绝"是着眼处。联系《伤寒论》第370条："下利清谷，里寒外热，汗出而厥者，通脉四逆汤主之。"知本证选用通脉四逆汤似更恰当。

吐已下断，汗出而厥，四肢拘急不解，脉微欲绝者，通脉四逆加猪胆汁汤主之。

吐已下断，津液内竭，则不当汗出。汗出者，不当厥；今汗出而厥，四肢拘急不解，脉微欲绝者，阳气大虚，阴气独胜也。若纯与阳药，恐阴为格拒，或呕或躁，不得复入也；与通脉四逆汤加猪胆汁，胆苦入心而通脉，胆寒补肝而和阴，引置汤药不被格拒。《内经》曰：微者逆之，甚者从之，此之谓也。

【点评】此节论述霍乱吐利致阴竭阳亡的证治。成氏对猪胆汁之用释义颇为全面：一曰引置汤药不被格拒，此为"反佐"之法；二曰"胆寒补肝而和阴"，后世不少注家亦言其具"益阴""滋液"之用；三曰胆苦入心而通脉。

吐利发汗，脉平，小烦者，以新虚不能胜谷气故也。

《内经》曰：食入于阴，长气于阳。新虚不胜谷气，是生小烦。

【点评】新虚不胜谷气，故令小烦，是当节制饮食，和养胃气。

辨阴阳易差后劳复病证并治法第十四

伤寒，阴阳易之为病，其人身体重，少气，少腹里急，或引阴中拘挛，热上冲胸，头重不欲举，眼中生花，膝胫拘急者，烧裈散主之。

大病新差，血气未复，余热未尽，强合阴阳，得病者名曰易。男子病新差未平复，而妇人与之交，得病，名曰阳易；妇人病新差未平复，男子与之交，得病，名曰阴易。以阴阳相感动，其余毒相染著，如换易也。其人病身体重，少气者，损动真气也；少腹里急，引阴中拘挛，膝胫拘急，阴气极也；热上冲胸，头重不欲举，眼中生花者，感动之毒，所易之气，熏蒸于上也。与烧裈散以道阴气。

烧裈散方

上取妇人中裈近隐处，剪烧灰，以水和服方寸匕，日三服。小便即利，阴头微肿，则愈。妇人病，取男子裈当烧灰。

【点评】成氏对“阴阳易”的含义做了阐释，后世注家多从。对男女相互染易的机制和治法方药，历代医家见解不一。由于阴阳易病临床并不多见，故亦有的医家主张对此搁置不论。但值得认识的是，本节可以提示人们，大病初愈，元气未复，余邪未尽，应严格节制房事，以免耗精伤气而致旧病复发或导致他变。

大病差后，劳复者，枳实栀子豉汤主之。若有宿食者，加大黄如博棋子大五六枚。

病有劳复，有食复。伤寒新差，血气未平，余热未尽，早作劳动病者，名曰劳复。病热少愈而强食之，热有所藏，因其谷气留搏，两阳相合而病者，名曰食复。劳复，则热气浮越，与枳实栀子豉汤以解之；食复，则胃有宿积，加大黄以下之。

枳实栀子豉汤方

枳实三枚，炙，苦寒　栀子十四枚，擘，苦寒　豉一升，绵裹，苦寒

枳实栀子豉汤，则应吐剂，此云覆令微似汗出者，以其热聚于上，苦则吐之；热散于表者，苦则发之。《内经》曰：火淫所胜，以苦发之。此之谓也。

上三味，以清浆水七升，空煮取四升，内枳实、栀子，煮取二升，下豉，更煮五六沸，去滓，温分再服，覆令微似汗。

【点评】此节示例大病差后劳复、食复的证治。何谓劳复、食复？成注简明扼要。他在《伤寒明理论·劳复第五十》对劳复的论述，即“其劳动外伤者，非止强力摇体，持重远行之劳，至于梳头洗面则动气，忧悲思虑则劳神，皆能复也，况其过用者乎？”有助于对劳复内涵的全面理解。

伤寒差已后，更发热者，小柴胡汤主之；脉浮者，以汗解之；脉沉实者，以下解之。

差后余热未尽，更发热者，与小柴胡汤以和解之；脉浮者，热在表也，故以汗解；脉沉者，热在里也，故以下解之。

【点评】此节示例伤寒愈后劳复发热的证治。虽同是发热，但病机不同，证候亦不一样，有少阳、太阳、阳明之别，宜据证而辨，分而施治。

大病差后，从腰已下有水气者，牡蛎泽泻散主之。

大病差后，脾胃气虚，不能制约肾水，水溢下焦，腰以下为肿

也。《金匮要略》曰：腰以下肿，当利小便。与牡蛎泽泻散，利小便而散水也。

牡蛎泽泻散方

牡蛎咸平，熬　泽泻咸寒　栝蒌根苦寒　蜀漆辛平，洗去脚　葶苈苦寒，熬　商陆根熬，辛酸，咸平　海藻咸寒，洗去咸，已上各等份。

咸味涌泄，牡蛎、泽泻、海藻之咸以泄水气。《内经》曰：湿淫于内，平以苦，佐以酸辛，以苦泄之。蜀漆、葶苈、栝蒌、商陆之酸辛与苦，以导肿湿。

上七味，异捣下筛为散，更入臼中治之，白饮和，服方寸匕。小便利，止后服，日三服。

【点评】大病差后，腰以下有水气，根据“腰以下肿，当利小便”的治疗原则，故用牡蛎泽泻散利小便以散水。牡蛎泽泻散由牡蛎、泽泻、葶苈子、商陆根、蜀漆、海藻、栝楼根组成，为峻逐水邪之方。以方测证，本节腰以下水肿为邪实所致。成氏以脾胃气虚不能制约肾水为解，显然有偏颇之处。钱天来在《伤寒溯源集·差后诸证证治》对此解释比较恰当，谓“大病后，若气虚则头面皆浮；脾虚则胸腹胀满。此因大病之后，下焦气化失常，湿热壅滞，膀胱不泻。水性下流，故但从腰以下水气壅积，膝胫足跗皆肿重也。以未犯中上二焦，中气未虚，为有余之邪，脉必沉数有力。故但用排决之法，以牡蛎泽泻散主之。”

大病差后，喜唾，久不了了者，胃上有寒，当以丸药温之，宜理中丸。

汗后，阳气不足，胃中虚寒，不内津液，故喜唾，不了了。与理中丸以温其胃。

伤寒解后，虚羸少气，气逆欲吐者，竹叶石膏汤主之。

伤寒解后，津液不足而虚羸，余热未尽，热则伤气，故少气，气逆欲吐，与竹叶石膏汤，调胃散热。

竹叶石膏汤方

竹叶二把，辛平　石膏一斤，甘寒　半夏半升，洗，辛温　人参三两，甘温　甘草二两，甘平，炙　粳米半升，甘微寒　麦门冬一升，甘平，去心

辛甘发散而除热，竹叶、石膏、甘草之甘辛，以发散余热；甘缓脾而益气，麦门冬、人参、粳米之甘，以补不足；辛者散也，气逆者，欲其散，半夏之辛，以散逆气。

上七味，以水一斗，煮取六升，去滓，内粳米，煮米熟，汤成，去米，温服一升，日三服。

病人脉已解，而日暮微烦，以病新差，人强与谷，脾胃气尚弱，不能消谷，故令微烦，损谷则愈。

阳明王于申酉戌，宿食在胃，故日暮微烦，当小下之，以损宿谷。

【点评】以上三节论述大病差后应注意调护中焦脾胃。差后喜唾，久不了了，此为中焦阳虚，不能收摄津液，用理中丸温中健脾益气。伤寒解后，虚羸少气，气逆欲吐，是余热未尽，津气两伤，用竹叶石膏汤清热养阴，益气和胃。二证同为伤寒病后的虚证，但有虚寒虚热之别，临证宜详审。病后脾胃虚弱，而强纳饮食，导致日暮微烦者，损谷则愈。“损谷则愈”，提示病初愈时要注意节制饮食，“损谷”可理解为减少饮食，则不药而愈。成氏以日暮为阳明旺时，宿食在胃故烦，治“当小下之，以损宿谷”，亦通。联系临床实际，如食积不化，烦闷较甚者，也可酌情给予消导化食之药。

辨不可发汗病脉证并治法第十五

夫以为疾病至急，仓卒寻按，要者难得，故重集诸可与不可方治，比之三阴三阳篇中，此易见也。又时有不止是三阴三阳，出在诸

可与不可中也。

诸不可汗、不可下，病证药方，前三阴三阳篇中，经注已具者，更不复出；其余无者，于此已经后注备见。

脉濡而弱，弱反在关，濡反在巅，微反在上，涩反在下。微则阳气不足，涩则无血。阳气反微，中风汗出而反躁烦。涩则无血，厥而且寒。阳微发汗，躁不得眠。

寸关为阳，脉当浮盛，弱反在关，则里气不及；濡反在巅，则表气不逮。卫行脉外，浮为在上，以候卫；微反在上，是阳气不足；荣行脉中，沉为在下，以候荣；涩反在下，是无血也。阳微不能固外，腠理开踈，风因客之，故令汗出而躁烦；无血则阴虚，不与阳相顺接，故厥而且寒；阳微无津液，则不能作汗，若发汗则必亡阳而躁。经曰：汗多亡阳，遂虚，恶风烦躁，不得眠也。

【点评】此节提出脉濡、弱、微、涩四种关键脉象。原文对微脉、涩脉的含义已明示，即微则阳气不足，涩则无血。而对脉濡而弱，成氏释为“弱反在关，则里气不及；濡反在巅，则表气不逮”，这有助于对原文旨意的理解。“濡”脉之含义，在本书《辨不可下病脉证并治法第二十》有“濡则胃气微，紧则荣中寒”句，赵开美本把“胃”作“卫”。“濡”则卫气不足，不能固护于外。在本书《平脉法》又有“寸口诸微亡阳，诸濡亡血”句，大凡血虚精亏，损阴脱液之病，可见濡脉。如《脉诀汇辨》云：“濡主阴虚、髓竭、精伤。”“弱”脉之含义，《脉经》云：“弱脉极软而沉细，按之欲绝指下。”故弱脉主阴阳气血俱虚。黄元御《四圣心源·脉法解》谓：“伤寒脉濡而弱，不可汗下，以其血虚而阳败也。”综上，脉濡、弱、微、涩四脉，反映了机体气血阴阳表里俱虚的病理状况。在此种情况下，不可施以发汗、攻下，这是基本原则。本节言阳微误汗，则亡阳致躁不得眠。

动气在右，不可发汗，发汗则衄而渴，心苦烦，饮即吐水。

动气者，筑筑然气动也。在右者，在脐之右也。《难经》曰：肺内证，脐右有动气，按之牢若痛。肺气不治，正气内虚，气动于脐之右也。发汗则动肺气，肺主气，开窍于鼻，气虚则不能卫血，血溢妄行，随气出于鼻为衄。亡津液，胃燥，则烦渴而心苦烦。肺恶寒，饮冷则伤肺，故饮即吐水。

动气在左，不可发汗，发汗则头眩，汗不止，筋惕肉瞤。

《难经》曰：肝内证，脐左有动气，按之牢若痛。肝气不治，正气内虚，气动于脐之左也。肝为阴之主，发汗，汗不止，则亡阳外虚，故头眩、筋惕肉瞤。《针经》曰：上虚则眩。

动气在上，不可发汗，发汗则气上冲，正在心端。

《难经》曰：心内证，脐上有动气，按之牢若痛。心气不治，正气内虚，气动于脐之上也。心为阳，发汗亡阳，则愈损心气，肾乘心虚，欲上凌心，故气上冲，正在心端。

动气在下，不可发汗，发汗则无汗，心中大烦，骨节苦疼，目运，恶寒，食则反吐，谷不得前。

《难经》曰：肾内证，脐下有动气，按之牢若痛。肾气不治，正气内虚，动气发于脐之下也。肾者主水，发汗则无汗者，水不足也；心中大烦者，肾虚不能制心火也；骨节苦疼者，肾主骨也；目运者，肾病则目䀮䀮如无所见；恶寒者，肾主寒也；食则反吐，谷不得前者，肾水干也。王冰曰：病呕而吐，食久反出，是无水也。

【点评】以上四节论述无论动气在左、右、上、下，均不可发汗的原则以及误汗后所发生的变证。“动气”一词始见于《素问·至真要大论》：“所谓动气，知其脏也。”动气，是指气至而脉搏跳动。全句的意思是说由脉搏的跳动可知脏气的盛衰。《难经·十六难》谓动气，特指脐周之搏动。成氏继承和发扬《内经》《难经》关于动气的理论，在《伤寒明理论·动气第四十二》指出“脏气不治，随脏所主，发泄于脐之四傍，动跳筑筑然，谓之动气。”

明确了“动气”的概念。他基于《难经·十六难》：“肝内证，脐左有动气；心内证，脐上有动气；肺内证，脐右有动气；肾内证，脐下有动气”之理论，提出动气的机制在于“脏气不治，腹中气候发动也。动气应脏，是皆真气虚”。正由于此，虽有表里攻发之证，即不可汗。若动气在左，误用汗，则动肝气；动气在右，误用汗，则动肺气；动气在上，误用汗，则动心气；动气在下，误用汗，则动肾气。由此而导致变证丛生。

咽中闭塞，不可发汗，发汗则吐血，气欲绝，手足厥冷，欲得蜷卧，不能自温。

咽门者，胃之系。胃经不和，则咽内不利。发汗攻阳，血随发散而上，必吐血也。胃经不和而反攻表，则阳虚于外，故气欲绝，手足冷，欲蜷而不能自温。

【点评】原文仅言“咽中闭塞”症，其病机难辨。原文提出该证禁用汗、下之法(参见“辨不可下病脉证并治法第二十”)，可从其误汗、误下出现的变证，窥其病机之所在。观其发汗则吐血，下之则水浆不下，则知病候与脾胃密切相关。盖咽为脾胃所主，《灵枢·经脉》谓：“足阳明之正……属胃，散之脾，上通于心，上循咽。”故脾胃功能失常，影响咽喉，可导致咽喉不利。可见，成氏把咽中闭塞的病机概括为“胃经不和”，确有道理。

诸脉得数动微弱者，不可发汗，发汗则大便难，腹中干，胃燥而烦，其形相象，根本异源。

动数之脉，为热在表；微弱之脉，为热在里。发汗亡津液，则热气愈甚，胃中干燥，故大便难，腹中干，胃燥而烦。根本虽有表里之异，逆治之后，热传之则一，是以病形相象也。

【点评】此节论述诸脉得数动微弱者，不可发汗。成氏以“动数之脉，为热在表；微弱之脉，为热在里”释之，并与后文“其形相象，根本异源”的释义相贯通，可谓自圆其说。因为表里俱热，误发其汗，则亡津液，热气愈甚，故出现大便难，腹中干，胃燥而烦诸证。然而，其言“微弱之脉，为热在里”，又有牵强之嫌。通常而言，微脉主阳气不足，弱脉主阴阳气血俱不足。对此，程知在《伤寒经注·辨可与不可第十三》注谓：“动数为热，微弱为虚，发汗动津液，则便难腹干，胃燥而烦。此与阳明里热之证虽曰其形相似，而根本则有虚实之不同也。”可供参考。

脉微[①]而弱，弱反在关，濡反在巅；弦反在上，微反在下。弦为阳运，微为阴寒。上实下虚，意欲得温。微弦为虚，不可发汗，发汗则寒栗，不能自还。

弦在上，则风伤气，风胜者，阳为之运动；微在下，则寒伤血，血伤者，里为之阴寒。外气拂郁为上实，里有阴寒为下虚。表热里寒，意欲得温，若反发汗，亡阳阴独，故寒栗不能自还。

【点评】此节提出脉濡、弱、微、弦四种脉象。“弦为阳运，微为阴寒”是本节认识的着眼点。对于“弦为阳运”，成氏从“风伤气，风胜者，阳为之运动”，“外气拂郁为上实”释之，但这与原文“微弦为虚”句相矛盾。故于此，张锡驹《伤寒论直解》认为：“弦为阳气运于外，微为阴寒盛于内，阳运于外则上实，阴盛于内则下虚。……夫所谓上实者，以阳运于外而言，非真实也。故究而言之，微弦皆为内虚，故不可发汗。”可供参考。

咳者则剧，数吐涎沫，咽中必干，小便不利，心中饥烦，晬时而发，其形似疟，有寒无热，虚而寒栗，咳而发汗，蜷而苦满，腹中复坚。

肺寒气逆，咳者则剧；吐涎沫，亡津液，咽中必干，小便不利；膈中阳气虚，心中饥而烦。一日一夜，气大会于肺，邪正相击，晬时

① 微：赵本作“濡”。

而发，形如寒疟，但寒无热，虚而寒栗。发汗亡阳，则阳气愈虚，阴寒愈甚，故蜷而苦满，腹中复坚。

【点评】此节论述肺寒气逆而咳者，不可发汗。发汗则阳气愈虚，阴寒愈甚，故蜷而苦满，腹中复坚。成注随文注释，说理可通。其中对“咽中必干，小便不利”释为“唾涎沫，亡津液”所致，并不全面，多唾伤津耗液是其中一个方面，而肺寒气逆，阳虚气化不利应是其病本。

厥，脉紧，不可发汗，发汗则声乱、咽嘶、舌萎、声不得前。

厥而脉紧，则少阴伤寒也，法当温里，而反发汗，则损少阴之气。少阴之脉，入肺中，循喉咙，挟舌本。肾为之本，肺为之标，本虚则标弱，故声乱、咽嘶、舌萎、声不得前。

【点评】此厥而脉紧，非太阳伤寒之紧，而是和“少阴篇”中“病人脉阴阳俱紧，反汗出者，亡阳也，此属少阴”“少阴病，脉紧”之“紧”同义，乃少阴伤寒。法当温里，不可发汗。成注从“肾为之本，肺为之标”立论，对误发少阴汗而出现的声乱、咽嘶、舌萎声微、语声低沉等症做了解释，十分贴切。

诸逆发汗，病微者难差；剧者言乱，目眩者死，命将难全。

不可发汗而强发之，轻者因发汗而重而难差；重者脱其阴阳之气，言乱目眩而死。《难经》曰：脱阳者，见鬼，是此言乱也；脱阴者，目盲，是此目眩也。眩非玄而见玄，是近于盲也。

【点评】此节提出诸逆发汗，轻者因发汗而重而难差；重者可危及生命。因此，临证实施汗法要认证准确，确保无误。

咳而小便利，若失小便者，不可发汗，汗出则四肢厥逆冷。

肺经虚冷，上虚不能治下者，咳而小便利，或失小便。上虚发汗，则阳气外亡。四肢者，诸阳之本，阳虚则不与阴相接，故四肢厥逆冷。

【点评】此节与前节"咳者则剧，数吐涎沫，咽中必干，小便不利，……"相互对勘，两节皆咳，一则小便不利，一则小便利或失小便，然其病机则一，乃肺经寒冷，阳虚气化失司所致。故均不可发汗。

伤寒头痛，翕翕发热，形象中风，常微汗出自呕者，下之益烦，心中懊侬如饥；发汗则致痓，身强，难以屈伸；熏之则发黄，不得小便；灸则发咳唾。

伤寒当无汗、恶寒，今头痛、发热、微汗出、自呕，则伤寒之邪传而为热，欲行于里。若反下之，邪热乘虚流于胸中为虚烦，心懊侬如饥；若发汗，则虚表，热归经络，热甚生风，故身强直而成痓；若熏之，则火热相合，消烁津液，故小便不利而发黄；肺恶火，灸则火热伤肺，必发咳嗽而唾脓。

【点评】诸逆发汗证，篇中所举以误发阳虚之汗为多见。此节示例热扰胸膈证不可误汗、熏之、灸之。热病误用辛温发汗、熏灸，则可助热伤津动血，致发痓病、发黄、咳唾脓血之变。

辨可发汗病脉证并治法第十六

大法，春夏宜发汗。

春夏阳气在外，邪气亦在外，故可发汗。

凡发汗，欲令手足俱周，时出以漐漐然，一时间许，亦佳。不可令如水流漓。若病不解，当重发汗。汗多必亡阳，阳虚，不得重发汗也。

汗缓缓出，则表里之邪悉去；汗大出，则邪气不除，但亡阳也。阳虚为无津液，故不可重发汗。

凡服汤发汗，中病便止，不必尽剂。

汗多则亡阳。

凡云可发汗，无汤者，丸散亦可用；要以汗出为解，然不如汤，随证良验。

《圣济经》曰：汤液主治，本乎腠理壅郁。除邪气者，于汤为宜。《金匮玉函》曰：水能净万物，故用汤也。

【点评】以上四节提出施用汗法的原则及注意事项。一是春夏宜发汗。二是实施发汗要得法，令手足俱周，漐漐然汗出，不可令如水流漓。三是若病不解，当重发汗；但汗多亡阳者，不可重发汗。四是凡服汤发汗，中病即止，不必尽剂。五是若发汗，无汤剂者，可用散剂，其用药灵活性可见一斑。六是若发汗过多必亡阳。

夫病脉浮大，问病者言，但便硬尔。设利者，为大逆。硬为实，汗出而解。何以故？脉浮当以汗解。

经曰，脉浮大应发汗，医反下之，为大逆。便硬难，虽为里实，亦当先解其外，若行利药，是为大逆。结胸虽急，脉浮大，犹不可下，下之即死，况此便难乎？经曰：本发汗而复下之，此为逆；若先发汗，治不为逆。

下利后，身疼痛，清便自调者，急当救表，宜桂枝汤发汗。

《外台》云：里和表病，汗之则愈。

【点评】以上两节指出表里同病时运用汗法的基本原则。上节言表里俱实，则需先解表，后攻里。后节谓表实里虚者，应先待里和（或先温里）后解表。

卷 八

辨发汗后病脉证并治法第十七

发汗多，亡阳谵语者，不可下，与柴胡桂枝汤和其荣卫，以通津液，后自愈。

胃为水谷之海，津液之主。发汗多，亡津液，胃中燥，必发谵语，此非实热，则不可下，与柴胡桂枝汤，和其荣卫，通行津液，津液生，则胃润，谵语自止。

【点评】“柴胡桂枝汤和其营卫，以通津液”是关键句，值得玩味。在少阳病兼太阳未罢者，运用该方可太少两解；发汗多，亡津液，胃中燥，谵语者，实由荣卫不和，津液不通之所致，与该方和其荣卫，通行津液，则病解；在桂林古本《伤寒杂病论》，载“风病，面浮肿，脊痛不能正立，隐曲不利，甚则骨痿，脉沉而弦，此风邪乘肾也，柴胡桂枝汤主之。”黄竹斋在《伤寒杂病论会通精纂·伤风脉证并治》释之“主之以柴胡桂枝汤，上焦得通，津液得下，胃气因和，荣卫调谐，身濈然而汗出解也。”

此一卷，第十七篇，凡三十一证，前有详说。

辨不可吐第十八

合四证，已具太阳篇中。

辨可吐第十九

大法，春宜吐。

春时阳气在上，邪气亦在上，故宜吐。

凡用吐汤，中病即止，不必尽剂也。

要在适当，不欲过也。

病胸上诸实，胸中郁郁而痛，不能食，欲使人按之，而反有涎唾，下利日十余行，其脉反迟，寸口脉微滑，此可吐之。吐之，利则止。

胸上诸实，或痰实，或热郁，或寒结胸中，郁而痛，不能食，欲使人按之，反有涎唾者，邪在下，按之气下而无涎唾，此按之反有涎唾者，知邪在胸中。经曰：下利脉迟而滑者，内实也。今下利日十余行，其脉反迟，寸口脉微滑，是上实也，故可吐之。《玉函》曰：上盛不已，吐而夺之。

宿食，在上脘者，当吐之。

宿食在中下脘者，则宜下；宿食在上脘，则当吐。《内经》曰：其高者因而越之，其下者引而竭之。

病人手足厥冷，脉乍结，以客气在胸中；心下满而烦，欲食不能食者，病在胸中，当吐之。

此与第六卷厥阴门瓜蒂散证同。彼云，脉乍紧，此云脉乍结，惟此有异。紧为内实，乍紧则实未深，是邪在胸中；结为结实，乍结则结未深，是邪在胸中。所以证治俱同也。

【点评】以上五节言可吐法。

释 音

拒音巨，抑也 函音含，又音咸，书函 䀮音荒，目不明也 脘音管，胃腑也 竭渠孽切，尽也 蒂音帝，瓜蒂也

卷 九

辨不可下病脉证并治法第二十

脉濡而弱，弱反在关，濡反在巅；微反在上，涩反在下。微则阳气不足，涩则无血。阳气反微，中风、汗出而反躁烦；涩则无血，厥而且寒。阳微不可下，下之则心下痞硬。

阳微下之，阳气已虚，阴气内甚，故心下痞硬。

【点评】此节论述阳微下之，则阳虚阴盛，心下痞硬。

动气在右，不可下。下之则津液内竭，咽燥、鼻干、头眩、心悸也。

动气在右，肺之动也。下之伤胃动肺，津液内竭。咽燥鼻干者，肺属金主燥也；头眩心悸者，肺主气而虚也。

动气在左，不可下。下之则腹内拘急，食不下，动气更剧。虽有身热，卧则欲蜷。

动气在左，肝之动也。下之损脾而肝气益胜，复行于脾，故腹内拘急，食不下，动气更剧也。虽有身热，以里气不足，故卧则欲蜷。

动气在上，不可下。下之则掌握热烦，身上浮冷，热汗自泄，欲得水自灌。

动气在上，心之动也。下之则伤胃，内动心气。心为火主热，《针经》曰：心所生病者，掌中热。肝为脏中之阴，病则虽有身热，卧则欲蜷，作表热里寒也；心为脏中之阳，病则身上浮冷，热汗自泄，欲得水自灌，作表寒里热也。二脏阴阳寒热，明可见焉。

动气在下，不可下。下之则腹胀满，卒起头眩；食则下清谷，心下痞也。

动气在下，肾之动也。下之则伤脾，肾气则动，肾寒乘脾，故有腹满、头眩、下清谷、心下痞之证也。

【点评】动气为病的机制在于“脏气不治，腹中气候发动也。动气应脏，是皆真气虚”。动气为病，不可施下。以上四节论述了动气在脐之左、右、上、下，误用下法，而伤及肝、肺、心、肾所出现的变证。值得注意的是，成氏在注释动气在脏误用汗法时，是言直接伤及相应脏气而为病；而此误下，则言首先伤及脾胃，而后伤及相应脏气而为病，突出了误下首伤脾胃的病机特点。

咽中闭塞，不可下。下之则上轻下重，水浆不下，卧则欲蜷，身急痛，下利日数十行。

咽中闭塞，胃已不和也。下之则闭塞之邪为上轻，复伤胃气为下重，至水浆不下，卧则欲蜷，身急痛，下利日数十行，知虚寒也。

诸外实者，不可下。下之则发微热，亡脉厥者，当脐握热。

外实者，表热也，汗之则愈，下之为逆。下后里虚，表热内陷，故发微热。厥深者，热亦深，亡脉厥者，则阳气深陷，客于下焦，故当脐握热。

【点评】此节论述诸外实者不可下以及下后的变证。外实为表邪实，汗不为逆，而误用下法，则变生他证。对于“下之则发微热，亡脉厥者，当脐握热”的病机，历代注家认识不一。成氏从表热内陷，热深厥深释义；程知《伤寒经注·辨可与不可》则认为“其亡脉而厥者，则寒气内深，惟当脐一握热耳。”张锡驹《伤寒论直解》又指出：“外实则阳盛而阴虚，下之又损其阴，故发微热。脉乃血脉，阴血虚则不能充肤热肉，故亡脉而厥。当脐握热者，热在当脐如掌握之大也，盖任脉当脐中而上行，任脉虚，不能上行，故当脐握热也。”诸家观点可供参考。

诸虚者，不可下。下之则大渴，求水者易愈，恶水者剧。

《金匮玉函》曰：虚者十补，勿一泻之。虚家下之为重虚，内竭津液，故令大渴。求水者，阳气未竭，而犹可愈；恶水者，阳气已竭，则难可制。

脉濡而弱，弱反在关，濡反在巅，弦反在上，微反在下。弦为阳运，微为阴寒。上实下虚，意欲得温。微弦为虚，虚者不可下也。

虚家下之是为重虚。《难经》曰：实实虚虚，损不足益有余。此者，是中工所害也。

微则为逆①，咳则吐涎，下之则咳止，而利因不休；利不休，则胸中如虫啮，粥入则出，小便不利，两胁拘急，喘息为难，颈背相引，臂②则不仁，极寒反汗出，身冷若冰，眼睛不慧，语言不休，而谷气多入，此为除中，口虽欲言，舌不得前。

《内经》曰：感于寒，则受病。微则为咳，甚则为泄、为痛。肺感微寒为咳，则脉亦微也。下之，气下咳虽止，而因利不休，利不休则夺正气，而成危恶。胸中如虫啮，粥入则出，小便不利，两胁拘急，喘息为难者，里气损也。项背相引，臂为不仁，极寒反汗出，身冷如冰者，表气损也。表里损极，至阴阳俱脱，眼睛不慧，语言不休。《难经》曰：脱阳者见鬼，脱阴者目盲。阴阳脱者，应不能食，而谷多入者，此为除中，是胃气除去也，口虽欲言，舌不得前，气已衰脱，不能运也。

【点评】此节论述肺寒气逆而咳，误用下法而导致阴阳俱脱之危证。

脉濡而弱，弱反在关，濡反在巅；浮反在上，数反在下。浮为阳

---

① 逆：赵本作“咳”。

② 臂：原作“擘”，据下文及赵本改。

虚，数为无血，浮为虚，数为热。浮为虚，自汗出而恶寒；数为痛，振寒而栗。微弱在关，胸下为急，喘汗而不得呼吸，呼吸之中，痛在于胁，振寒相搏，形如疟状，医反下之，故令脉数、发热、狂走见鬼，心下为痞，小便淋沥，小腹甚硬，小便则尿血也。

弱在关，则阴气内弱；濡在巅，则阳气外弱。浮为虚，浮在上，则卫不足也，故云阳虚。阳虚不固，故腠理汗出、恶寒；数亦为虚，数在下则荣不及，故云亡血。亡血则不能温润腑脏，脉数而痛，振而寒栗。微弱在关，邪气传里也，里虚遇邪，胸下为急，喘而汗出，胁下引痛，振寒如疟。此里邪未实，表邪未解，医反下之，里气益虚，邪热内陷，故脉数，发热，狂走见鬼，心下为痞，此热陷于中焦者也。若热气深陷，则客于下焦，使小便淋沥，小腹甚硬，小便尿血也。

【点评】此节分两段读。自"脉濡而弱"至"振寒而栗"为第一段，论述浮、数脉所主病机及症状表现。自"微弱在关"至节末为第二段，论述"微弱在关"所主病证及误下所出现的变证。成氏释"微弱在关，邪气传里也"，是关键处。"微"，继上节注"《内经》曰：感于寒，则受病。微则为咳，甚则为泄、为痛。肺感微寒为咳，则脉亦微也。"说明"微弱在关"，是里虚遇邪，所以才出现了胸下为急，喘汗而不得呼吸等诸证。在"里邪未实，表邪未解"的情况下，误用下法，则致里气益虚，邪热内陷，从而出现热陷中、下焦之变证。

脉濡而紧，濡则胃气微，紧则荣中寒。阳微卫中风，发热而恶寒；荣紧胃气冷，微呕心内烦。医为有大热，解肌而发汗。亡阳虚烦躁，心下苦痞坚。表里俱虚竭，卒起而头眩。客热在皮肤，怅快不得眠。不知胃气冷，紧寒在关元。技巧无所施，汲水灌其身。客热应时罢，栗栗而振寒。重被而覆之，汗出而冒巅。体惕而又振，小便为微难。寒气因水发，清谷不容间。呕变反肠出，颠倒不得安。手足为微逆，身冷而内烦。迟欲从后救，安可复追还。

胃冷荣寒，阳微中风，发热恶寒，微呕心烦。医不温胃，反为有热，解肌发汗，则表虚亡阳，烦躁，心下痞坚。先里不足，发汗又虚其表，表里俱虚竭，卒起头眩。客热在表，怅怏不得眠。医不救里，但责表热，汲水灌洗以却热，客热易罢，里寒益增，栗而振寒。复以重被覆之，表虚遂汗出，愈使阳气虚也。巅，顶也。颠冒而体振寒，小便难者，亡阳也。寒因水发，下为清谷，上为呕吐，外有厥逆，内为躁烦，颠倒不安；虽欲拯救不可得也。《本草》曰：病势已过，命将难全。

【点评】此节论述胃冷荣寒、阳微中风者，不可发汗及水灌之。张锡驹在《伤寒论直解》谓：此节“虽不明言下，而其不可下之意已寓于言中矣。”是为善读者。

脉浮而大，浮为气实，大为血虚。血虚为无阴，孤阳独下阴部者，小便当赤而难，胞中当虚，今反小便利，而大汗出，法应卫家当微，今反更实，津液四射，荣竭血尽，干烦而不得眠，血薄肉消，而成暴液。医复以毒药攻其胃，此为重虚，客阳去有期，必下如污泥而死。

卫为阳，荣为阴。卫气强实，阴血虚弱，阳乘阴虚，下至阴部。阴部，下焦也。阳为热则消津液，当小便赤而难；今反小便利而大汗出者，阴气内弱也。经曰：阴弱者，汗自出。是以卫家不微而反更实，荣竭血尽，干烦而不眠，血薄则肉消，而成暴液者，津液四射也。医反下之，又虚其里，是为重虚，孤阳因下而又脱去，气血皆竭，胃气内尽，必下如污泥而死也。

【点评】此节论述阳气实而阴血虚者，复以毒药攻胃，则为重虚，致气血俱尽，阴阳两亡而成死证。

脉数者，久数不止，止则邪结，正气不能复，正气却结于脏，故邪气浮之，与皮毛相得。脉数者，不可下，下之则必烦利不止。

数为热，止则邪气结于经络之间，正气不能复行于表，则却结于脏，邪气独浮于皮毛，下之虚其里，邪热乘虚而入，里虚叶[1]热，必烦利不止。

【点评】此节言脉数者不可下。“止则邪结”句，成氏释为“止则邪气结于经络之间”。张锡驹在《伤寒论直解》则认为“止则邪结，疑当作不止则邪结。数则为热，久数不止，阳热甚也。不止，则邪久据于中，固结而不解，正气反退而不能复也。”从文义上看，张注更为妥切。

脉浮大，应发汗，医反下之，此为大逆。

浮大属表，故不可下。病欲吐者，不可下。

呕多，虽有阳明证，不可攻之。

为邪犹在胸中也。

太阳病，外证未解，不可下，下之为逆。

表未解者，虽有里证亦不可下，当先解外为顺；若反下之，则为逆也。经曰：本发汗而复下之，此为逆也。若先发汗，治不为逆。

夫病阳多者热，下之则硬。

阳热证多，则津液少，下之虽除热，复损津液，必便难也。或谓阳多者表热也，下之则心下硬。

【点评】“下之则硬”之“硬”，成氏分别从“便难”和“心下硬”两个方面释义，并分析其病机，比较全面。

无阳阴强，大便硬者，下之则必清谷腹满。

无阳者，亡津液也；阴强者，寒多也。大便硬则为阴结，下之虚胃，阴寒内甚，必清谷腹满。

---

① 叶：音义同“协”。

【点评】无阳者，阳气虚少之谓。成注为“无阳者，亡津液也”，难合经旨。

伤寒发热，头痛，微汗出。发汗，则不识人；熏之则喘，不得小便，心腹满；下之则短气，小便难，头痛，背强；加温针则衄。

伤寒则无汗，发热，头痛，微汗出者，寒邪变热，欲传于里也。发汗则亡阳增热，故不识人；若以火熏之，则火热伤气，内消津液，结为里实，故喘，不得小便，心腹满；若反下之，则内虚津液，邪欲入里，外动经络，故短气，小便难，头痛，背强；若加温针，益阳增热，必动其血而为衄也。

【点评】此节论述温热之病不宜汗下、熏之、温针。

伤寒，脉阴阳俱紧，恶寒发热，则脉欲厥。厥者，脉初来大，渐渐小，更来渐渐大，是其候也。如此者恶寒，甚者，翕翕汗出，喉中痛；热多者，目赤脉多，睛不慧，医复发之，咽中则伤；若复下之，则两目闭，寒多者便清谷；热多者便脓血；若熏之，则身发黄；若熨之，则咽燥。若小便利者，可救之；小便难者，为危殆。

脉阴阳俱紧，则清邪中上，浊邪中下，太阳少阴俱感邪也。恶寒者少阴，发热者太阳，脉欲厥者，表邪欲传里也。恶寒甚者，则变热，翕翕汗出，喉中痛，以少阴之脉循喉咙故也。热多者，太阳多也；目赤脉多者，睛不慧，以太阳之脉起于目故也。发汗攻阳，则少阴之热因发而上行，故咽中伤。若复下之，则太阳之邪，因虚而内陷，故两目闭。阴邪下行为寒多，必便清谷；阳邪下行为热多，必便脓血。熏之，则火热甚，身必发黄。熨之，则火热轻①，必为咽燥。小便利者，为津液未竭，犹可救之；小便难者，津液已绝，则难可制而危殆矣。

---

① 轻：原作“甚”，据赵本及文义改。

【点评】成氏从“太阳少阴俱感邪”病机立论阐释本节，对全面正确理解原文旨意确有启示意义，对后世注家亦有较大影响。清代医家程知《伤寒经注》认为此节是言“外伤于寒发为温热之病，不可汗下、熏、熨也”。他秉承成氏“太阳少阴俱病”之说，释谓“脉欲厥者，在表之寒与在里之热相逆也。初来大者，里有伏热也。渐渐小者，表寒盛也。更来渐渐大者，里热胜也。如此者外必恶寒，其甚者，太阳之邪为伏热所蒸，则汗出而又为寒所抑，故不能大汗，但翕翕然合于肌皮为微汗也。少阴之热为寒所抑，则喉中痛也。其热多者，则目赤脉多，太阳之脉起于目也。睛不慧，少阴之精不上升也。”此释较成注更为细致透彻，可供参考。

伤寒发热，口中勃勃气出，头痛，目黄，衄不可制，贪水者必呕，恶水者厥。若下之，咽中生疮，假令手足温者，必下重便脓血。头痛目黄者，若下之，则两目闭。贪水者，脉必厥，其声嘤，咽喉塞；若发汗，则战栗，阴阳俱虚。恶水者，若下之，则里冷不嗜食，大便完谷出；若发汗，则口中伤，舌上白苔，烦躁，脉数实，不大便，六七日后，必便血；若发汗，则小便自利也。

伤寒发热，寒变热也。口中勃勃气出，热客上膈也。头痛目黄，衄不可制者，热烝于上也。《千金》曰：无阳即厥，无阴即呕。贪水者必呕，则阴虚也；恶水者厥，则阳虚也。发热口中勃勃气出者，咽中已热也，若下之亡津液，则咽中生疮，热因里虚而下，若热气内结，则手足必厥。设手足温者，热气不结而下行，作叶热利，下重便脓血也。头痛目黄者，下之，热气内伏，则目闭也。贪水为阴虚，下之又虚其里；阳气内陷，故脉厥声嘤，咽喉闭塞。阴虚发汗，又虚其阳，使阴阳俱虚而战栗也。恶水为阳虚，下之又虚胃气，虚寒内甚，故里冷不嗜食。阳虚发汗，则上焦虚燥，故口中伤烂，舌上白苔而烦躁也。经曰：脉数不解，合热则消谷喜饥。至六七日不大便者，此有瘀血，此脉数实，不大便六七日，热蓄血于内也。七日之后，邪热渐解，迫血下行，必便血也。便血发汗，阴阳俱虚，故小便利。

【点评】此节讨论伤寒发为热病，热伤阳络，经脉空虚者，不可汗下。程知《伤寒经注》指出："以上三条，皆外感于寒，郁蒸为热之证，故不可妄下。"颇得要领。

下利，脉大者，虚也，以其强下之故也。设脉浮革，固尔肠鸣者，属当归四逆汤主之。

脉大为虚，以未应下而下之，利因不休也。浮者，按之不足也；革者，实大而长微弦也。浮为虚，革为寒，寒虚相搏，则肠鸣，与当归四逆汤，补虚散寒。

【点评】此节示例血虚内寒，肠鸣下利者，用当归四逆汤以补虚散寒。

辨可下病脉证并治法第二十一

大法，秋宜下。

秋时阳气下行，则邪亦在下，故宜下。

凡服下药，用汤胜丸，中病即止，不必尽剂也。

汤之为言荡也，涤荡肠胃，灌溉脏腑，推陈燥结，却热下寒，破散邪疫，理导润泽枯槁，悦人皮肤，益人血气。水能净万物，故胜丸散。中病即止者，如承气汤证云：若一服利，而止后服。又曰：若一服谵语止，更莫复服。是不尽剂也。

【点评】汤者，荡也；丸者，缓也。下欲其速，故汤胜丸。成氏对汤药攻下之功用作了表述，十分得当。攻下药易伤中气，故中病即止，不必尽剂。

下利，三部脉皆平，按之心下硬者，急下之，宜大承气汤。

下利者，脉当微厥，今反和者，此为内实也。下利三部脉平者，已为实，而又按之心下硬者，则邪甚也，故宜大承气汤下之。

下利，脉迟而滑者，内实也。利未欲止，当下之，宜大承气汤。

经曰：脉迟者，食干物得之。《金匮要略》曰：滑则谷气实。下利脉迟而滑者，胃有宿食也。脾胃伤食，不消水谷，是致下利者，为内实，若但以温中厚肠之药，利必不止，可与大承气汤，下去宿食，利自止矣。

问曰：人病有宿食，何以别之？师曰：寸口脉浮而大，按之反涩，尺中亦微而涩，故知有宿食，当下之，宜大承气汤。

寸以候外，尺以候内，浮以候表，沉以候里。寸口脉浮大者，气实血虚也；按之反涩，尺中亦微而涩者，胃有宿食，里气不和也。与大承气汤，以下宿食。

下利，不欲食者，以有宿食故也，当宜下之，与大承气汤。

伤食则恶食，故不欲食，如伤风恶风、伤寒恶寒之类也。

【点评】前两节亦见于《金匮要略·腹满寒疝宿食病脉证并治》篇，后两节亦见于《金匮要略·呕吐哕下利脉证并治》篇。论述下利因宿食等内停肠胃所致者，用大承气汤攻下实邪，则下利自止。其中，原文“寸口脉浮而大”，成氏释为“气实血虚”，有失欠当。此脉“大”非为血虚，乃阳气盛实也。正如刘渡舟《金匮要略诠解》谓：“宿食积滞，谷气内盛，壅塞于中，胃气上逆，故寸口脉浮而大。”

下利差后，至其年月日复发者，以病不尽故也，当下之，宜大承气汤。

乘春，则肝先受之；乘夏，则心先受之；乘至阴，则脾先受之；

乘秋，则肺先受之。假令春时受病，气必伤肝，治之难[1]愈，邪有不尽者，至春时元受月日，内外相感，邪必复动而痛也。下利为肠胃疾，宿积不尽，故当下去之。

下利，脉反滑，当有所去，下之乃愈，宜大承气汤。

《脉经》曰：滑脉者，为病食也。下利脉滑，则内有宿食，故云当有所去，与大承气汤，以下宿食。

【点评】以上两节亦见于《金匮要略·呕吐哕下利脉证并治》篇。对于"下利差后，至其年月日复发者，以病不尽故也"句，成注从"乘春，则肝先受之"等立论，未免偏执。金寿山在《金匮诠释》谓"至其年月日时复发"一句须活看，只是说到一定的时候又要复发。陈修园《金匮要略浅注补正》指出："惟痢证有去年泻痢，今年复发者，乃湿热未尽，至来年长夏感湿热之气，内外合邪，故期而复发。"此论符合临床实际。

病腹中满痛者，此为实也，当下之，宜大承气汤。

《金匮要略》曰：病者腹满，按之不痛为虚，痛为实，可下之。腹中满痛者，里气壅实也，故可下之。

伤寒后，脉沉沉者，内实也，下解之，宜大柴胡汤。

伤寒后，为表已解，脉沉为里未和，与大柴胡汤，以下内实。经曰：伤寒差已后更发热，脉沉实者，以下解之。

脉双弦而迟者，必心下硬，脉大而紧者，阳中有阴也，可以下之，宜大承气汤。

《金匮要略》曰：脉双弦者寒也。经曰：迟为在脏。脉双弦而迟者，阴中伏阳也，必心下硬。大则为阳，紧则为寒，脉大而紧者，阳中伏阴也，与大承气汤以分阴阳。

---

① 难：赵本作"虽"。

释　音

啮鱼结切，噬也　盥音贯，澡手也　怅怏上丑亮切，望恨也。下于亮切，不服也　嘤于耕切，鸟鸣也　溉灌上居代切，下音贯，注也

卷十

辨发汗吐下后病脉证并治法第二十二

此第十卷，第二十二篇，凡四十八证，前三阴三阳篇中，悉具载之。

卷内音释，上卷已有。

此已下诸方，于随卷本证下虽已有，缘止以加减言之，未甚明白，似于览者检阅未便，今复校勘，备列于后：

桂枝加葛根汤方

葛根四两　芍药二两　甘草二两　生姜三两，切　大枣十二枚，擘　桂枝二两，去皮　麻黄三两，去节

上七味，以水一斗，先煮麻黄、葛根减二升，去上沫，内诸药，煮取三升，去滓，温服一升，覆取微似汗，不须啜粥，余如桂枝法。

桂枝加厚朴杏子汤方

于桂枝汤方内，加厚朴二两，杏仁五十个，去皮尖，余依前法。

桂枝加附子汤方

于桂枝汤方内，加附子一枚，炮，去皮，破八片，余依前法。术附汤方，附于此方内，去桂枝，加白术四两，依前法。

桂枝去芍药汤方

于桂枝汤方内，去芍药，余依前法。

桂枝去芍药加附子汤方

于桂枝汤方内，去芍药，加附子一枚，炮，去皮，破八片。余依

前法。

桂枝麻黄各半汤方

桂枝一两十六铢，去皮　芍药　生姜切　甘草炙　麻黄各一两，去节　大枣四枚，擘　杏仁二十四个，汤浸，去皮尖及两仁者

上七味，以水五升，先煮麻黄一二沸，去上沫，内诸药，煮取一升八合，去滓，温服六合。

桂枝二麻黄一汤方

桂枝一两十七铢，去皮　芍药一两六铢　麻黄十六铢，去节　生姜一两六铢，切　杏仁十六个，去皮尖　甘草一两二铢，炙　大枣五枚，擘

上七味，以水五升，先煮麻黄一二沸，去上沫，内诸药，煮取二升，去滓，温服一升，日再。

白虎加人参汤方

于白虎汤方内，加人参三两，余依白虎汤法。

桂枝去桂加茯苓白术汤方

于桂枝汤方内，去桂枝，加茯苓、白术各三两，余依前法煎服。小便利，则愈。

已上九方，病证并在第二卷内。

葛根加半夏汤方

于葛根汤方内，加入半夏半升，余依葛根汤法。

桂枝加芍药生姜人参新加汤方

于第二卷桂枝汤方内，更加芍药、生姜各一两，人参三两，余依桂枝汤法服。

栀子甘草豉汤方

于栀子豉汤方内，加入甘草二两，余依前法。得吐，止后服。

栀子生姜豉汤方

于栀子豉汤方内，加生姜五两，余依前法。得吐，止后服。

柴胡加芒硝汤方

于小柴胡汤方内，加芒硝六两，余依前法。服不解，更服。

桂枝加桂汤方

于第二卷桂枝汤方内，更加桂二两，共五两，余依前法。

已上六方，病证并在第三卷内。

柴胡桂枝汤方

桂枝去皮　黄芩　人参各一两半　甘草一两，炙　半夏二合半　芍药一两半　大枣六枚，擘　生姜一两半，切　柴胡四两

上九味，以水七升，煮取三升，去滓，温服。

附子泻心汤方

大黄二两　黄连　黄芩各一两　附子一枚，炮，去皮，破，别煮取汁

上四味，切三味，以麻沸汤二升渍之，须臾，绞去滓，内附子汁，分温再服。

生姜泻心汤方

生姜四两，切　甘草三两，炙　人参三两　干姜一两　黄芩三两　半夏半升，洗　黄连一两　大枣十二枚

上八味，以水一斗，煮取六升，去滓，再煎取三升，温服一升，日三服。

甘草泻心汤方

甘草四两　黄芩三两　干姜三两　半夏半升，洗　黄连一两　大枣十二枚，擘

上六味，以水一斗，煮取六升，去滓，再煎取三升，温服一升，日三服。

黄芩加半夏生姜汤方

于黄芩汤方内，加半夏半升，生姜一两半，余依黄芩汤法服。

已上五方，病证并在第四卷内。

桂枝加大黄汤方

桂枝三两，去皮　大黄一两　芍药六两　生姜三两，切　甘草二两，炙　大枣十二枚，擘

上六味，以水七升，煮取三升，去滓，温服一升，日三服。

桂枝加芍药汤方

于第二卷桂枝汤方内，更加芍药三两，随前共六两，余依桂枝汤法。

四逆加吴茱萸生姜汤方

当归二两　芍药三两　甘草二两，炙　通草二两　桂枝三两，去皮　细辛三两　生姜半斤，切　大枣二十五枚，擘　吴茱萸二升

上九味，以水六升，清酒六升，和煮取五升，去滓，温分五服。一方水酒各四升。

已上三方，病证并在第六卷内。

四逆加人参汤方

于四逆汤方内，加人参一两，余依四逆汤法服。

四逆加猪胆汁汤方

于四逆汤方内，加入猪胆汁半合，余依前法服。如无猪胆，以羊胆代之。

已上二方，病证并在第七卷内。

方名索引

二画

三画

四画

五画

六画

七画

八画

九画

十画

十一画

十二画以上